中西医结合诊疗与康复系列丛书

总主编 李 冀 于 波 吴树亮

脑卒中诊疗与康复

主编 赵 惠 朱路文

U0260919

科学出版社

北京

内 容 简 介

本书是"中西医结合诊疗与康复系列丛书"之一,是一部讲解脑卒中中西医结合诊疗与康复治疗技术的专著。本书从中西医结合的角度,阐述了脑卒中的症状、诊断和治疗。本书还分别从运动功能康复、语言康复、吞咽障碍康复、感觉障碍康复、认知功能障碍的康复等方面进行系统讲解,涉及卒中患者的心理障碍康复和卒中预防的健康宣教,充分发扬中医"治未病"的理念,对脑卒中患者进行全程一站式指导。充分发挥祖国医学的优势,在中西医结合的基础上通过多种康复治疗技术促进病患的神经功能恢复,降低致残率,让病人重返家庭、重返社会,是本书编写的初衷。

本书适合临床医生、护士、中西医院校医学生参考,也可供脑卒中患者及家属阅读。

图书在版编目(CIP)数据

脑卒中诊疗与康复 / 赵惠,朱路文主编. —北京:科学出版社,2022.2
(中西医结合诊疗与康复系列丛书 / 李冀,于波,吴树亮总主编)
ISBN 978-7-03-071543-2

Ⅰ. ①脑… Ⅱ. ①赵… ②朱… Ⅲ. ①中风-诊疗②中风-康复
Ⅳ. ①R743.3

中国版本图书馆 CIP 数据核字(2022)第 028234 号

责任编辑:刘 亚 / 责任校对:申晓焕
责任印制:徐晓晨 / 封面设计:蓝正设计

科学出版社出版
北京东黄城根北街 16 号
邮政编码:100717
http://www.sciencep.com

北京中科印刷有限公司 印刷
科学出版社发行 各地新华书店经销

*

2022 年 2 月第 一 版 开本:787×1092 1/16
2022 年 2 月第一次印刷 印张:15
字数:341 000
定价:98.00 元
(如有印装质量问题,我社负责调换)

中西医结合诊疗与康复系列丛书

编 委 会

总主编　李　冀　于　波　吴树亮

编　委　（以姓氏笔画为序）

于　波　哈尔滨医科大学

于　梅　黑龙江省中医药科学院

马　兰　哈尔滨医科大学附属第二医院

王贵玉　哈尔滨医科大学附属第二医院

王培军　哈尔滨医科大学附属口腔医学院

冯晓玲　黑龙江中医药大学附属第一医院

乔　虹　哈尔滨医科大学附属第二医院

刘述川　哈尔滨医科大学附属第一医院

刘建宇　哈尔滨医科大学附属第二医院

关景明　哈尔滨医科大学附属第二医院

杜丽坤　黑龙江中医药大学附属第一医院

李　岩　黑龙江中医药大学附属第一医院

李　冀　黑龙江中医药大学

吴树亮　哈尔滨医科大学

赵　惠　黑龙江中医药大学附属第二医院

徐世东　哈尔滨医科大学附属肿瘤医院

徐京育　黑龙江中医药大学附属第一医院

崔清波　哈尔滨医科大学附属第六医院

程为平　黑龙江中医药大学附属第一医院

脑卒中诊疗与康复

编 委 会

主 编 赵 惠 朱路文

副主编 毛森林 孙 宏 任 婷

编 委（按姓氏笔画排序）

总　　序

中医被誉为"古老的东方智慧"，它蕴含着中国古代人民同疾病作斗争的过程中积累的临床经验和理论知识，是在古代朴素的唯物论和辩证法思想指导下，通过长期医疗实践逐步形成并不断发展的医学理论体系。近年来，随着理论研究的不断深入和技术的不断发展，中医学焕发勃勃生机，尤其是在新冠肺炎疫情以来，中医药抗疫效果显著，中医药的疗效日益得到公众的认可，人们深刻认识到中医药的独特地位。

中西医结合是中国传统医学与现代医学现实并存的必然结果，是科学发展和科学研究走向交叉、综合、系统化、国际化和多元化的必然趋势。旨在互相取长补短、提高临床疗效、发展新的医疗模式、创新医学理论、弘扬中华传统医药文化，以丰富世界医学，贡献全人类。

2021 年 6 月 30 日，国家卫生健康委、国家中医药局、中央军委后勤保障部卫生局联合发布《关于进一步加强综合医院中医药工作推动中西医协同发展的意见》，给中西医结合带来了前所未有的发展契机，这也必将带来对中西医结合人才培养和知识储备的巨大需求。鉴于此，我们集合了中医和西医领域的专家学者，从中西医结合的角度，精心编写了这套"中西医结合诊疗与康复系列丛书"，以飨读者（分册书名见下页）。希望本丛书能为广大医疗工作者解决中西医结合领域的诸多问题提供思路和方法，能对我国中西医结合事业的发展有所裨益。

丛书编委会
2021 年 7 月

中西医结合诊疗与康复系列丛书

消化系统疾病诊疗与康复

神经系统疾病诊疗与康复

内分泌疾病诊疗与康复

血液病诊疗与康复

冠心病诊疗与康复

脑卒中诊疗与康复

肾脏疾病诊疗与康复

肺癌诊疗与康复

耳鼻喉科疾病诊疗与康复

临床罕见病诊疗与康复

口腔疾病诊疗与康复

胃肠肿瘤术后诊疗与康复

骨科疾病诊疗与康复

妇产科疾病诊疗与康复

儿科疾病诊疗与康复

老年病诊疗与康复

目　录

第一章

脑卒中的中医诊断和治疗

第一节 中医对脑的认识

中医对脑早有论述，《灵枢·经脉》曰："人始生，先成精，精成而脑髓生，骨为干，脉为营，筋为刚，肉为墙，皮肤坚而毛发长，谷入于胃，脉道以通，血气乃行。"描述了脑是由先天之精化生的。在《素问·五脏别论》中论述"脑髓骨脉胆女子胞，此六者地气之所生也，皆藏于阴而象于地，故藏而不泻，名曰奇恒之府"。将脑归为奇恒之腑范畴，《说文解字》释"奇，异也。恒，常也"，说明脑与正常脏腑不同。奇恒之腑在功能上与脏相同，藏而不泻，而形态上与六腑相似，多为中空器官。王冰《重广补注黄帝内经素问》曰："脑髓为脏，应在别经。"叙述了脑髓应属脏的范畴。脑髓的概念是在中医发展过程中提出的。中医理论最早从阴阳、五行体系发展而来并不断充实，在发展过程中常有新理论的提出，在五脏六腑体系建立后，人们又发现了很多其他器官，在不打破现有体系的前提下，提出了奇恒之腑的概念。但根据《黄帝内经》的分类方式，脑髓仍应属脏的范畴。

和其他五脏一样，脑也可以区分为血肉之脑与功能之脑。血肉之脑指具体解剖器官，脑位于头的上部，上至天灵盖，下至风府穴，由脑髓汇聚而成，其外为头面。中医解剖对脑的描述比较笼统，现代医学对脑的解剖认识十分详尽，有诸多可借鉴之处。

对于功能之脑，中医的论述比较充分，认为脑的第一个功能是维持人的觉醒和思维。脑是元神之府、清明之府，这一讲法见于李时珍的《本草纲目》。其中元神是与生俱来的，禀赋先天的神气，清明指清醒、明白。在中医理论中广义的神是精神活动意识的总称，狭义的神如记忆、思维等都归于元神范畴，《颅囟经》载："元神在头曰泥丸，总众神也。"泥丸指的就是脑。清代徐灏的《说文解字注笺》载："人之精髓在脑，脑主记识。"以上两条都阐述了脑的这一功能。脑的第二个功能为充养脑髓，《灵枢·海论》提出 "脑为髓之海"。这一理论源自解剖观察，脊髓与脑相连，形似脊髓汇聚于膨大的脑之中，如河流入海。这里的髓指脊髓、骨髓，其为生精之源，故脑也是生精之源。古人常通过脑髓的充足与否判断元神是否正常。如"夫人之神宅于心，心之精依于肾，而脑髓为元神之府，精髓之海，实记性所凭也""小儿善忘者，脑未满也；老人健忘者，脑渐空也"。由于脑的概念是在五脏理论之后提出的，故脑的很多功能都分属于五脏，应该从中加以区分。如《素问·宣明五气》曰："五脏所藏：心藏神，肺藏魄，肝藏魂，脾藏意，肾藏志。"这里的五脏为五神脏，而五种功能的血肉之脏在脑，了解这些能够对中医的认识更加清晰化。

脑在中医中的地位相比五脏较为次要，但其实际生理病理却比理论上更加丰富，对于后来的中医研究者而言，脑的研究应该给予更多关注。

第二节 中风的中医诊断和治疗

一、概 述

中风，是中医病名，在人体气血亏虚的基础上，因嗜食肥甘厚味、忧思恼怒、劳倦内伤等诱发。以脏腑阴阳失调，气血逆乱，上冲于脑，形成脑脉痹阻，或血溢脑脉之外为基本病机，临床以猝然昏仆、不省人事，伴有口眼㖞斜、语言不利、半身不遂或不经昏仆仅见半身不遂为主要临床表现的一种病证。中风有外风和内风之分，外风因感受外邪所致；内风属于内伤病证。中风根据病情轻重和病位深浅并沿用《金匮要略》的分类方法分为中经络和中脏腑两类。一般无神志改变，仅表现为不经昏仆而突然发生口眼㖞斜、语言不利、半身不遂等，属中经络；有神志改变，猝然昏仆的属中脏腑。本病具有起病急、变化快，如风善行而数变等特点，是近年来中老年人常见且高发的疾病。

中风相当于西医学的急性脑血管病，也称脑卒中。凡以急性起病，神昏或昏仆、半身不遂、口舌㖞斜、言语障碍、偏身麻木为主要临床表现的出血性或缺血性脑血管病，并具有明显的诱发因素，如有高血压、糖尿病、冠心病、高脂血症、肥胖、颈椎病等病史，均可参照本篇辨证论治，其中高血压是发生中风最危险的因素，也是预防中风的重要环节。

二、病 因 病 机

（一）病因

本病病因较多，从临床看，以内因居多。中风的发生，主要可归于外虚（阴虚、气虚）、火（肝火、心火）、风（肝风、外风）、痰（风痰、湿痰）、气（气逆）、血（血瘀）六端。

1. 情志所伤

五志过极，心火暴甚，可引动内风而发卒中。临床以暴怒伤肝为多见。因暴怒则顷刻之间肝阳暴亢，气火俱浮，迫血上涌，则其候必发。忧、思、悲、恐、情绪紧张等常为本病的诱发原因。

2. 饮食不节

过食肥甘厚味及饮酒，脾失健运，聚湿生痰，痰郁化热，引动肝风，夹痰上扰，可致病发，尤以酗酒最易诱发本病。

3. 劳欲过度

《素问·生气通天论》曰："阳气者，烦劳则张。"即指人身阳气，若扰动太过，则亢奋不敛；或操劳过度，形神失养，以致阴血暗耗，虚阳化风扰动为患；或纵欲伤精，水亏于下，火旺于上，肝阳亢奋均可发为本病。

4. 气候变化

《素问·调经论》曰："寒独留，则血凝泣，凝则脉不通……"，即指入冬气候骤然变冷，寒邪入侵，可影响血脉运行，导致血瘀于脑脉而发病。虽本病一年四季均可发生，但发病与气候骤变密切相关。如因早春骤然转暖之时，正值厥阴风木主令，内应于肝，风阳暗动，易发为本病。

5. 血液瘀滞

血瘀的形成多因气滞血行不畅，或气虚运血无力，或因暴怒血蕴于上，或因感寒收引凝滞，或因热邪伤阴耗血而凝滞等，故本病的病机多以气虚血瘀或暴怒血蕴最为多见。

6. 积损正衰

年高之体，阴气自半，气血亏虚，或见消渴等大病久病之后，元气耗伤，脏腑阴阳失调，若遇诱因则气血逆乱，直冲犯脑，而发为本病。

（二）病机

1. 发病

本病多呈急性发病，活动状态、安静或睡眠状态下均可发病。发病后多病情变化迅速，在短期内病情发展至严重程度，亦可呈渐进性加重或阶段性加重。大部分患者发病前有情绪波动、酗酒、用力不当、劳欲过度、气候骤变等诱因；并具有一系列先兆症状，如头晕、头痛、肢体麻木或无力、昏沉嗜睡、一过性言语不利等。

2. 病位

本病病位在脑髓脉络，与心、肝、脾、肾有密切关系，最终可引起全身多脏腑器官的功能紊乱。

3. 病性

本病属本虚标实，上盛下虚之证。标实不外乎风（肝风）、火（肝火、心火、痰火）、痰（风痰、湿痰、痰热、痰浊）、气（气逆）、血（血瘀）；本虚为气血阴阳不足，以阴虚、气虚较多见，而肝肾阴虚为其根本。急性期，多以标实证候为主；恢复期及后遗症期，多虚实夹杂，或以本虚证候为主。

4. 病势

若初起时，仅见半身不遂、口舌喎斜、舌强语謇，而神志清醒，则清窍尚未被蒙塞，病情尚轻，经治疗可好转或痊愈；部分患者初起即有神昏，清窍不开，病情危笃，但经有效的治疗，仍有可能好转或痊愈；但若随病情自然进展，神昏日重，甚或合并呕血、便血、厥脱、高热、抽搐等变证、坏病，多难救治。

三、辨 证 要 点

（一）辨病期

发病后 2 周至 1 个月为急性期；发病 1 个月以上至半年以内为恢复期；发病半年以上为后遗症期。

（二）辨轻重

中风分为中经络、中脏腑。中经络病浅、病轻，无神志改变，仅表现口眼㖞斜、半身不遂、语言不利等；中脏腑病深、病重，主要表现为神志不清、猝然昏仆、半身不遂、口舌㖞斜，舌强失语等。

（三）辨闭脱

凡见神昏或恍惚，牙关紧闭，口噤不开，两手握固，大小便闭，肢体拘紧属闭证。闭证见面赤身热，气粗口臭，躁扰不宁，舌苔黄腻，舌质红绛，脉弦滑数，属阳闭；闭证而见面白唇暗，静卧不烦，四肢不温，痰涎壅盛，舌苔白腻，舌质淡暗，脉滑缓，属阴闭。凡见昏愦，目合口张，鼻鼾息微，手撒遗尿，脉虚弱无力或脉微欲绝，属脱证。

（四）辨病性

急性期多以标实证候为主。若素有头痛、眩晕等症，突然出现半身不遂，甚或神昏，抽搐，肢体强痉拘急，属内风动越；若病后咯痰较多，或神昏、喉中痰鸣，舌苔厚腻，属痰浊壅盛；若面红目赤，口干口苦，甚或项强身热，燥扰不宁，大便秘结，小便黄赤，则以邪热为主；若见肢体拘挛疼痛，痛处不移，舌质紫暗，有瘀斑瘀点，面色黧黑，多属血瘀。恢复期及后遗症期多属本虚标实、虚实夹杂。若见肢体瘫软，手足肿胀，气短自汗多属气虚；若兼有畏寒肢冷，多为阳气衰微的表现；若心烦少寐，口干咽干，手足心热，舌红少苔，多属阴虚内热。

四、诊断与鉴别诊断

（一）诊断依据

1. 中医诊断

参照 1995 年国家中医药管理局脑病急症科研协作组起草制定的《中风病诊断与疗效评定标准》（试行）。

病名诊断标准：主症，偏瘫，神志昏蒙，言语謇涩或不语，偏身感觉异常，口舌㖞斜。次症，头痛，眩晕，瞳神变化，饮水发呛，目偏不瞬，共济失调。急性起病，发病前多有诱因，常有先兆症状。

发病年龄多在 40 岁以上。具备 2 个以上主症，或 1 个主症 2 个次症，结合起病、诱因、先兆症状、年龄即可确诊；不具备上述条件，结合影像学检查结果亦可确诊。仅有轻度单肢或半身不遂，无典型中风症状者，应划入中风类证。

疾病分期标准：急性期，发病两周以内，中脏腑最长至 1 个月。恢复期，发病 1 个月至 6 个月。后遗症期，发病 6 个月以上。

2. 鉴别诊断

本病与痹证相鉴别：偏枯以肢体瘫痪、麻木为主要表现，常伴有口舌喝斜、言语不利、饮水呛咳等症，无肢体疼痛，多发于一侧肢体；痹证则以肢体疼痛、麻木、肿胀为主，久则关节屈伸不利，痹证日久，亦可出现肌肉麻木、消瘦，但始终有关节疼痛；多发于肢体关节，常与气候变化有关。行头部 X 线、CT 或 MRI 检查可以明确诊断。

五、辨 证 论 治

（一）中经络

1. 风阳上扰

临床表现：半身不遂，肌肤不仁，口舌喝斜；言语謇涩，或舌强不语；急躁易怒，头痛，眩晕，面红目赤，口苦咽干；尿赤，便干；舌红少苔或苔黄，脉弦数。

治法：清肝泻火，息风潜阳。

代表方：天麻钩藤饮加减。

本方由天麻、钩藤、生石决明、川牛膝、益母草、黄芩、栀子、杜仲、桑寄生、朱茯神、首乌藤组成。若头痛较重，去杜仲、桑寄生，加川芎、木贼草、菊花、桑叶；若急躁易怒较重，可加牡丹皮、生白芍、珍珠母；若兼便秘不通，去杜仲、桑寄生，加生大黄、玄参。

2. 风痰阻络

临床表现：肌肤不仁，甚则半身不遂，口舌喝斜；言语不利，或謇涩或不语；头晕目眩；舌质暗淡，舌苔白腻，脉弦滑。

治法：息风化痰，活血通络。

代表方：半夏白术天麻汤加减。

本方由天麻、半夏、橘红、茯苓、甘草、白术、生姜、大枣组成。若眩晕较甚且痰多者，加胆南星、天竺黄、珍珠粉；若肢体麻木，甚则肢体刺痛，痛处不移，加丹参、桃仁、红花、赤芍；若便干便秘，加大黄、黄芩、栀子。风痰瘀结，日久化热，不宜久服本方，以免过于温燥，助热生火。

3. 痰热腑实

临床表现：半身不遂，肌肤不仁，口舌喝斜；言语不利，或言语謇涩；头晕目眩，吐痰或痰多，腹胀、便干或便秘；舌质暗红或暗淡，苔黄或黄腻，脉弦滑或兼数。

治法：清热化痰，通腑泄浊。

代表方：星蒌承气汤加减。

本方由胆南星、全瓜蒌、生大黄、芒硝组成。若痰涎较多，可合用竹沥汤，即竹沥、生葛汁、生姜汁相合；若头晕较重，加天麻、钩藤、菊花、珍珠母；若舌质红而烦躁不安，彻夜不眠，加生地黄、麦冬、柏子仁、首乌藤；少数服用星蒌承气汤后，仍腑气不通，痰热腑实甚者，可改投大柴胡汤治疗。

4. 气虚血瘀

临床表现：半身不遂，肌肤不仁，口舌㖞斜；言语不利，或謇涩或不语；面色无华，气短乏力；口角流涎，自汗，心悸，便溏；手足或偏身肿胀；舌质暗淡或瘀斑，舌苔薄白或腻，脉沉细、细缓或细弦。

治法：益气扶正，活血化瘀。

代表方：补阳还五汤加减。

本方由生黄芪、当归尾、赤芍、川芎、桃仁、红花、地龙组成，且重用生黄芪。若心悸、气短、乏力明显，加党参、太子参、红参；若肢体肿胀或麻木、刺痛等血瘀重者，加莪术、水蛭、鬼箭羽、鸡血藤；若肢体拘挛，加穿山甲、水蛭、桑枝；若肢体麻木，加木瓜、伸筋草、防己；上肢偏废者，加桂枝、桑枝；下肢偏废者，加川续断、桑寄生、杜仲、牛膝。

5. 阴虚风动

临床表现：半身不遂，一侧手足沉重麻木，口舌㖞斜，舌强语謇；平素头晕头痛，耳鸣目眩，双目干涩，腰酸腿软；急躁易怒，少眠多梦；舌质红绛或暗红，少苔或无苔，脉细弦或细弦数。

治法：滋养肝肾，潜阳息风。

代表方：镇肝息风汤加减。

本方由生龙骨、生牡蛎、代赭石、白芍、天冬、玄参、龟甲、怀牛膝、川楝子、茵陈、麦芽、甘草组成。若痰盛者，可去龟甲，加胆南星、竹沥；若心中烦热者，加黄芩、生石膏；若心烦失眠者，加黄连、莲子心、栀子、首乌藤；若头痛重者，可加生石决明、珍珠母、夏枯草、川芎，另外还可酌情加入通窍活络的药物，如地龙、全蝎、红花。

（二）中脏腑

1. 阳闭

临床表现：突然昏仆，不省人事；牙关紧闭，口噤不开，两手握固，大小便闭，肢体强痉，兼有面赤身热，气粗口臭，躁扰不宁；舌苔黄腻，脉弦滑而数。

治法：清热化痰，开窍醒神。

代表方：羚羊角汤加减合用安宫牛黄丸。

羚羊角汤由羚羊角粉、菊花、夏枯草、蝉衣、柴胡、薄荷、生石决明、龟甲、白芍、生地黄、丹皮、大枣组成，合用安宫牛黄丸辛凉开窍醒脑。若痰盛神昏，可合用至宝丹或清宫汤；若热闭神昏兼有抽搐，可加全蝎、蜈蚣，或合用紫雪丹。临床还可选用清开灵注射液或醒脑静注射液静脉滴注。

2. 阴闭

临床表现：突然昏倒，不省人事；牙关紧闭，口噤不开，两手握固，大小便闭，肢体强痉；面白唇暗，四肢不温，静卧不烦；舌苔白腻，脉沉滑。

治法：温阳化痰，开窍醒神。

代表方：涤痰汤加减合用苏合香丸。

涤痰汤由制胆南星、制半夏、橘红、枳实、茯苓、石菖蒲、竹茹、人参、甘草、生姜、大枣组成，合用苏合香丸。若四肢厥冷，加桂枝；若兼风象，加天麻、钩藤；若见戴阳，乃属病情恶化，宜急进参附汤、白通加猪胆汁汤鼻饲，或参附注射液静脉滴注。

3. 脱证

临床表现：突然昏仆，不省人事，目合口张，鼻鼾息微，手撒遗尿；汗多不止，四肢冰冷；舌痿，脉微欲绝。

治法：回阳固脱。

代表方：参附汤加减。

本方由人参、附子、生姜组成。若汗出不止，可加炙黄芪、生龙骨、煅牡蛎、山茱萸、醋五味子；阳气恢复后，如又见面赤足冷、虚烦不安、脉极弱或突然脉大无根，是由于真阴亏损、阳无所附而出现虚阳上浮欲脱之证，可用地黄饮子或参附注射液、生脉注射液静脉滴注。

第三节　中风类证

"中风类证"属于中风范畴，"类证"一词，首见于宋·朱肱的《无求子伤寒百问》，又名《南阳活人书》。"类"字，意为"类似""相似""好像"。典型的中风具备2个主症，或1个主症兼有2个次症者。中风类证因病证仅有不典型的症状，不符合临床典型中风的命名诊断标准，临床上很容易造成漏诊或误诊，必要时需结合头颅影像学检查（MRI）、弥散加权成像（DWI）或磁共振血管成像（MRA）等，查到相关的责任病灶时才能确定诊断，为了与典型中风相区别，我们把这些不典型的中风称为中风类证。

一、偏　枯

（一）概述

中风，以猝然昏仆、不省人事，伴有口眼㖞斜、语言不利、半身不遂或不经昏仆仅见半身不遂为主要临床表现的一种病证。偏枯，又名偏风，亦称半身不遂。偏枯之名，在古代文献中最早见于《黄帝内经》，如《素问·风论》云："风之伤人也……或为偏枯。"《素问·生气通天论》云："汗出偏沮，使人偏枯。"其中半身不遂是中风的一个主症，多与口角㖞斜、偏身麻木兼见，重者也可出现神志昏蒙。

（二）病因与发病机制

1. 中医病因

外风侵袭：风邪是主要的致病原因。人体营卫空虚，正气不足，风邪从皮毛侵入人体肌肉腠理之间，游走于经络之中，在人体正气不足、卫外不固的情况下，产生这种病理现象，主要由气候突变，外风入中经络，气血阻痹，运行不畅，筋脉失于濡养所致，因风邪入中经络较浅，故病情较轻。

过度劳累：《素问·生气通天论》曰："阳气者，烦劳则张。"即指人体阳气，若扰动太过，则亢奋不敛。本病也可因操劳过度，忧思烦劳过度，形神失养，以致阴血暗耗，虚阳化风扰动为患。再则纵欲伤精，也是水亏于下，火旺于上，阳化风动，气血上逆，上蒙元神，突发本病。

过食肥甘厚味：肥者令人内热，甘者令人中满，肥甘太过或饮食不节，可使脾胃失运，膏脂蓄积于内，湿滞聚积，气机不畅，致过多水湿停留，聚积生痰，阻滞经脉，则可蒙蔽清窍；或痰郁化火，痰火上攻，横窜经脉，扰乱神明，故发为本病。

气血虚衰：患者元气亏虚，突发中风，阻塞筋脉，脉道不通，闭塞脑络，脑为元神之府，气虚鼓动气血无力，脑络气血运行不畅，致使脑失所养，而生偏枯。

情志失调：阴阳为生命的根本，阴平阳秘，精神乃至，人的精神活动方为正常。若人五志过极，脏腑阴阳气血失调，气机紊乱，气血上逆而发为中风偏枯。

2. 西医发病机制

中风偏枯是由于脑动脉系统病变引起的血管痉挛、闭塞或破裂，造成急性发展的脑局部循环障碍和以偏瘫为主的肢体功能损害。从内因方面分析，包括：①血管壁病变，即动脉粥样硬化、脑动静脉畸形和动脉瘤；②血液成分的改变，血液黏稠度增加，凝血机制异常等；③血流动力学的改变，高、低血压，心功能障碍等。脑卒中大致可以分为两大类，即出血性脑卒中和缺血性脑卒中。出血性脑卒中俗称"脑出血"，是由脑内动脉破裂，血液溢出到脑组织内所致。缺血性脑卒中由动脉阻塞致该血管所灌流的脑细胞缺血坏死所致，又称为"脑梗死、腔隙性脑梗死"。脑组织及脑细胞的缺血坏死使运动系统的高级中枢受损，表现为上运动神经元损伤引起病灶对侧肢体痉挛性瘫痪。其次偏瘫还主要是由于病侧锥体束损害所致，同时还伴有锥体外系的损害，引起病灶侧肢体迟缓性瘫痪。病灶的部位和大小决定了偏瘫的严重程度。

（三）治疗

1. 中医辨证论治

（1）风痰上扰

临床表现：症见中风后半身不遂，瘫软无力，口舌喝斜，言语謇涩或不语，感觉减退或消失，发病突然。头晕目眩，颈项强急，心烦易怒，肢体强急，舌白、苔滑或腻，脉弦或弦数等。

治法：化痰、息风、开窍。

代表方：涤痰汤加减。半夏、陈皮、胆南星、枳实、茯苓、石菖蒲、远志、天麻、钩藤、羚羊角、僵蚕。

（2）痰热腑实

临床表现：症见中风后半身不遂，瘫软无力，感觉减退或消失。头痛目眩，咯痰或痰多、口舌喝斜，言语謇涩或不语，腹胀，便干便秘，舌质暗红，苔黄腻，脉弦滑或偏瘫侧弦滑而大等。

治法：清热化痰、泻下通腑。

代表方：星蒌承气汤加减。全瓜蒌、胆南星、生大黄、芒硝。

（3）气虚血瘀

临床表现：症见中风后半身瘫软无力，口舌㖞斜，言语謇涩或不语，感觉减退或消失。面色㿠白，气短乏力，自汗出，舌质暗淡或有瘀斑，舌苔白腻或边有齿痕，脉沉细。

治法：益气活血。

代表方：补阳还五汤加减。黄芪、当归、赤芍、地龙、川芎、红花、桃仁。

（4）阴虚动风

临床表现：症见中风后半身肢体痉挛，或屈伸不利，或拘急疼痛，口舌㖞斜，言语謇涩或不语。眩晕耳鸣，手足心热，咽干口燥，舌质红，少苔或无苔，脉弦细数。

治法：滋补肝肾、息风潜阳。

代表方：大定风珠加减。地黄、白芍、阿胶、龟板、麻仁、五味子、生牡蛎、麦冬、炙甘草、鸡子黄、鳖甲。

2. 中医特色治疗

名老中医张惠五认为偏枯具有风邪致病特点，应用"小续命汤"治疗中风偏枯患者88例，总有效率达98.86%。陈金平认为临床中风偏枯分为肝阳亢盛，肾水亏虚型；元气亏虚，痰瘀阻滞型；久废失动，肌削成痿型三种。给予针灸不同选穴治疗，效果较好。古龙飞发现了泰国新疗法，电脑耳穴查中风，此方法打开了国际医学新的纪元，为治疗中风偏枯提供了新的诊疗思路，丰富了中风偏枯的治疗方法。更有李智、刘月珍等按照清代著名医学家傅山提出"偏枯不遂，治在心胃"这一治疗中风的医旨，以此治疗偏枯不遂、口眼㖞斜50余例，取得良好效果。颜德馨认为临床治疗中风偏枯大抵有气虚夹瘀和血虚夹瘀两大分类。前者适用于补阳还五汤，后者适用于生血起废汤（玉竹15g，熟地黄30g，当归30g，山萸肉12g，茯苓15g，白芥子15g）。

3. 中成药制剂应用

疏血通注射液：是由水蛭和地龙提取的复方中药制剂。现代药理学研究发现，地龙所含的有效生物活性物蚓激酶能促进组织纤溶酶原激活物大量释放，使其活性不断增强，进而使血液中纤维蛋白原减少，有效地降低血小板聚集，预防血栓形成。水蛭含有水蛭素和组胺物质，一方面降低血液的黏度，使形成的血栓溶解；另一方面通过扩张毛细血管，增加血流量，改善脑组织缺血状态，抵抗血小板聚集，相互协同溶解已经形成的血栓和抑制血栓的形成。临床观察发现，疏血通注射液对中风偏枯有明显的治疗作用，可改善患者神经系统功能缺损积分及临床疗效。

4. 西医治疗

参照《中国脑血管病防治指南》（卫生部疾病控制司、中华医学会神经病学会，2005）：

1）控制血压：采用个体化治疗，使血压稳定在135/85mmHg以下或正常范围内。

2）控制血糖：选用适当降糖药，将血糖控制在正常范围内。

3）调节血脂：根据三酰甘油、胆固醇及低密度脂蛋白（low density lipoprotein，LDL）水平适当选用降脂药物。

4）抗血小板聚集：缺血性中风患者给予阿司匹林肠溶片 0.1g，每晚口服。

5）稳定斑块：颈部血管彩超提示存在软斑块、混合斑块者，给予阿托伐他汀钙片口服以稳定斑块治疗，防止斑块脱落引发栓塞性脑血管事件。

6）营养神经：胞二磷胆碱静脉注射；血同型半胱氨酸高者，给予叶酸片、维生素 B_{12} 片口服以对症治疗。

7）调节情绪，控制饮食，低盐低脂饮食，规律生活，戒除不良生活习惯、嗜好，积极进行肢体功能康复锻炼。

5. 其他疗法

"偏枯"即半身不遂，是中风的常见后遗症。对于此类患者应尽早介入康复治疗，在中西医结合治疗的基础上，对患者进行体能和技能训练，以降低致残率，促进神经功能的恢复，提高患者生活质量。同时坚持"学习、锻炼、再学习、再锻炼"的原则，加强康复宣传教育，提高家庭和社会对康复重要性的认识。家属需要帮助患者树立信心，积极鼓励患者，给予患者耐心及关爱，瘫痪侧肢体锻炼后及休息时给予按摩等手法，促进肢体肌肉血液循环，以利于功能恢复。

二、神　昏

（一）概述

神昏又称昏愦，病证名见于《伤寒明理论》，又名为"昏蒙""昏厥""昏愦""神昏"等。神昏指由多种病症导致心脑受损、窍络不通、神明被蒙的一类疾病，是一种以神志不清为特征的急危重症。中风神昏临床表现为昏睡、神志模糊、时昏时醒、昏迷不醒等不同程度的意识障碍，并伴有口眼㖞斜、半身不遂等症状。

（二）病因与发病机制

明代医家李时珍提出"脑为元神之府"，说明元神要通过脑来发挥作用，目、舌、口、鼻、耳为脑之清窍，最能体现脑的功能，所以认为元神被扰是中风神昏的关键。

1. 中医病因

痰热腑实：腑实痰热中阻，枢机不利，一则导致气机升降失调，气血逆乱，肝阳暴亢，上犯心神脑窍，浊瘀阻塞脑脉、脑络，因而神机失用；二则脏腑气机闭塞，肺失宣降或脾失运化、胃失和降等因素，导致人体津液代谢失常，而生痰浊。痰瘀互阻，两者相互影响，相互滋生，共同为患，导致神窍闭阻，神机不运而令神昏加重。

痰瘀互结，水停脑窍：中风神昏痰浊的形成，一是素有痰浊，随气血上逆停滞于络；二是脏腑气机闭塞，肺气宣降失常或脾失运化、胃失和降等因素皆可致人体津液代谢输布失常，而生痰浊。痰瘀互结，相互滋生。

元气衰败，阴竭阳脱：为邪实而正衰，五脏真阳之气耗竭，元气败脱而成，阴阳失调致使气机逆乱，气逆而上，气机闭阻，最终成为气脱，亦为元气败脱之候，以致神昏。

总之，中风神昏证是中风发生当时或之后出现的一个严重并发症，即中风类证中的危重症。

2. 西医发病机制

脑是生命活动的高级中枢，一切生命活动均靠脑来指挥，而意识则是较高级的大脑功能，思维活动、随意动作和意志行为是意识活动的具体表现。意识是个人对周围环境以及自身状态的感知能力。意识障碍可分为觉醒程度改变和意识内容改变两个方面。意识的"开关"系统包括经典的感觉传导通路（特异性上行投射系统）以及脑干网状结构不断将各种内外感觉冲动经丘脑广泛地投射到大脑皮质（非特异性上行投射系统）。意识"开关"系统可激活大脑皮质使之维持一定水平的兴奋性，使机体处于觉醒状态。

（三）诊断依据

1. 中医诊断

主症：偏瘫，神志昏蒙，言语謇涩或不语，口舌㖞斜；次症：烦躁、谵妄、瞳孔变化、饮水发呛、目偏不瞬。起病方式，急性起病，发病前多有诱因，常有先兆症状。

发病年龄多在 40 岁以上。具备 2 个主症以上，或 1 个主症 2 个次症，急性起病，结合起病、诱因、先兆症状、年龄均可确诊。不具备上述条件，结合影像学检查脑 CT 或 MRI 结果也可确诊。仅有嗜睡或昏睡，无典型中风症状者，属于中风类证范畴。

2. 西医诊断

1）急性起病。

2）局灶性神经功能缺损，少数为全面神经功能缺损；症状和体征持续数小时以上；脑 CT 或 MRI 有责任梗死灶或出血病灶。

3）Glasgow 评分低于 8 分者。

（四）鉴别诊断

1. 闭锁综合征

闭锁综合征又称闭锁症候群，指双侧脑桥基底部病变时所出现的躯体闭锁，仅眼球能活动的一组症候群。本病见于脑桥基底部病变。脑干血管病变，多为基底动脉脑桥分支双侧闭塞所致。损伤后表现：①意识清醒，保持对语言的理解，能以眼球的上下运动示意，与周围环境建立联系（因大脑半球及脑干被盖部网状激活系统未损害，动眼神经及滑车神经功能保留）；②不能讲话，眼球水平运动障碍，双侧面、舌瘫，构音障碍，不能转颈、耸肩，四肢完全性瘫痪，可有病理征(因损伤双侧皮质脑干束及皮质脊髓束、展神经核以下运动性传出功能丧失)。诊断的线索是看似无意识的患者存在自发睁眼，患者能根据指令上视即可确诊。

2. 去皮层综合征

去皮层综合征出现于广泛的皮质损害时。该病在恢复过程中因皮质下中枢及脑干受损轻而先恢复，而大脑皮质仍处于抑制状态。患者能无意识地睁眼、闭眼，眼球能活动，瞳孔对光反射、角膜反射恢复，四肢肌张力增高，病理反射阳性。吸吮反射、强握反射可出现，喂食可有无意识吞咽，但无自发动作。对外界刺激不能产生有意识的反应。大小便失禁，有觉醒和睡眠周期。身体姿势为上肢屈曲、下肢伸性强直。

（五）治疗

1. 中西医结合诊疗要点

西医脑梗死或脑出血发展到神昏阶段，均属于急危重症，应采取系统诊断及治疗，立即识别处理危及生命的情况，并确定患者当前的意识水平及神经功能状况，西医治疗可根据病史控制原发病，密切注意肺部感染、尿路感染、下肢静脉血栓、电解质紊乱等各种并发症的出现，密切监测患者体温、血压、呼吸、脉搏、血氧饱和度、出入量等重要生命体征的变化，并给予积极的对症处理。中医则依据舌脉证象辨证施治，中风神昏当辨明其为闭证还是脱证，其中闭证居多。如为闭证，治之宜醒神开窍；若为脱证，治之当收敛元神，回阳固脱。

2. 中医辨证论治

（1）痰热腑实

临床表现：症见中风后神昏，口舌㖞斜，舌强或不语，感觉减退或消失，腹胀便干、便秘、痰多，舌质暗红，苔黄腻，脉弦滑或偏瘫侧弦滑而大。

治法：通腑泄热，息风化痰。

代表方：星蒌承气汤加减。全瓜蒌、胆南星、生大黄、芒硝、丹参、石菖蒲。

（2）痰热内闭，风火扰神

临床表现：症见中风后神昏，鼻鼾痰鸣，项强身热，气粗口臭，躁扰不宁，甚则手足厥冷，频繁抽搐，偶见呕血，舌质红绛，舌苔黄腻或干腻。

治法：清热化痰，开窍醒脑。

代表方：羚角钩藤汤加减配合灌服或鼻饲安宫牛黄丸。羚羊角粉、生地黄、牡丹皮、白芍、夏枯草、生石决明、钩藤、茯苓、陈皮、桑叶。

（3）痰湿蒙窍，瘀阻神明

临床表现：症见中风后神昏，口噤不开，两手握固，患肢瘫痪，面白唇暗，静卧不烦，四肢不温，痰涎壅盛，苔白腻，脉沉滑缓。

治法：温阳化痰，开窍醒神。

代表方：涤痰汤加减配合灌服或鼻饲苏合香丸。制半夏、陈皮、枳实、胆南星、茯苓、石菖蒲、竹茹、远志、丹参、甘草、人参。

（4）元气衰败，阴竭阳脱

临床表现：症见中风后神昏，面色苍白，瞳神散大，手撒肢冷，二便失禁，气息短促，多汗肤凉，舌淡紫或萎缩，苔白腻，脉散或微。

治法：益气回阳固脱。

代表方：参附汤加味。人参、附子、山萸肉、黄芪、煅龙骨、煅牡蛎。

3. 中医特色治疗

1）张思忠等治疗中风神昏采用醒脑开窍针刺法结合音乐疗法，临床选取 50 例中风神昏住院患者，其中治疗组 30 例，对照组 20 例，对照组给予常规中西医结合卒中单元治疗，治疗组在此基础上加用醒脑开窍针刺法结合音乐疗法。治疗组临床总有效率为 93.33%，对照组为 75.00%，治疗组积分增加程度明显优于对照组。针刺法结合音乐疗法治疗中风神昏疗效显著，值得进一步研究。

2）杜雪君采用加味通关散雾化吸入对中风神昏患者催醒，选取临床 60 例患者，其中治疗组、对照组各 30 例，治疗组采用加味通关散面罩雾化吸入治疗，对照组采用安慰剂雾化吸入治疗，观察可得加味通关散能够改善中风神昏患者的意识障碍，遏制病情的继续恶化，从而为以后进一步治疗争取了宝贵的时间，具有很大的发展前景，尤其对轻度及中度意识障碍的患者疗效较好。

3）杨志远等运用冰黄液（黄连、冰片、石菖蒲、大黄、牛黄等）直肠滴注救治中风急性期患者 41 例，以意识障碍、失语及血压为观察指标，结果治疗组意识障碍改善时间为 28 小时，对照组为 32 小时；失语及血压的改善状况均优于对照组。从临床报道看，直肠滴注给药对中风意识障碍的治疗有较好的疗效，有良好的发展前景。

4. 西医治疗

1）病因治疗：去除病因是治疗的根本。对昏迷原因明确者则应迅速给予有效的病因治疗。①稳定血压、心率、体温、血糖、血容量、电解质等基本生命体征；②合理运用抗生素控制肺部感染、尿路感染等；③对于各种原因所致的呼吸循环障碍、缺氧代谢紊乱等全身性疾病，应保持良好的心肺功能，改善急性缺血缺氧状态和代谢功能；④若有低血糖，立即静脉滴注 50% 葡萄糖注射液 40～80ml。

2）非病因治疗：呼吸功能的维持和治疗；维持有效的循环功能，给予强心升压药物，纠正休克；控制过高血压；有颅内压增高者给予脱水，降颅内压治疗，必要时行脑室穿刺引流等；合理运用抗生素控制、防止感染；纠正水电解质紊乱；营养脑细胞，给予脑代谢促进剂、苏醒剂等。

5. 其他疗法

针刺中风闭证应取穴内关、人中、十宣、风府。内关用捻转提插方法，人中用雀啄法，十宣宜点刺放血，出血量为 0.5～1ml，风府采用提插法。脱证可予回阳固脱，醒神开窍。取穴内关、人中、气海、关元、神阙施灸法，以艾炷点燃，每穴灸 1 分钟左右。紧急情况下用拇指重力掐按水沟、合谷、内关，以患者出现疼痛反应并苏醒为度。

三、口眼㖞斜

（一）概述

中风口眼㖞斜指中风后脑脉瘀阻、气血不畅、面舌经络失养而致舌面肌肤弛缓，出现口眼㖞斜为主要特征的一种疾病。《灵枢·经筋》称其为"口僻"或"口目皆僻"。"口僻"与西医学中枢性面瘫相似。

（二）病因与发病机制

1. 中医病因病机

中风口眼㖞斜首见于《黄帝内经》，《灵枢·经脉》记载"是主血所生病者，狂疟，温淫汗出，蜗蝓，口蜗唇胝"，其中"蜗"是对口眼蜗斜的最早论述。患者中风后口眼蜗斜之证，主要因中风后正气未复，风、火、痰、瘀之邪留滞经络，气血运行不畅，脉络失养所致。情志、饮食、环境、劳欲、内伤皆可导致气血逆乱，风、火、痰、瘀之邪相互夹杂，正气衰退，舌面经络失养，筋脉不荣，发为口蜗。

2. 西医发病机制

该病相当于西医学的中枢性面舌瘫（核上瘫），是由上运动神经元损伤所致，由脑血管疾病、脑外伤、脑肿瘤等引起的严重并发症。临床表现为病灶对侧鼻唇沟变浅，口角轻度下垂，额纹不消失，口舌蜗斜，伸舌不居中，进食时食物留存于口腔内，流涎，优势半球发生责任病灶可见言语不利等。临床上有脑干偏侧血管病损者，常表现为病灶同侧口眼蜗斜，而病灶对侧出现中枢性瘫痪，称为交叉瘫。若面舌瘫和肢体瘫在同侧，则疾灶可定位于基底节区。

（三）诊断依据

1. 中医诊断

临床表现为口舌蜗斜、患侧鼻唇沟变浅、露齿时口角下垂、不能吹口哨、伸舌不居中、进食时食物留存于口腔内、流涎且面瘫侧仅能闭眼等症状；排除面部局部疾病所致者。单一发生，而无典型中风症状者，为中风类证。

2. 西医诊断

1) 因急性脑血管病变，对侧睑裂以下的颜面表情肌瘫痪，睑裂以上能皱眉、提眉、闭眼，眉毛高度与睑裂大小均与对侧无异。额纹与对侧深度相等。

2) 常伴有面瘫同侧肢体瘫痪、腱反射异常、Babinski 征（巴宾斯基征）等。

3) 无味觉异常，无泪液、唾液分泌障碍，听力无明显改变。

（四）鉴别诊断

周围性面瘫：由下运动神经元损伤所致，病灶在面神经核或核以下周围神经。临床表现为同侧上、下面肌瘫痪，即病灶侧额纹变浅或消失，不能皱眉、蹙额，眼睑闭合无力，眼裂变大。当用力闭眼时眼球向上外方转动，露出白色巩膜，称为贝尔征。病灶侧鼻唇沟变浅，鼓腮、示齿不能，口角下垂，进食时食物留存于牙龈与颊部之间。

（五）治疗

1. 中西医结合治疗要点

该病治疗需及时、尽早，根据临床症状正确鉴别中枢性面瘫和周围性面瘫。中枢性面瘫为脑血管疾病急症，应给予常规内科治疗，主要以营养神经、改善循环为主。营养神经药物以维生素 B_1、维生素 B_{12}、胞二磷胆碱、茴拉西坦、奥拉西坦等为主；改善循环主要应用前列地尔；同时还需根据病情予以抗血小板凝集药物阿司匹林、氯吡格雷治疗。中医方面嘱患者慎起居、避风寒、调情志，给予活血化瘀、通络法治疗。

2. 中医辨证论治

（1）风痰瘀血，痹阻脉络

临床表现：症见中风后口眼㖞斜，一侧鼻唇沟变浅，进食时患侧留存，可伴有言语不利，偏身麻木，或有半身不遂，见头晕目眩，舌体偏向患侧，舌质暗淡，苔白腻，脉弦滑。

治法：化痰息风，活血通络。

代表方：牵正散合半夏白术天麻汤加减。防风、白附子、制胆星、法半夏、茯神、陈皮、天麻、川芎、全蝎、蜈蚣、白僵蚕、白术。

（2）阴虚风动，脉络痹阻

临床表现：症见中风后口眼㖞斜，可有半身不遂，伸舌不居中，流涎，烦躁失眠，眩晕耳鸣，手足心热，舌质暗红，少苔或无苔，脉细弦。

治法：滋阴息风，通经活络。

代表方：镇肝熄风汤加减。怀牛膝、生代赭石、生龙骨、生牡蛎、生龟板、生白芍、玄参、天冬、川楝子、生麦芽、茵陈、甘草。

（3）气血亏虚，经脉失养

临床表现：症见中风一侧鼻唇沟变浅，露齿时口角下垂，可有半身不遂，肢体麻木；言语不利，面色㿠白，神疲乏力，舌淡苔薄白，脉细弱。

治法：补益气血，滋养经脉。

代表方：八珍汤合桂枝加葛根汤加减。党参、炒白术、茯苓、黄芪、当归、炒白芍、川芎、桂枝、炙甘草、三七、鸡血藤、葛根、生姜、大枣。

3. 中医特色治疗

1）杨远滨等以 A 型肉毒素注射于中风后口眼㖞斜患者健侧面部肌群（降口角肌、升口角肌、颧大肌、颧小肌、笑肌），4 周后患者口眼㖞斜程度明显改善，总有效率达 100%。

2）金建平等治疗脑卒中后合并中枢性面瘫患者 60 例，随机分为治疗组及对照组，各 30 例。对照组行常规面瘫康复训练治疗配合红外线治疗；治疗组在常规治疗基础上运用 Vitalstim 治疗仪。85 天后治疗组总有效率为 50%，对照组总有效率为 16%。治疗组疗效明显优于对照组，表明 Vitalstim 治疗仪对于治疗脑卒中后中枢性面瘫具有明显疗效。

3）王相明等在对照组常规内科治疗配合康复训练的基础上以低频电刺激治疗脑卒中后中枢性面瘫患者 36 例。两组患者治疗后较治疗前面神经功能评分均明显提高，但治疗组较对照组提高幅度更明显，总有效率为 80.5%；在治疗结束后 3 个月随访，两组患者疗效比较差异具有统计学意义，提示低频电刺激对于治疗脑卒中后中枢性面瘫具有明显疗效。

4）田光等治疗中风后口眼㖞斜患者 150 例，通过观察不同方法针刺合谷穴的临床疗效，探索其量效关系及最优针刺方案。其治疗结果显示，采用逆经脉方向斜刺进针，捻转行针 5 秒针刺合谷穴，对缺血性脑卒中后中枢性面瘫患者临床症状量表评分改善率及有效率最优。

5）张丹以针刺配合艾灸治疗缺血性脑卒中所致中枢性面瘫患者 80 例，主穴选用百会、合谷、足三里、地仓、颊车、颧髎、下关，随症加减选取承浆、曲池、四白、攒竹等穴位配合治疗。治疗总有效率为 95%，疗效明显优于仅以常规内科治疗配合康复训练的对照组。表明针刺配合艾灸治疗本病不仅疗效显著，更具有毒副作用小、安全性高的特点。

4. 面部康复疗法

一般多用在恢复期，主要由医师在患者面部做一些推拿点穴等康复手法，以促进患者恢复健康；亦可由患者自己选择一些简单易行的面部训练，如抬眉、闭眼、耸鼻、示齿、鼓腮、嘟嘴训练。根据患者的不同症状选择治疗方法，每日训练2～3次，每个动作训练10～20次。

5. 西医治疗

可给予抗血小板聚集、改善血流动力学、营养神经等治疗，并根据其出血性卒中病情或缺血性卒中病情给予其他相关治疗。

6. 其他疗法

针刺是治疗中枢性面瘫最为常见、有效的方法。临床上针刺的选穴和方法各异并具特色。选穴除常规面部取穴外，还可选用临床上常用的具有活血化瘀作用的穴位，如足三里、合谷、太冲、百会，以及具有局部疗效的四白、下关、翳风配合治疗。

四、吞咽困难

（一）概述

中风吞咽困难指由脑卒中引起的一系列病理情况导致的吞咽困难，食团不能由口腔运送入胃的病症。其存在误吸风险，是卒中后脑神经损伤的常见变证。可单见吞咽困难，或同时伴有构音障碍而无其他典型中风证候，当属中风类证范畴。中风吞咽困难多属中医学"噎膈"范畴。

（二）病因与发病机制

1. 中医病因与病机

中风吞咽困难在一定的诱因及病理因素下发病。因房事不节、饮酒暴食，致阴阳失调，气血逆乱，引动内风，风动挟痰，痹阻经络；或因痰瘀交结，阻窍滞络，致机窍失灵，脉络不畅，咽喉失用。本病为本虚标实证，肝肾亏虚、心脾两虚、气血不足为本，气血逆乱、瘀血内停、痰浊阻滞为标。

2. 西医发病机制

吞咽动作受延髓等高级神经中枢支配，舌咽神经、迷走神经和舌下神经三对脑神经对吞咽也非常重要。一侧的舌咽、迷走神经损害出现同侧软腭肌、咽肌、喉肌瘫痪。双侧的舌咽、迷走神经或其神经核损害导致的症状更为明显且严重。舌下神经支配舌肌的运动，由于两侧舌下神经核非常接近，故舌下神经核的病变往往是双侧的，表现为舌位于口底不动，言语障碍，舌肌萎缩，尤以舌缘萎缩明显，舌肌纤维颤动。疑核发出的纤维进入舌咽神经、迷走神经，由于每一侧的疑核都接受双侧皮质脑干束的支配，所以一侧皮质脑干束的损害并不出现疑核麻痹，只有在双侧皮质脑干束病损时才出现双侧疑核的核上性麻痹证候。脑卒中后吞咽障碍病理机制主要为脑血管病变损害了3对脑神经核或核下神经纤维和（或）双侧运动皮质及其发出的皮质脑干束，前者称为真性延髓麻痹，后者称为假性延髓麻痹。表现均有饮水呛咳、吞咽障碍、声音嘶哑等症状。

（三）诊断依据

1. 中医诊断

主症：吞咽困难，饮水发呛，偏瘫，神志昏蒙，言语謇涩或不语，偏身感觉异常，口舌㖞斜。

次症：头疼，眩晕，瞳神变化，目偏不瞬，共济失调。急性起病，发病前多有诱因，常有先兆症状。发病年龄多在 40 岁以上。具备吞咽困难兼 2 项主症以上，或兼 1 项主症加 2 项次症，结合起病、诱因、先兆症状、年龄即可确诊；有吞咽困难或饮水发呛症状，结合影像学检查结果也可确诊。有的患者仅见吞咽障碍或伴有构音障碍，而无其他典型中风主症、次症者，亦为中风吞咽困难，属中风类证。

2. 西医诊断

1）饮水呛咳、吞咽困难、声音嘶哑。

2）体检：假性延髓麻痹见软腭、咽喉、舌肌运动困难而无肌肉萎缩，咽反射存在，软腭反射早期可消失或减弱，下颌反射亢进，吸吮及掌颌反射阳性。真性延髓麻痹见舌肌萎缩、舌肌纤维震颤，咽反射消失，软腭反射消失较晚。

3）CT 或 MRI 检查示双侧脑梗死、腔隙性脑梗死。皮层下动脉硬化性脑病为假性延髓麻痹；仅示延髓梗死为真性延髓麻痹。

（四）鉴别诊断

重症肌无力：是自身免疫性神经肌肉接头疾病，因抗乙酰胆碱受体抗体介导的免疫机制造成肌肉运动终板损害，影响神经肌肉传导所致的疾病。重症肌无力的特征性临床表现是肌无力的疲劳性和波动性。骨骼肌无力的波动性，也称作易疲劳性，体现为肌无力活动后加重、休息后减轻的随意肌无力，多表现为晨轻暮重。同时病程也呈波动性进展，持续长时间的肌无力波动就称作"缓解"或"恶化"。肌无力多由眼外肌受累开始，其次易受累的是面肌和口咽肌，肢体和颈肌肉无力也常见，但多与眼肌和口咽肌无力合并存在，单独影响肢体的肌无力很罕见，肌无力以近端为重，重症患者呼吸肌也可受累。重症肌无力患者如累及面部及咽喉肌群时亦可出现饮水呛咳、吞咽困难，但其可见连续咀嚼无力。且该病肌无力常从一组肌群开始，范围逐渐扩大。除此之外，可行药物试验，用甲基硫酸新斯的明 0.5～1mg 肌内注射，症状缓解者为阳性。胸腺影像学检查可见 75% 的患者胸腺异常。

（五）治疗

1. 中西医结合治疗要点

目前临床上西药常给予抗胆碱药抑制唾液分泌，以减少唾液分泌，降低呛咳和误吸等状况发生概率，避免诱发或加重肺部感染，从而改善吞咽功能。对药物治疗改善不明显的患者，为加强营养，应给予胃管插管，摄入食物。中医方面治疗中风吞咽困难多以补益气血、填精益髓、活血化痰、通络开窍为主，同时结合针刺、项针、头针、耳针、穴位注射、穴位埋线、康复训练、电刺激等治疗方法。对于中风所致环状咽肌痉挛者，治疗首选局部球囊扩张术。

2. 中医辨证论治

（1）风痰阻络，扰蔽机窍

临床表现：症见中风后吞咽困难，饮水发呛，涎唾溢盛，半身不遂，口舌㖞斜，言语謇涩，舌强不语，舌体胖大，舌苔白腻，边有齿痕，脉弦滑。

治法：息风化痰，开窍利咽。

代表方：神仙解语丹合菖蒲郁金汤加减。郁金、白附子、石菖蒲、远志、天麻、丹参、红花、牡丹皮、竹叶、全蝎、羌活、白僵蚕、胆南星、木香。

（2）气血亏虚，瘀脉阻窍

临床表现：症见中风后吞咽困难，饮水发呛，半身不遂，口舌㖞斜，言语謇涩或不语，面色㿠白，气短乏力，口角流涎，自汗，心悸，便溏，舌质淡，舌苔白，边有齿痕，脉沉细无力。

治法：益气养血，活血利咽。

代表方：补阳还五汤合圣愈汤加减。炙黄芪、人参、当归、白芍、川芎、熟地、桃仁、红花、地龙、川牛膝、通草、威灵仙。

（3）肝肾亏虚，阴伤络瘀

临床表现：症见中风后吞咽困难，饮水发呛，反应迟钝，半身不遂，口舌㖞斜，言语謇涩或不语，感觉减退或消失，眩晕耳鸣，手足心热，咽干口燥，舌质红而体瘦，少苔或无苔，脉弦细数。

治法：滋补肝肾，开窍化痰。

代表方：育阴熄风汤合地黄饮子加减。干地黄、巴戟天、山茱萸、肉苁蓉、石斛、炮附子、肉桂、白茯苓、麦冬、天麻、白芍、石菖蒲、远志、薄荷、生姜、大枣。

（4）痰瘀阻络，机窍闭塞

临床表现：症见中风后吞咽困难，饮水发呛，半身不遂，口舌㖞斜，言语不利，头晕目眩，痰多而黏，舌质暗淡，舌苔薄白或白腻，脉弦滑。

治法：活血通络，化痰利咽。

代表方：会厌逐瘀汤合半夏白术天麻汤加减。炒桃仁、红花、桔梗、生地、当归、柴胡、枳壳、赤芍、半夏、白术、天麻、石菖蒲、郁金、甘草。

3. 中医特色治疗

（1）名医经验

1）吴瑭：中风……左肢拘挛，舌厚而謇，不能言，上有白苔，滴水不能下咽，饮水则呛，此中风挟痰之实证。前医误予腻药补阴，故隧道俱塞，先予开肺：生石膏、杏仁、鲜桑枝、云苓块、防己、白通草、姜半夏、广皮。

2）石学敏教授经验：石教授认为人体的一切功能活动在于神，五脏六腑四肢百骸九窍均不例外，脑为元神之府。中风吞咽困难的基本病机为窍闭神匿，神不导气，关窍痹阻。调神导气可调动机体内在的积极因素，使咽喉诸症由病理状态向生理功能转换。故采用醒脑开窍法以调神导气，滋补三阴，通关利窍。在针刺治疗中，突出调神，强调整体与局部治疗相结合。

（2）文献摘录

1）唐梁英、黎娜、张剑锋等探讨中药内服联合舌项针对脑卒中后假性延髓麻痹吞咽功能障碍的疗效。选取 60 例脑卒中后假性延髓麻痹吞咽功能障碍的住院患者，对照组（30 例）采用常规治疗，研究组（30 例）在此基础上加用舌项针与地黄饮子内服。观察两组临床疗效，比较不同组患者治疗前后神经功能缺损评分（NIHSS）、日常生活能力评分（Barthel 指数）及洼田饮水试验评分。研究组患者临床好转率较对照组明显增加。两组治疗后神经功能、日常生活能力及吞咽功能改善情况均明显高于治疗前，研究组患者 Barthel 评分和洼田饮水试验评分均明显高于对照组，而 NIHSS 评分则明显低于对照组。临床研究表明地黄饮子内服联合舌项针对脑卒中后假性延髓麻痹吞咽困难具有较好疗效，能有效改善患者吞咽功能、神经功能及日常生活能力。

2）袁军利、杨成琴等采用针灸联合康复治疗法治疗脑卒中后吞咽困难及流涎症状。两组患者均予以常规药物治疗，观察组在常规治疗基础上再予针灸联合康复疗法治疗。两组患者均连续治疗 4 周（1 个疗程）。1 个疗程后，两组患者功能性经口摄食评价量表（FOIS）评分均较治疗前上升，且观察组高于对照组，两组标准吞咽量表（SSA）评分均较治疗前下降，且观察组低于对照组；观察组治疗后吞咽功能治疗总有效率高于对照组；同时观察组患者流涎分级率明显高于对照组；观察组患者临床总有效率高于对照组。针灸联合康复疗法对脑卒中后吞咽困难及流涎临床症状改善显著优于常规治疗，具有较高的临床价值。

3）崔显勋等针刺选取"咽三针"。廉泉穴可以刺激舌咽神经和舌下神经，通过神经传导功能使麻痹或失活的上运动神经元功能修复和重建，使受损的双侧皮质延髓束接收反复良性刺激信号，恢复其对舌咽肌、腮腺等神经功能支配，最终促使萎废的舌肌和咽反射修复。针刺"咽三针"之治呛穴和吞咽穴均可以刺激喉返神经、喉上神经等迷走神经分支，促使局部失活的神经功能修复，通过神经传导使延髓部神经核功能修复，改善其吞咽困难及构音障碍，促进吞咽动作的重构。对于中风后吞咽困难的治疗具有很好的临床效果。

4. 中医传统非药物疗法

（1）针刺治疗

取穴：风池（双）、风府、金津、玉液、廉泉、天窗、天容、通里（双）、合谷（双）。采取基本针刺治疗，根据不同分型加减穴位。

（2）项针治疗

先取颈部廉泉、外金津玉液，用 28 号 5.0cm 毫针向舌根方向刺入约 3.5cm，施以 100 转/分捻转手法 10 秒出针。再选穴：风池、供血（风池穴下 1 寸）、翳明、提咽，以上均取双侧穴位。选 28 号 4.0cm 毫针在上述穴位刺入 3.0～3.5cm，针尖稍向内下方。每隔 5 分钟施以平补平泻捻转手法。

（3）头针治疗

宋文革等取额中线，自神庭穴始，针尖向印堂穴方向沿皮快速进针 1 寸左右，并在发际处以同样的方向、方法再刺 1 针，当针下有针感时，运用朱明清教授之"抽气法"，并嘱患者吞咽口水做咽部运动，有效率达 90%。王爱华以头皮针为主，选取平衡区，用 1.5 寸毫针 2 根，分别捻转刺入帽状筋膜，向下捻转行针 1～2 分钟，留针 20 分钟，用 G6805 电针以 120 次/分频率通电，刺激量以患者能耐受为度，并配合体针随症配穴。共治疗 120 例，有效率为 95.8%。

（·4）耳针治疗

孙玉森取神门、交感、食道、贲门等耳穴，并酌情配体针天突、中魁等。操作：用探棒在穴区寻找压痛点，毫针针刺，留针 30 分钟，中间每隔 10 分钟，捻转行针 1 分钟，有效率为95.7%。

（5）穴位注射治疗

李翼等以注射用鼠神经生长因子联合摄食训练治疗本病 72 例。对照组实施摄食训练，观察组在对照组基础上予以穴位注射鼠神经生长因子治疗。依照中医针灸疗法选穴，每个穴位注射鼠神经生长因子 1ml，1 次/天，两组均治疗 3 个月。观察组治疗总有效率为 94.4%（34/36），高于对照组 75.0%（27/36），穴位注射鼠神经生长因子联合摄食训练治疗中风后吞咽困难患者，可提高治疗效果，改善患者生活质量。杨丹应用"三才"穴位注射疗法治疗中风后吞咽困难，从"三才"廉泉、内关、三阴交穴位注射维生素 B_{12}。该方法可以有效治疗中风后吞咽困难。

（6）穴位埋线治疗

张志强等采用穴位埋线治疗卒中后假性延髓麻痹吞咽障碍，将 90 例合并吞咽功能障碍的假性延髓麻痹患者随机分为治疗组（45 例）和对照组（45 例），两组均给予常规的脑血管病治疗、吞咽训练和吞咽电刺激治疗，治疗组在此基础上给予穴位埋线治疗，对照组给予电针治疗，治疗 1 个疗程后评价其临床疗效。两组总有效率均为 97.78%，两组的总有效率差异无统计学意义。通过临床疗效实验可知穴位埋线和电针治疗卒中后假性延髓麻痹的临床疗效相当，但穴位埋线只需每 2 周治疗 1 次，患者更易接受。

5. 西医治疗

目前临床上西药治疗主要针对脑卒中及其并发症，如抗血小板聚集、神经保护剂，还有通过抗胆碱药抑制唾液分泌，减少呛咳和误吸，间接地达到改善吞咽功能的作用，而直接针对吞咽功能障碍药物的研究较少。康复治疗是目前公认的有效治疗手段，康复治疗方法可分为间接策略（基础训练）；直接策略（摄食训练）；补偿策略；其他疗法，如电刺激治疗、球囊扩张术、胃肠营养等也可起到协同治疗作用。

五、偏 身 瘛 疭

（一）概述

中风偏身瘛疭指中风后发生项背强急、四肢抽搐或肢体强痉、屈伸不利，或手足蠕动，抽搐时休时止的病症。患者以上述症状为主，进行影像学检查，可发现与此相关的责任病灶，本病不具备典型中风的诊断标准，故属中风类证范畴。本病相当于卒中后偏身舞蹈症或偏侧舞动症，主要表现为局限于一侧上下肢与（或）面部不自主、不规则的舞蹈样运动，通常由对侧基底核或其联系纤维受损所致，是一组临床综合征，本病发病率约为 1%。

（二）病因与发病机制

1. 中医病因病机

中医学认为本病属于"瘛疭、颤震"范畴。该病病位在肝，多发于中老年患者，年过四十而阴气自半，肾精亏虚，肾水不能涵养肝木，阴不敛阳，肝阳上亢，阳化风动，内风挟瘀血上蒙元神，神机失用，筋脉肌肉失控则发生肢体不协调不自主运动而成本病；且与寒主收引、凝滞经脉密切相关。中风偏身瘈疭在正气亏虚的基础上，遇有劳倦内伤，忧思恼怒，嗜食厚味，气候变化等诱因，皆可诱发本病。

2. 西医发病机制

基底神经节运动环路控制人体正常运动的产生和调节，如直接通路和间接通路的平衡被打破，即会出现不同的运动障碍，舞蹈症正是由于间接通路的过度抑制所致。卒中后偏身舞蹈症的病因目前尚不明确，偏身舞蹈症好发于有广泛动脉硬化基础的老年人，其中大部分患者为脑梗死，少部分为脑出血，病变部位以基底节区为主，可能系急性脑梗死或脑出血引起壳核及尾状核的小神经节细胞缺血缺氧、变性致神经递质失衡所致。亦有学者认为，只有病灶选择性损伤壳核、尾状核、丘脑底核而不累及苍白球及苍白球–黑质通路，同时锥体束亦无明显损伤时才引起偏侧舞蹈症。

（三）诊断依据

1. 中医诊断

中风瘈疭不具备典型中风特点，或仅以偏侧肢体时作拘急收缩，时作松弛缓伸的不自主运动为主，检查时肌张力多偏低，结合影像学检查即可诊断本病。

2. 西医诊断

表现为突发的、短暂的、自发的、不随意的、无目的的、持续的、无规律的及不可预知的抽动，随即累及肢体、面部及躯干肌群。多可表现为单侧运动过度，在静止或随意运动时发作，会干扰日常活动，紧张时增强，睡眠时停止；影像学检查可发现相关责任病灶。

（四）鉴别诊断

1）慢性进行性舞蹈症：是进行性常染色体显性遗传病，是最常见的遗传性舞蹈症。常中年起病（平均约 40 岁），起病后病情进展，舞蹈症状进行性加重，常见进行性痴呆，发病 15～20 年死亡。

2）神经棘红细胞增多症：是成人起病的进行性综合征，包括运动疾病、精神与认知改变，与慢性进行性舞蹈症相似。其运动障碍包括肢体舞蹈症、肌张力不全及抽搐，约半数可见痫性发作，常伴远端肌萎缩，血清肌酸激酶增高。

（五）治疗

1. 中西医结合治疗要点

卒中后瘈疭患者多有明显动脉硬化，一定要积极治疗原发病，以防病情反复。本病除针对原发病治疗外，选用氟哌啶醇控制舞蹈症状可取得较好疗效，提示预后良好。中医认为本病以"风动"为特点，以息风为治疗总则，或平肝潜阳息风，或滋阴养血息风，在息风基础上酌情选用虫类药以搜风通络，增强疗效。

2. 中医辨证论治

（1）肝阳化风，筋脉拘急

临床表现：症见中风后出现头晕头痛，烦躁易怒，可有不完全偏瘫，上下肢不自主舞动，面赤，耳鸣目眩，少寐多梦，舌红，苔薄黄，脉弦数。

治法：潜阳息风，舒缓筋脉。

代表方：天麻钩藤饮加减。天麻、钩藤、石决明、羚羊角、黄芩、生栀子、桑寄生、杜仲、川牛膝。

（2）阴虚风动，经络失濡

临床表现：症见中风后出现神倦瘛疭，项背强急，四肢抽搐，或肢体强痉，屈伸不利，手足蠕动，眩晕耳鸣，咽干口燥，舌体瘦削，舌质绛，少苔或无苔，脉弦细。

治法：滋养肝肾，育阴息风。

代表方：大定风珠加减。白芍、阿胶、龟板、生地、火麻仁、五味子、生牡蛎、麦冬、鳖甲、茯神。

（3）肝血亏虚，寒滞筋脉

临床表现：症见中风后出现神倦瘛疭，项背强急，四肢抽搐，或肢体强痉，屈伸不利，肢冷蜷卧，面色苍白。口淡不渴，舌体瘦，舌淡苔薄白，脉滑缓。

治法：养血通脉，温阳祛寒。

代表方：当归四逆加吴茱萸生姜汤。当归、桂枝、芍药、细辛、炙甘草、通草、大枣、生姜、吴茱萸。

3. 中医特色治疗

（1）名医经验

马云枝教授治疗急性脑梗死所致偏侧舞蹈症。采用镇肝熄风汤加味。药用麦冬、怀牛膝、代赭石、龟板、白芍、生龙骨、生牡蛎、地龙、水蛭、川芎、栀子、夜交藤、天麻。标本兼治，获得良效。

（2）文献摘录

张友堂等采用芍药甘草汤、当归四逆加吴茱萸生姜汤治疗瘛疭，取得良好的临床效果。

4. 中药成药制剂应用

天麻素注射液：成分天麻素。功效：息风解痉镇痛。适合中风肝阳化风者。成人一般一次2～6ml，加入5%葡萄糖注射液或0.9%氯化钠注射液250ml，静脉滴注，每日一次。

5. 西医治疗

轻症患者，加强安全防护（护栏、必要时适度束缚），防止跌倒及外伤，卧床休息，保持环境安静，加强营养支持。重症患者可对症治疗，应用丙戊酸钠、卡马西平片等药物，无效时可考虑应用多巴胺受体拮抗剂如氟哌啶醇片、舒必利、氯丙滴注，症状好转后减量，逐渐停药。

6. 针灸治疗

选用脾俞、肾俞、肝俞、三阴交为主穴，太溪、复溜为配穴。虚证用补法，加灸法，实证可补泻并用。上肢抽动配肩三针、曲池、外关；下肢抽动加环跳、阳陵泉、委中、昆仑；口眼肌肉抽动者加四白、下关、颊车等穴。

六、风　颤

（一）概述

中风风颤，指中风后出现肢体僵直，甚则肢节拘急、头部或肢体颤动为主要临床表现的一种病证。轻者仅有头摇，或限于手足，或单一肢体轻微颤动，可坚持工作，生活自理；重者全身颤动，头部震摇大动，扭转痉挛，四肢颤动不止，不能生活自理，甚或卧床不起。此证多发于中老年人，男性多于女性。风颤先发中风，而后出现手足颤动、肢体强硬、活动减少等伴随症状，一般将其归于小中风、颤证、痉挛等范畴。因属于不典型中风，故为中风类证，常称为中风风颤。西医将中风风颤称为脑卒中后继发性帕金森综合征，又称脑血管病性帕金森综合征，多见于高血压脑动脉硬化和脑萎缩等。不少患者发病有反复发作的卒中病史，此外多有高血压、糖尿病、高血压合并糖尿病史。该病的主要临床表现及体征为肌张力增高，而动作减少（僵直），较少见静止性震颤。影像学检查多提示纹状体、苍白球中心多发腔隙性脑梗死。

（二）病因与发病机制

1. 中医病因病机

本病以肢体摇动为其主要症状，属风象，与肝、肾有关，为后世对颤证的认识奠定了基础。王肯堂《证治准绳》指出："此病壮年鲜有，中年以后乃有之，老年尤多。夫老年阴血不足，少水不能制盛火，极为难治""病之轻者，或可用补金平木、清痰调气之法，在人自斟酌之。中风手足曳，星附散、独活散、金牙酒，无热者宜之；摧肝丸，镇火平肝，消痰定颤，有热者宜之；气虚而振，参术汤补之；心虚而振，补心丸养之；夹痰，导痰汤加竹沥；老人颤振，宜定振丸"，中肯地论述了本病的发病特点、预后和治疗。清代张璐《张氏医通》在系统总结了前人经验的基础上，结合临床实践，对颤证的病因病机、辨证治疗及其预后有了较全面的阐述，认为本病多因风、火、痰、瘀、虚所致，并载列相应的治疗方药十余首，对本病的理法方药认识日趋充实。总之，本病病机总属本虚标实，本虚为肝肾阴虚、气血不足，标实为风、火、痰、瘀。

2. 西医发病机制

血管性帕金森综合征患者的发病与黑质变性坏死关系密切。纹状体的多巴胺主要储存于黑质-纹状体通路的神经末梢囊泡中，患有该病者因黑质细胞丧失，而致居于纹状体上的神经末梢处的多巴胺不足。多巴胺是纹状体的抑制性调节递质，而乙酰胆碱则为兴奋性调节递质。正常状态下两种神经递质处于动态平衡。脑血管病性帕金森综合征患者纹状体的多巴胺减少，而乙酰胆碱含量无变化，使纹状体失去抑制性作用，乙酰胆碱的兴奋性作用就相对增强，两者的平衡一经破坏，就可出现帕金森综合征。西医学认为基底节区（黑质、纹状体）的腔隙性脑梗死使多巴胺能神经元受损、变性、丢失，以及黑质-纹状体多巴胺能通路受损，导致多巴胺含量降低，乙酰胆碱功能亢进而出现肢体震颤。

（三）诊断依据

1. 中医诊断

主症：头部及肢体不自主静止性震颤，甚者颤动不止，四肢强急，常伴动作笨拙，活动减少，多汗流涎，语言缓慢不清，烦躁不寐，神志呆滞等症状，并可兼见半身不遂，口舌㖞斜，舌强言语不利，偏身麻木等症状。

次症：头痛，眩晕，瞳孔变化，饮水发呛，目偏不瞬，共济失调，吞咽困难。

起病特点：多发生于中老年人，一般呈隐袭起病，逐渐加重，不能自行缓解。多继发于脑血管病之后。

2. 西医诊断

1）病史：大多数血管性帕金森综合征患者有高血压、脑动脉硬化、糖尿病、高血压合并糖尿病史；患者发病前可有反复发作的卒中病史。

2）症状和体征：除有肌张力强直性增高，非对称性肢体强直、慌张步态、表情呆滞、痴呆等帕金森综合征症状和体征外，患者还常出现静止性震颤并伴有锥体束征、假性延髓麻痹。

3）影像学检查：头颅 MRI 显示皮质或白质有血管性损害，如腔隙性梗死等，主要位于分水岭区、基底核等处。

4）左旋多巴治疗效果不佳。

5）临床上血管性帕金森综合征患者的症状和体征可有自发的缓解现象。

6）应排除药物、毒物、外伤、感染、脑积水以及一些变性疾病所引起的帕金森综合征。

7）应排除帕金森病以及帕金森病和血管性帕金森综合征并存的情况，同时还有帕金森叠加多系统变性的病例。

（四）鉴别诊断

1）帕金森病：本节所述的血管源性帕金森综合征常由基底节的腔隙性梗死所引起，除具有原发性帕金森病的症状外，还常伴随锥体束征、假性延髓麻痹等。

2）特发性震颤：属显性遗传病，表现为头、下颌、肢体不自主震颤，震颤频率可高可低，高频率者甚似甲状腺功能亢进，低频者似帕金森震颤。本病无运动减少、肌张力增高，以及姿势反射障碍，震颤于饮酒后消失，普萘洛尔治疗有效等，可与原发性帕金森病相鉴别。

3）药物性帕金森综合征：常因过量服用氟桂利嗪、利血平、氯丙嗪、氟哌啶醇及其他抗抑郁药物引起，常有锥体外系症状。因有明确的服药史，并于停药后减轻可资鉴别。

（五）治疗

1. 中西医结合治疗要点

目前对该病的治疗多以治疗原发病为主，对症治疗为辅，采用改善循环，降低血小板聚集等治疗。尽管对于大多数血管性帕金森综合征患者来说，左旋多巴治疗效果差，但是存在功能障碍的患者应使用此类药物。中西医联合应用治疗本病，已取得一些疗效确切的经验，且可明显改善患者生活质量，两者可起到强化疗效、相得益彰的双轨治疗效果。

2. 中医辨证论治

（1）风痰阻络

临床表现：症见中风后仅见头部轻微动摇，或见手足或单个肢体僵硬，时有震颤，活动欠灵活。兼见头晕，视物模糊，耳鸣，舌质暗淡，苔薄白或白腻，脉弦或弦滑。

治法：平肝息风，化痰通络。

代表方：二陈汤加天麻钩藤饮加减。天麻、钩藤、清半夏、陈皮、茯苓、丹参、赤芍、鸡血藤、川芎、菊花、白蒺藜。

（2）气血亏虚

临床表现：症见中风后肢体震颤日久，程度较重，或见头部、口唇、舌体颤动，走路慌张，步履迟缓，表情呆滞，伴有面色少华，倦怠乏力，心悸气短，头晕目眩，自汗，舌体胖，边有齿痕，舌质暗淡有瘀斑、瘀点，舌下脉络瘀紫，脉细弱。

治法：益气养血，息风活络。

代表方：八珍汤合羚角钩藤汤加减。炙黄芪、党参、当归、白芍、天麻、钩藤、羚羊角粉、珍珠母、丹参、鸡血藤、青皮。

（3）肾精亏耗

临床表现：症见中风后颤证日久不愈，可见四肢、躯干、头部、口唇及舌体等全身性颤动不止，颤动幅度大，程度较重，或见项背强直、肢体拘急，或见呆傻健忘、口角流涎，常伴有头晕耳鸣，急躁易怒，形体消瘦，腰膝酸软，盗汗，失眠多梦，舌体瘦小，舌质暗红或有瘀斑，少苔或剥苔，或苔微黄，脉细弦。

治法：滋补肝肾，育阴息风。

代表方：大补阴丸合六味地黄汤加减。生地黄、熟地黄、何首乌、制龟甲、鳖甲、生牡蛎、钩藤、白蒺藜、羚羊角粉、丹参、赤芍。

（4）痰热动风

临床表现：症见中风后头部及肢体震颤、抖动，项背强急，神呆懒动，兼见胸脘痞闷，口干头晕，口苦，咯痰色黄，便干尿赤，舌红，苔黄腻，脉弦数或滑数。

治法：清化痰热，息风活络。

代表方：摧肝丸或用导痰汤合天麻钩藤饮加减。全瓜蒌、胆南星、鲜竹沥、黄芩、栀子、天麻、羚羊角粉、珍珠粉、丹参。

3. 中药成药制剂应用

（1）中成药

1）六味地黄丸：每次1丸，每日2次，适用于颤证，属肝肾阴亏型。

2）天麻丸：每次4粒，每日2次，适用于颤证，属风痰瘀阻型。

3）天王补心丹：每服1丸，每日2次，适用于颤证，属阴血亏虚型。

（2）中成药制剂

1）清开灵注射液：组成为牛黄、水牛角、黄芩、金银花、栀子。功效：清热解毒，化痰通络，醒神开窍。肌内注射，一日2～4ml。重症患者静脉滴注，一日4～8支（20～40ml），以5%葡萄糖注射液200ml或0.9%氯化钠注射液100ml稀释后使用。

2）疏血通注射液：组成为水蛭、地龙。功效：活血化瘀，通经活络。静脉滴注，每日 6ml，加于 5%葡萄糖注射液或 0.9%氯化钠注射液 250ml 中，缓慢滴入。

4. 西医治疗

1）血管性帕金森综合征的早期治疗：该类患者早期黑质-纹状体系统存留的多巴胺神经元可代偿性地增加多巴胺合成，推荐采用理疗（按摩、水疗）和运动疗法（关节活动、步行、平衡及语言锻炼、面部表情肌操练）等，争取患者家属配合，鼓励患者多主动运动，尽量推迟药物治疗时间。若疾病影响患者日常生活和工作，需药物治疗。

2）血管性帕金森综合征的药物治疗：应用抗胆碱能和改善多巴胺递质功能药物，仅能改善症状，不能阻止病情进展。

3）康复治疗：对患者进行语言、进食、行走及各种日常生活训练和指导，对改善生活质量十分重要。晚期卧床者应加强护理，减少并发症发生。康复训练包括语音语调训练，面肌锻炼，手部、四肢及躯干锻炼，松弛呼吸肌锻炼，步态及平衡锻炼，姿势恢复锻炼等。

5. 其他疗法

针灸治疗：针刺以风府、大椎为主穴，百会、风池、夹脊、太冲、合谷为配穴，用迎随补泻法，外练八段锦，同时配合肢体功能训练。

第四节　中风变证

中医变证一词，是从《伤寒论》引申出来的。如《伤寒论·辨太阳病脉证并治下》曰："太阳病，外证未除，而数下之，遂协热而利，利下不止，心下痞硬，表里不解者，桂枝人参汤主之。"本条所指为误下引起的变证。故《中医大辞典·基础理论分册》对"变证"的解释是"疾病由简单变复杂，从轻到重的证候变化"。"中风变证"指已患有中风（典型中风和不典型中风），在其发病当时或发病之后出现的主症或次症以外的临床表现，即在某种特殊条件下，病情不循一般规律而发生性质变化（即中风后并发症）均称为中风变证。临床上中风变证又分为两个类型：轻至中等程度的变证，按中风变证治疗多可收效；重度与危重度的变证，因其重笃凶险，常出现意外。按其病情严重程度及预后判断，前者仍称为中风变证，后者定名为中风坏病（即败证）。

一、痫　病

（一）概述

中风痫病是中风的最常见变证之一，指继发于中风后、因中风本身导致脑窍郁闭、神机惑乱的一种发作性神志异常疾病。临床以神昏、口吐涎沫、肢体抽搐或局限性肢体功能障碍为主要临床表现，与中风关系密切。研究显示，随着我国老龄化社会的到来，脑卒中后癫痫在临床上较为常见，国内报道其发病率为 5%～15%。朱培俊等（2001 年）报道脑卒中后癫痫的发生率为 9.1%，其中早期癫痫发作占 6.04%，晚期癫痫发作占 3.09%，其发生率与病灶部位有明显相关性，是中风患者死亡的主要原因之一。临床上常见的首发症状为痫性发作或癫痫持续状态，而中风五大主症、次症症状不典型，且影像学检查证实有卒中责任病灶，应先归入中风类证范畴；若中风症状典型，同时或稍后又出现痫性发作，仍属于中风变证；中风后半年癫痫仍发，应归入中风后遗症之列。

（二）病因与发病机制

1. 中医病因病机

中风痫病的发生多因脑脉痹阻或血溢脑脉之外等因素导致脏气不平，阴阳失调，脑窍郁闭，神昏惑乱而发病。中风痫病因中风而发，与中风发病因素之血瘀、痰阻、阴虚、风动有关，属虚实夹杂证；或因素体饮食不节，恣食厚味，痰湿内生，久则风火相煽，挟痰上扰脑窍，元神受损，络脉失主而发中风痫病；或因素体阳亢，肝风内动，脏气上逆，气血逆乱，脑窍郁闭，络脉失主而发中风痫病；或因阴血不足，脏腑失养，脏气不平，血脉瘀滞，肝阳上亢，风瘀扰神，络脉失主而发中风痫病。

2. 西医发病机制

卒中后癫痫的发生机制，属于继发性癫痫，与损伤脑组织的部位有关系，比如在额叶、颞叶容易有癫痫的发生，是患者受损的脑组织出现异常放电所致，急性脑血管病发生后两周内出现的癫痫发作称为卒中后早期癫痫发作，两周以后出现的癫痫称为卒中后迟发性癫痫发作。早期癫痫主要由于局部脑组织缺血缺氧而影响神经元细胞膜稳定性、脑水肿及代谢紊乱等因素刺激引发，出血性卒中是由于局限性或弥漫性脑血管痉挛使脑组织缺血缺氧、血肿压迫刺激以及脑水肿、代谢紊乱等因素引起癫痫发作。

（三）诊断依据

1. 中医诊断

1）全面性发作时突然仆倒，不省人事，两目上视，口吐涎沫，四肢及全身抽搐，面色青紫，或仅两目瞪视，呼之不应，或头部下垂，头眼偏向一侧或口中怪叫，醒后疲乏无力。

2）部分性发作时可见多种形式，如口、眼、手等局部抽搐，可无突然昏倒，或幻视，或呕吐，多汗，或言语障碍，或出现无意识的动作等。

3）小发作可见短暂意识丧失而无抽搐，可有动作中断，手中物件落地，点头动作，或两目直视，数秒或数分钟后可恢复，恢复后对上述症状发作情况全然无知。

4）起病急骤，醒后如常人、反复发作，大多具有间歇性、暂时性、刻板性3个特点。

2. 西医诊断

符合国际抗癫痫联盟标准，卒中发生至少1周之后出现2次以上的痫性发作。

（四）鉴别诊断

1. 中医鉴别诊断

（1）痉病

痫病与痉病都具有时发时止、四肢抽搐等相同症状，但痫病除四肢抽搐外，还有口吐涎沫及类似猪羊叫声，且醒后与常人无区别；而痉病发作时则四肢抽搐，角弓反张，身体强直，一般需经治疗方可恢复，口中无类似猪羊叫声，恢复后往往还有原发疾病的存在。必要时行脑电图等辅助检查以资鉴别。

（2）厥病

痫病与厥病都为突然昏倒，移时可醒，醒如常人。但厥病以发作时突然昏倒、不省人事、四肢厥冷、冷汗出为特征，与痫病的项背强直、四肢抽搐、口吐白沫或口中有类似猪羊叫声有别。且厥病脑电图检查多无阳性发现，而痫病有特征改变，不难区别。

2. 西医鉴别诊断

晕厥：卒中后再发的短暂性全脑灌注不足可导致短时间意识丧失和跌倒，偶尔可引起肢体强直阵挛性抽动或尿失禁，常因久站、剧痛、排尿、咳嗽、憋气等诱发，可有头晕、恶心、眼前发黑和无力等先兆，跌倒较缓慢，伴面色苍白、出汗。晕厥引起的意识丧失很少超过15秒，意识恢复迅速，不伴发作后意识模糊，更无发作后的疲乏与困倦。

（五）治疗

1. 中西医结合治疗要点

中风痫病急性期治疗关键在于在积极治疗中风的基础上及时判断是否因代谢或其他原因引起的痫性发作，并保持呼吸道通畅、吸氧、监测生命体征，保持水电解质、酸碱平衡，根据病情需要给予止痉药物控制痫性发作，防止癫痫持续状态危及生命，中医中药辨证给予涤痰化瘀、息风止痉等治疗；病情稳定后及时评判卒中后癫痫发病的概率，并给予中药预防性治疗，一旦诊断为卒中后癫痫，立即给予中西医结合抗癫痫治疗，在选择抗癫痫药物时要充分考虑中风患者特点，尽可能选择对抗血小板或抗凝剂影响小的药物，中医给予扶正化瘀、止痉治疗。

2. 中医辨证论治

（1）风痰火旺

临床表现：症见中风后猝然仆倒，不省人事，四肢强痉拘挛，口中有声，口吐白沫，烦躁不安，气高息促，痰鸣漉漉，口臭便干，舌质红或暗红，苔黄腻，脉弦滑。

治法：通腑化痰，息风止痉。

代表方：黄连温胆汤合止痉散加减。黄连、陈皮、法半夏、茯苓、枳实、竹茹、石菖蒲、胆南星、全瓜蒌、大黄、全蝎、蜈蚣。

（2）风痰瘀阻

临床表现：症见中风后猝然昏仆，目睛上视，口吐白沫，手足抽搐，喉中痰鸣，或单以口角、眼角、肢体抽搐，颜面口唇青紫，舌质淡暗，苔白腻，脉滑或涩。

治法：健脾化痰，息风止痫。

代表方：定痫丸加减。半夏、天麻、陈皮、胆南星、川贝、茯神、全蝎、石菖蒲、全僵蚕、琥珀、灯心草、远志、丹参、麦冬、竹沥。

（3）肝肾阴虚

临床表现：症见中风后猝然昏仆，或面部烘热，或两目瞪视，或局限性抽搐，或四肢抽搐无力，手足蠕动，舌质红绛，少苔，脉细弱。

治法：滋阴息风，活血通络。

代表方：大补元煎合止痉散加减。熟地、枸杞、山茱萸、杜仲、人参、山药、当归、鳖甲、牡蛎、丹参、郁金、川芎、蜈蚣、全蝎、蝉蜕。

3. 中医特色治疗

控制发作是针对痫病发作时而言，以开窍复苏与息风解痉为重点。

（1）开窍复苏

通关开窍：以通关散少许，吹入鼻内，取喷嚏而开窍。此散用于昏仆抽搐之实证者。脱证者禁用，孕妇慎用。

取嚏开窍：若无通关散，可用棉签、鹅毛或消毒导管等，徐徐插入患者鼻孔内，令其取嚏复苏。

针刺开窍：取人中、风池、内关、照海等穴，强刺行针以复苏。

药物复苏：定痫丸，1次1～3丸，化后口服或鼻饲。此为清化热痰、息风定痫的有效中成药。痫证镇心丹，1次1粒，化后吞服或鼻饲。此为祛痰开窍、清心安神之经验方。

（2）息风解痉

医痫丸：1次6g，化后吞服或鼻饲。此丸对痫病昏仆抽搐者有效。

紫雪散、至宝丹：化后鼻饲或冲服，1次各1丸。

救治变证：痫病发作，常见多种变证，对此类患者应积极救治处理。

昏仆跌伤：痫发昏仆者，常有跌伤，故应详察跌伤部位，记录脉搏的强弱与节律，观察意识和活动有无异常。凡出现头部或孔窍出血、神志昏蒙、呕吐痉挛、运动障碍等症者，应请有关科室会诊，协同救治，必要时行头颅CT检查。

痰阻气道：痫病发作，痰涎壅塞，反入气道，气道不通，致气息异常，唇指发绀，此为痰阻气道的证候，应使患者仰卧，吸出痰涎以保持气道通畅。

并发厥脱：痫发日久不得解，或因跌伤，或因大吐大汗之后，常可见厥脱之变证。此时当以益气固脱、回阳救逆为原则，选用独参汤、参附汤、生脉散等，口服或鼻饲，以防其变。

4. 中成药治疗

1）安宫牛黄丸：1次1丸研服，适用于阳痫急性发作期见有神志障碍者。

2）紫雪散：1次15g，口服或鼻饲，适用于痫病急性发作期有四肢抽搐者。

3）苏合香丸：1次1丸，研服或鼻饲，适用于阴痫急性发作期有神志障碍者。

4）人参归脾丸：每次1丸，每日2次，可长服，适用于痫病缓解期以脾虚为主者。

5）六味地黄丸：每次6g，每日2次，可长服，适用于痫病缓解期以肾虚为主者。

5. 针灸治疗

1）肝风痰浊证者，针刺心俞、肝俞。

2）肝风痰热证者，针刺风池、太冲。

3）癫痫反复频发者，针刺印堂、人中、鸠尾、间使、丰隆、神门、曲池、足三里，也可针刺会阴、长强。

6. 西医治疗

一般治疗患者生活应有规律,饮食上应忌酒、辛辣或过饱;心理方面应正确对待疾病,不恐惧,不自卑,树立信心,积极配合治疗。

（1）发作期治疗

1）保持呼吸道通畅,吸氧;进行心电、血压、呼吸监护;维持水电解质平衡,能量供给,及时吸痰,必要时做气管切开。

2）抗痉药物:首选地西泮 10～20mg,静脉滴注,无效时,15 分钟重复用 10～20mg,仍无效,10～20 分钟再重复 10mg,仍然无效,说明对此药不敏感。一般在注射第一次后,约 80%即可控制,也可以将 100～200mg 地西泮溶于 500ml 液体中,于 12 小时内缓慢静脉滴注。其次可用 10%水合氯醛 30～40ml,保留灌肠,或苯妥英钠 0.25～0.5g 溶于 500ml 液体中,以每分钟不超过 0.05g 的速度静脉滴注。若上述药物无效,可静脉滴注丙戊酸钠,成人 0.4g 作负荷量,以后用 1～5mg/（kg·h）维持给药,多在 30 分钟内终止非惊厥性痫病持续状态。发作控制后,可肌内注射苯巴比妥 0.1g,每 6～8 小时一次,同时鼻饲抗惊厥药,2～3 天后渐停苯巴比妥。也可予地西泮 10mg,肌内注射,每 6～8 小时一次,同时给予脑细胞营养代谢药物,促进脑细胞功能恢复。

3）积极防治并发症:持续发作易致脑缺氧,继之出现脑水肿,甚至颅内压增高,可用 20%甘露醇 125～250ml 快速静脉滴注,或地塞米松 10～20mg 静脉滴注,预防性应用抗生素,控制感染;纠正代谢紊乱。

（2）间歇期治疗

卒中后癫痫基本属于部分性发作,新的观点认为经典抗癫痫药物不宜用于卒中后癫痫,苯妥英钠、苯二氮䓬类药物影响神经功能恢复,苯巴比妥、苯妥英钠、卡马西平的肝酶诱导作用可加快其他药物的代谢,影响疗效,且与脑血管意外后常用的抗凝、抗血小板药物有交互作用,以上特点影响了经典抗癫痫药物在卒中后癫痫的应用。国际抗癫痫联盟指出卒中后痫性发作（癫痫）一线用药为拉莫三嗪、加巴喷丁。左乙拉西坦可作为老年迟发型卒中后癫痫患者较好的用药选择,小剂量（0.1～0.4g/d）缓释剂卡马西平可试用于不需要抗凝治疗的患者。

二、失　眠

（一）概述

中风失眠指中风后出现了不能获得正常睡眠为主要临床表现的疾病,为中风变证之一。患者病情轻重不一,轻者入寐困难,或寐而易醒,或醒后不能再寐,或时寐时醒,严重者彻夜不寐。中风后失眠的病理变化主要是脑组织缺血或受血肿压迫、推移等而导致脑神经受损。失眠是中风后患者中比较常见的一种症状。中风后患者会有多种后遗症,常给患者心理带来诸多负面影响,给患者精神上带来巨大压力,而引起抑郁、焦虑等,这又常常加剧脑神经损伤而引起失眠。有研究发现缺血性中风和出血性中风均可出现睡眠障碍。张晓玲等发现在急性中风患者中,约 57.9%患者伴有失眠症状。

（二）病因与发病机制

1. 中医病因病机

中风患者多病程长，日久耗气伤血，导致气虚血瘀，阴血亏虚则阴不制阳，阴亏于下，阳浮于上，阴阳失交，故而失眠。中风后失眠与脑、心相关，多以肝肾亏虚、气血衰少为本，风、火、痰、气、瘀为标。中风后失眠患者多由肝肾阴亏，阴血无以滋养脏腑，阴不制阳，阴虚阳亢，扰动心神而失眠；或因思虑伤脾，暗耗心血，导致心脾阴血不足，心神失养而失眠；或因脾气虚弱，水津不得化，津聚为痰，痰浊内蕴，郁久化热，痰热上扰而失眠；或因情志不遂，郁怒伤肝，气郁化火，火动心神，神不守藏而失眠。

2. 西医发病机制

中风后失眠其发生机制目前尚不清楚，可能与以下因素有关：

1）脑卒中后直接损害睡眠与觉醒系统，目前认为该系统的解剖部位相当广泛，至少包括额底部、眶部皮质、视交叉上核、中脑盖部巨细胞区、蓝斑、延髓网状结构抑制区以及上行网络系统等。下丘脑视交叉上核是人昼夜节律的起搏器，其病损是卒中患者睡眠异常的病理基础，使睡眠觉醒有解体趋势，出现片段化睡眠。

2）与多巴胺代谢障碍有关，尤其与脑 5-羟色胺（5-HT）含量减少及胆碱能系统受损有关。由于脑卒中后脑组织处于水肿、缺血状态，这种持续长期的低灌流，有可能导致调节睡眠-觉醒的 5-HT 和胆碱能等神经元的功能失调，从而阻断、抑制或延长睡眠的发生导致睡眠障碍。

3）脑卒中可直接或间接导致与睡眠-觉醒有关的神经递质的合成与代谢失常以及神经递质的信息传递障碍。

4）心因性因素患者渡过急性期后常残存各种功能障碍，如偏瘫、失语、情感障碍等，使患者产生躯体和心理上的不适而致睡眠障碍。

（三）诊断依据

1. 中医诊断

1）主症：轻者入寐困难，或寐而易醒，或醒后不能再寐，或时寐时醒，严重者彻夜不寐；次症：头痛、头昏、心悸、健忘、神疲乏力、心神不宁、多梦。

2）起病方式：起病缓慢，常因情志波动，气候变化，多饮饱食，劳累过度等原因诱发。

2. 西医诊断

1）存在以下症状之一：入睡困难、睡眠维持障碍、早醒、睡眠质量下降或日常睡眠晨醒后无恢复感。

2）在有条件睡眠且环境适合睡眠的情况下仍然出现上述症状。

3）患者主诉至少下述 1 种与睡眠相关的日间功能损害：疲劳或全身不适；注意力、注意维持能力或记忆力减退；学习、工作和（或）社交能力下降；情绪波动或易激惹；日间思睡、兴趣、精力减退；工作或驾驶过程中错误倾向增加；紧张、头痛、头晕，或与睡眠缺失有关的其他躯体症状；对睡眠过度关注，有脑卒中病史，经头颅 CT 或 MRI 证实。

（四）治疗

1. 中西医结合治疗要点

中风后失眠的干预措施主要包括药物治疗和非药物治疗。对于中风急性期失眠患者宜早期应用药物治疗；对于中风恢复期失眠患者，在应用药物治疗的同时应当予辅助心理行为的治疗。因脑卒中患者大多为高龄，基础病多，镇静催眠药物的选择必须遵循作用机制单纯、半衰期短、不良反应少的原则。

2. 中医辨证论治

（1）心肾不交

临床表现：症见中风后入睡难，多梦易醒，伴见焦虑不安，胆怯多疑，头晕耳鸣，腰膝酸软，潮热盗汗，五心烦热，咽干少津，舌红少苔，脉细数。

治法：滋阴降火，交通心神。

代表方：地黄饮子合交泰丸加减。熟干地黄、巴戟天、山茱萸、石斛、肉苁蓉、附子、五味子、官桂、白茯苓、麦冬、菖蒲、远志、黄连、肉桂。

（2）心脾两亏

临床表现：症见中风后入睡难，多梦易醒，心悸健忘，食少神疲，头昏乏力，腹胀便溏，舌淡苔白，脉细无力等。

治法：养血宁心，健脾安神。

代表方：归脾汤加减。白术、人参、黄芪、当归、甘草、茯苓、远志、酸枣仁、木香、龙眼肉、生姜、大枣。

（3）痰热扰心

临床表现：症见中风后时寐时醒，胸闷痰多，口中黏腻，口苦口臭，时发口腔溃疡，小便黄，大便干，舌红，苔黄腻，脉滑数。

治法：清热化痰。

代表方：黄连温胆汤加减。川连、竹茹、枳实、半夏、橘红、甘草、生姜、茯苓。

（4）肝火上扰

临床表现：症见中风后不寐，多梦，甚则彻夜不眠，暴躁易怒，头胀耳鸣，口干而苦，便秘溲黄，舌红脉弦。

治法：疏肝泻火，镇惊安神。

代表方：龙胆泻肝汤加减。龙胆草、栀子、黄芩、木通、泽泻、车前子、柴胡、甘草、当归、生地。

3. 中医特色治疗

（1）文献摘录

缑燕华对中风后失眠患者采用调任通督法来研究针刺治疗的临床疗效及治疗前后匹兹堡睡眠质量指数量表评分的变化，将90例中风患者随机分为治疗组、对照组和西药组，治疗组重用任督脉经穴，对照组采用传统针刺法，西药组口服佐匹克隆。在治疗后进行临床疗效、匹兹堡睡眠量表评分比较观察。结果治疗后3组有效率相当，治疗组治愈率较对照组、西药组高；

治疗组 1 个月后随访、3 个月后随访匹兹堡量表评分与治疗后比较差异无统计学意义；西药组1 个月后随访匹兹堡量表评分与治疗后比较差异有统计学意义，对照组 3 个月后随访匹兹堡量表评分与 1 个月后随访比较差异有统计学意义。发现针刺疗法与口服佐匹克隆治疗本病的临床有效率相当，但调任通督法更好地发挥了针刺疗法治愈率高、远期疗效佳的优势。

劳祥婷等观察针刺配合耳穴压籽治疗中风后难治性失眠的临床疗效。选取中风后难治性失眠患者 90 例，随机分为观察组和对照组，每组 45 例。两组患者均给予常规心血管疾病二级预防治疗，观察组给予针刺加耳穴压籽治疗，对照组给予艾司唑仑治疗。观察组有效率为95.6%，对照组有效率为 80.0%，结果表明针刺配合耳穴压籽治疗中风后难治性失眠临床疗效显著。

任云锋等观察针刺十三鬼穴治疗缺血性中风后气虚血瘀型不寐的临床疗效，将 80 例入选患者分为十三鬼穴治疗组和常规针刺对照组，各 40 例，并于治疗前后进行匹兹堡睡眠质量指数量表、汉密尔顿焦虑量表（HAMA）和汉密尔顿抑郁量表（HAMD）疗效评定，治疗后观察临床疗效。两组患者经治疗后睡眠功能均有明显改善，匹兹堡量表评分、HAMD 量表评分及 HAMA 量表评分比治疗前都有下降，差异有统计学意义，且治疗组愈显率 80.0 %，优于对照组 65.0%。可知针刺十三鬼穴治疗缺血性脑卒中后气虚血瘀型不寐具有良好疗效。

（2）针灸

体针：神门、三阴交平补平泻，留针 30 分钟，1 日 1 次。

耳针：取心、神门、脑、交感、肝、脾、肾、皮质下等，交替使用。

（3）按摩

每晚睡前温水泡脚 30 分钟，揉双侧涌泉穴各 36 次。

4. 中成药制剂应用

1）天王补心丹：每次 1 丸，每日 2 次，适用于心阴不足、心肾不交所致失眠。

2）朱砂安神丸：每次 1 丸，每日 2 次，不宜久服，适用于心血不足、心火亢盛、心肾不交所致失眠。

3）柏子养心丸：每次 6g，每日 2 次，适用于心脾两虚所致失眠。

4）枣仁安神胶囊：每次 5 粒，每日 1 次，临睡前服用，适用于心血不足所致的失眠、健忘、心烦、头晕等。

5）乌灵胶囊：每次 3 粒，每日 3 次，适用于心肾不交所致的失眠、健忘、心悸心烦、神疲乏力、腰膝酸软、头晕耳鸣、少气懒言、脉细或沉无力，神经衰弱见上述证候者。

5. 西医治疗

参照中华医学会神经病学分会睡眠障碍学组 2010 年制定的《中国成人失眠诊断与治疗指南》。

总体目标：①改善睡眠质量和（或）增加有效睡眠时间；②恢复社会功能，提高患者的生活质量；③减少或消除与失眠相关的躯体疾病（中风），或与躯体疾病共病的风险；④避免药物干预带来的负面效应。

药物治疗：尽管具有催眠作用的药物种类繁多，但其中大多数药物的主要用途并不是治疗失眠。目前临床治疗失眠的药物主要包括苯二氮䓬类受体激动剂、褪黑素受体激动剂和具有催眠效果的抗抑郁药物。抗组胺药物（如苯海拉明）、褪黑素以及缬草提取物虽然具有催眠作用，但是现有的临床研究证据有限，不宜作为失眠常规用药。一般的治疗推荐：艾司佐匹克隆、唑吡坦、唑吡坦控释剂、佐匹克隆。由于有些药物有依赖的可能性，故一般不主张长期服用。

6. 心理行为治疗

睡眠卫生教育：主要是帮助失眠患者认识不良睡眠习惯在失眠的发生与发展中的重要作用，分析寻找形成不良睡眠习惯的原因，建立良好的睡眠习惯。一般来讲，睡眠卫生教育需要与其他心理行为治疗同时进行。不推荐将睡眠卫生教育作为孤立的干预方式进行。睡眠卫生教育的内容包括：①睡前时（一般下午 4 时以后）避免使用兴奋性物质（如喝咖啡、浓茶或吸烟等）；②睡前不要饮酒，酒精可干扰睡眠；③规律的体育锻炼，但睡前应避免剧烈运动；④睡前不要大吃大喝或进食不易消化的食物；⑤睡前至少 1 小时内不做容易引起兴奋的脑力劳动或观看容易引起兴奋的书籍和影视节目；⑥卧室环境应安静、舒适，光线及温度适宜；⑦保持规律的作息时间。

三、郁　证

（一）概述

中风后抑郁（PSD）是中风后常见并发症之一，表现为中风发病后情绪低落、食欲不振、兴致缺乏、急躁易怒、失眠多梦，更有甚者厌世自杀等。据文献资料统计 PSD 发病率为 20%～60%，脑卒中后 1 个月内发生抑郁症的占 45.4%，其中轻、中度抑郁者占 91.8%，严重影响中风患者发病后的治疗信心以及康复疗效，增加了中风的致残率和致死率，同时给患者带来躯体和精神上的痛苦，增加了家庭和社会的负担。

（二）病因与发病机制

1. 中医病因病机

郁证的病名首见于《医学正传》，阐述该病由情志不舒、气机郁滞所致。《丹溪心法·六郁》云："气血冲和，万病不生，一有怫郁，诸病生焉。故人身诸病，多生于郁。"故认为情志不畅、气机郁滞、气血失和是各种情志内伤疾病的重要原因。中风郁证继发于中风之后，由于脏腑功能失调，阳气虚损，以致清阳不升，浊阴不降，血瘀、痰浊等随逆乱之气而上，蒙蔽清窍，扰乱元神，元神失守，则阴阳失衡，精神失控而发本病。

2. 西医发病机制

目前有关 PSD 的发病机制学说众多，可能涉及神经解剖、神经递质、神经内分泌、炎性反应、神经营养因子、神经肽、社会心理等多方面。目前 PSD 确切的发病机制尚未明确，其发生发展与多种因素有关。然而人们已不再将 PSD 的发生看作单纯的"内源性反应"或"心理反应"，更为人们接受的是 PSD 的生物-心理-社会因素学说，认为卒中后可以引起神经递质、内分泌、神经营养因子等一系列生物学异常，卒中后的神经功能障碍、日常生活能力降低及突发事件应激等都会给患者带来各种心理反应，而这些心理反应又从不同程度上加重了生物学的异常，再有卒中后患者会受到其他社会因素的影响，如社会支持度降低，尤其是患者对社会支持的利用度下降，以上这些影响因素相互作用，共同促使 PSD 的发生。

（三）诊断依据

1. 中医诊断

符合郁证的诊断标准。郁证诊断：以忧郁不畅，情绪不宁，精神不振，胸闷胁胀疼痛，善太息；或不思饮食，失眠多梦，易怒善哭，情绪多变；或者咽中如有物阻为主要临床症状。

2. 西医诊断

符合中华医学会第四次全国脑血管学术会议修订的各类脑血管疾病诊断要点的脑卒中诊断标准者，同时符合《中国精神障碍分类与诊断标准第 3 版》的抑郁症的诊断。

症状标准以心境低落为主，伴有下列症状中的 4 项：①兴趣丧失、无愉快感；②精力减退或疲乏感；③精神运动性迟滞或激惹；④自我评价过低、自责或有内疚感；⑤联想困难或自觉思考能力下降；⑥反复出现想死的念头或有自杀、自伤行为；⑦睡眠障碍如失眠、早醒或睡眠过多；⑧食欲降低或体重明显减轻；⑨性欲减退。

严重标准社会功能受损，给本人造成痛苦或不良后果。

病程标准：①符合症状标准和严重标准，至少持续 2 周；②可存在某些分裂症状，但不符合分裂症诊断标准。若同时符合分裂症诊断标准，在分裂症缓解后，满足抑郁发作标准至少 2 周。

（四）鉴别诊断

癫狂郁证中有忧郁伤神一证，临床表现为精神恍惚、悲忧善哭、喜怒无常等，即张仲景所谓之脏躁，应与癫狂相鉴别。两者在年龄、性别及发病情况等方面均不相同。癫狂多发于青壮年，发病率与性别无明显关系，病程迁延，病证难愈，常不能自行缓解；脏躁多见于中年妇女，常因精神刺激而呈间歇性发作，不发作时如同常人。

（五）治疗

1. 中西医结合治疗

卒中后抑郁治疗方法主要包括药物治疗和心理治疗，经颅磁刺激、认知疗法、行为疗法、生物反馈疗法和家庭支持治疗等也是治疗 PSD 的重要方法。抗抑郁药是当前治疗 PSD 的主要药物，能有效解除抑郁心境及伴随的焦虑、紧张和躯体症状，有效率为 60%～80%。选择用药时应从药物种类、剂量、疗程统筹考虑，制定出符合患者情况的治疗方案。中医药治疗应谨守肝郁、气滞、血瘀、痰浊等病机，充分考虑其"滞、瘀、痰"特点，在此基础上开展辨证论治，以取得好的疗效。

2. 中医辨证论治

（1）气虚血瘀，肝郁脾虚

临床表现：症见中风后精神抑郁，淡漠少语，思维迟钝，精神恍惚，感觉减退或消失，面色㿠白，气短乏力，胸部闷塞，胁肋胀满，咽中有物阻塞，吞咯不得，心神不宁，多疑易惊，悲忧善哭，喜怒无常，舌质淡，苔白，脉细弱。

治法：益气活血，解郁安神。

代表方：补阳还五汤合逍遥丸加减。赤芍、川芎、当归、黄芪、地龙、柴胡、白术、茯神、香附、郁金、石菖蒲。

（2）阴虚火旺，扰神动风

临床表现：症见中风后情绪低落，淡漠少语，病久虚烦少寐，烦躁易怒，头晕心悸，手足心热，口干咽燥，或见盗汗；舌红，苔薄，脉弦细或细数。

治法：补益肝肾，滋阴潜阳。

代表方：育阴熄风汤合黄连阿胶汤加减。牡丹皮、熟地、酸枣仁、麦冬、柏子仁、白芍、黄连、阿胶、郁金、夜交藤。

（3）风痰瘀阻，情志失调

临床表现：症见中风后精神抑郁，淡漠少语，善太息，夜寐不安，肢体麻木，胸胁满闷，纳呆呕恶，舌苔白腻，脉弦或弦滑。

治法：化痰息风，解郁安神。

代表方：半夏白术天麻汤合越鞠丸加减。清半夏、白术、天麻、橘红、香附、苍术、川芎、栀子、神曲、郁金、合欢皮、夜交藤。

（4）痰热腑实，扰乱神志

临床表现：症见中风后精神抑郁，淡漠少语，胸胁作胀，或痞闷，嗳气频作，善太息，面红耳赤，口苦，嘈杂泛酸，便结尿黄，舌质红绛，苔多黄腻或黄燥而垢，脉弦大滑数。

治法：泄热通腑，解郁安神。

代表方：星蒌承气汤合朱砂安神丸加减。胆南星、瓜蒌、大黄、桃仁、朱砂、当归、黄连、生地、郁金、枳壳、川厚朴。

（5）心脾两虚，脑脉瘀阻

临床表现：症见中风后善思多虑不解，胸闷心悸，失眠健忘，面色萎黄，头晕，神疲倦怠，易汗，纳谷不香，舌淡，苔薄白，脉弦细或细数。

治法：疏肝健脾，养心安神。

代表方：归脾汤合四物汤加减。党参、白术、黄芪、当归、茯神、酸枣仁、炙甘草、熟地、川芎、远志、木香、白芍、浮小麦、合欢皮。

3. 中医特色治疗

（1）针刺治疗

取穴：百会、神庭、内关、合谷、太冲、足三里、三阴交。针刺方法：选用 0.3mm×40mm 毫针，穴位常规消毒，先针刺百会、神庭两穴，针尖指向前额方向，用平补平泻法，再针刺内关、合谷、太冲，行捻转提插泻法，再针刺足三里、三阴交，行提插补法，诸穴得气后留针 30 分钟，每日 1 次，15 天为一个疗程。

（2）艾条温和灸

取穴：百会、大椎、风池、太冲。有痰浊者加丰隆，有血瘀者加曲池、膈俞，有气虚者加足三里、气海。温灸 20 分钟，每日 1 次。

4. 中成药制剂应用

1）加味逍遥丸：每服 1 袋，每日 3 次，用于肝郁血虚、肝脾不和引起的两胁胀痛。

2）舒肝止痛丸：每服 6g，每日 2~3 次，用于肝气郁结、肝胃不和之胁胀、脘闷嗳气或胁腹胀痛者。

3）舒肝丸：每服 1 丸，每日 2 次，用于肝气郁滞之胸胁胀满，胃脘疼痛，嘈杂呕吐。

4）沉香舒气丸：每服 1 丸，每日 2 次，用于肝郁气滞所致之两胁胀满，脘腹胀疼，呕逆吞酸，嘈杂。

5）平肝舒络丸：每服 35 粒，每日 2 次，用于肝郁气滞，经络不舒所致胸胁胀痛，肩背窜痛，手足麻木。

6）舒肝解郁胶囊：每次 2 粒，每日 2 次，早晚各一次，疗程为 6 周，适用于轻、中度单相抑郁症属肝郁脾虚证者，症见情绪低落、兴趣下降、迟滞、入睡困难、早醒、多梦、紧张不安、急躁易怒、食少纳呆、胸闷、疲乏。

7）乌灵胶囊：每次 3 粒，每日 3 次，适用于心肾不交所致的失眠、健忘、心悸心烦、神疲乏力、腰膝酸软、头晕耳鸣、少气懒言、脉细或脉沉无力、神经衰弱见上述证候者。

5. 西医治疗

（1）三环类抗抑郁药（TCA）

抗抑郁、焦虑作用需在给药 2~3 周后才显现。不同特点的 TCA 可用于不同类型的抑郁症：丙米嗪和地昔帕明有较强的振奋作用，可用于迟滞的抑郁症。阿米替林和多塞平具有镇静和抗焦虑作用，用于激越和焦虑症状的抑郁症。氯丙咪嗪用于具有强迫症状的抑郁症。

（2）四环类抗抑郁药

此类药物与三环类药物相比，疗效及作用范围几乎相同，但少有或没有抗胆碱能的副作用，也少有心血管系统的副作用（如体位性低血压等），代表药物为马普替林和米安舍林，缺点是高剂量时有较高的癫痫诱发问题。

（3）选择性 5-HT 再摄取抑制剂

疗效与三环类药物几乎无差别，但副作用较少，常用的有 5 种，分别为氟西汀、帕罗西汀、舍曲林、西酞普兰和氟伏沙明；其中西酞普兰和氟伏沙明有催眠镇静作用，缺点是起效慢，用药后 4~6 周起效。

（4）选择性去甲肾上腺素再摄取抑制剂

代表药物为瑞波西汀，与氟西汀疗效相似，但抗胆碱的副作用比氟西汀高。

6. 心理疗法

移情疗法：通过对患者释疑、顺意、怡悦、暗示等法，消除其焦虑、紧张、忧郁等不良情绪。释疑法多采用假释的办法消除患者多疑情绪；顺意法用满足患者积虑日久的意愿来达到消除病因而祛病的目的；怡悦法是通过谈笑、欣赏音乐、书法、种花等方式来改善患者郁闷的心境；暗示法是通过语言、药物或非语言的手势、表情来改变患者不良情绪。

四、痴 呆

（一）概述

中风后痴呆指中风后以智能低下，记忆、理解、判断力明显减退，精神呆滞，反应迟钝，寡言善忘,甚至生活不能自理等为主要临床表现的疾病。其发病机制主要为中风后精血亏虚,或痰浊瘀血上犯清窍,脑髓失养,元神失调。中风痴呆相当于西医学的血管性痴呆,发生于典型或不典型中风病程中均称为中风痴呆。其发病率有逐年增高的趋势,我国痴呆的患病率为1.1%~3.0%,年发病率在(5~9)/1000人。

(二)病因与发病机制

1. 中医病因病机

"痴呆"一名首见于《华佗神医秘传》,晋代《针灸甲乙经》、明代《针灸大成》均以"呆痴"命名。本病属于该范畴。中医学认为本病病位在脑,与肾的关系最为密切,发病与心、肝、脾等脏腑功能失调有关。中风后因调摄不适,常可致肝肾阴亏,阳亢化风,风痰瘀血痹阻经脉脑络,或脾肾不足,气血虚弱,气虚痰瘀痹阻经脉脑络。气血精微难以上输,清窍失养,浊毒瘀阻,脑髓消减,神机失用而发为痴呆。本病以精气亏虚为本,痰热瘀血为标,而浊毒损伤脑络是主要病理环节。

2. 西医发病机制

缺血性卒中、出血性卒中和脑缺血缺氧等原因均可导致脑血管性痴呆。而高龄、吸烟、有痴呆家族史、有复发性卒中史(特别是左侧半球卒中)、病变脑组织大于50~100ml者易发本病,卒中的临床表现为吞咽困难、步态障碍和小便障碍,卒中并发癫痫、心律失常、吸入性肺炎和低血压者易患血管性痴呆。

(三)诊断依据

1. 中风诊断

记忆:记忆能力,包括记忆近事及远事的能力减退。

判断:判定认知人物、物品、时间、地点能力减退。

计算:计算数字、倒述数字的能力减退。

识别:识别空间位置和结构能力减退。

语言:口语能力,包括理解别人言语和有条理地回答问题的能力障碍。文化程度较高者有阅读、书写能力障碍。

个性:性情孤僻,表情淡漠,语言啰唆重复,自私狭隘、固执,或无理由欣快,易于激动和暴怒等。

思维:抽象思维能力下降,如不能解释谚语、区别词语的相同点和不同点,不能给事物下定义等。

人格:性格特征改变,道德伦理缺乏,不知羞耻。

年龄:60岁以上,亦可在50~59岁。

病程:起病发展缓慢,病程长。

上述心理活动中有记忆、判定、计算和另5项中的1项,在6个月内有明显减退或明显缺损者,参考年龄、病程即可诊断。可以结合神经心理学检测,存在智能障碍及社会生活能力减退,脑电图及头颅CT、MRI等影像学及相应辅助检查确定有关疾病存在,作为诊断参考依据。

或有证：近 6 个月内性格、脾气有明显改变者，或有眩晕、消渴、真心痛、胸痹、小中风、中风等病史者。

2. 西医诊断

血管性痴呆的诊断：①有痴呆（通过临床和神经心理学检查有充分证据表明符合痴呆的诊断标准；同时排除了由意识障碍、神经症、严重失语及全身性疾病或脑变性疾病所引起的痴呆）。②有脑血管病的证据（临床证明有脑血管病所引起的局灶性体征，如偏瘫、中枢性舌瘫、病理征、偏身失认、构音障碍等；影像学检查如 CT 或 MRI 证实有脑血管病的临床病理，如大血管梗死、重要部位的单个梗死、多发性脑梗死和腔隙性脑梗死、广泛的脑室周围白质病变或上述病变共存等）。③上述两种损害有明显的因果关系（在明确的卒中后 3 个月内出现痴呆；突然出现认知功能衰退，或波动样、阶梯样进行性认知功能损害）。

（四）鉴别诊断

1. 中医鉴别诊断

1）狂病：多见于青壮年，其常由所求不得，过思不解，肝气不舒致病。常因精神刺激而突然发作或加重，虽有各种精神症状，但智力多正常。

2）痫病：为发作性病变，特征为突然昏仆，不省人事，四肢抽搐，口吐涎沫，两目上视，移时苏醒，醒后如常人，早期其智力多无异常，为病日久可出现痴呆表现。

3）健忘：指以遇事易忘，但神志如常，明晓事理，告知可晓其事而善忘，且不伴其他智能减退的表现。而痴呆则神情呆钝，不明事理，告之而不晓其事，记忆力减退丧失，且伴有计算、定向等智能减退。

4）昏迷：表现为神志不清，为脑窍闭塞、神明失用所致。患者表现为虽有生命存在，但不能自主言语、行动，呼之多无反应；无法与周围的人进行交流。而痴呆患者多可自主言语、行动，尚能与周围的人进行交流。

2. 西医鉴别诊断

1）阿尔茨海默病（AD）：起病隐匿，进展缓慢，记忆等认知功能障碍突出，可有人格改变，神经影像学表现为显著的脑皮质萎缩，Hachacinski 缺血量表≤4 分（改良 Hachacinski 缺血量表≤2 分）支持 AD 诊断。

2）脑叶萎缩症（Pick 病）：进行性痴呆，早期即有明显的人格改变和社会行为障碍、语言功能受损，记忆等认知功能的障碍相对较晚。CT 或 MRI 主要表现为显著的额叶和（或）颞叶萎缩。

（五）治疗

1. 中西医结合治疗要点

血管性痴呆治疗的主要目标是提高认知能力，改善行为障碍及卒中后早期识别，在治疗卒中病的同时，积极给予高选择性地作用于激活、保护和修复神经细胞的药物，能促进痴呆患者的学习能力，推迟缺氧性认知障碍的产生。中医理论认为该病基本病机为髓海不足、神机失用，多由风、气、痰、瘀、火诸邪内阻，上扰清窍，或由精、气、血亏损不足，髓海失充，脑失所养所致，属本虚标实之候，故治疗上应标本同治，虚实兼顾。

2. 中医辨证论治

（1）髓海不足

临床表现：症见中风后年老渐呆者，智能减退，头晕耳鸣，懒惰思卧，齿枯发焦，腰酸腿软，步行艰难，舌瘦色淡，苔白，脉沉细弱；或仅有遇事多忘，近期记忆力减退，舌脉兼症无异者。

治法：补肾填精，益髓增智。

代表方：补肾益髓汤加减。药用熟地、山萸肉、紫河车、龟甲胶、续断、骨碎补、补骨脂、远志、菖蒲。

（2）肝肾阴精亏虚

临床表现：症见中风后神情呆滞，反应迟钝，静默寡言，记忆力减退，理解、计算力差，头晕目眩，或耳鸣，或肢麻、举动不灵，腰膝酸软，舌质暗红，苔薄白或少苔，或舌体瘦小，气血郁滞，阻塞脑络，脉细弱或脉沉细弦。

治法：补益肝肾，佐以潜阳息风。

代表方：以左归饮加减。药用何首乌、山萸肉、枸杞子、山药、牛膝、天麻、钩藤、赤芍、白芍、郁金。

（3）脾肾不足

临床表现：症见中风后表情呆滞，沉默寡言，记忆力减退，失认失算，口齿含糊，伴腰膝酸软，肌肉萎缩，倦怠流涎，四肢欠温，纳呆乏力，腹胀便溏，舌淡体胖，苔白或白滑，脉沉细弱，双尺尤甚。

治法：补益脾肾，生精益智。

代表方：以还少丹加减。药用熟地、枸杞子、肉苁蓉、巴戟天、杜仲、牛膝、益智仁、山药、远志、菖蒲。

（4）痰浊阻窍

临床表现：症见中风后表情呆钝，智力低减，或哭笑无常，喃喃自语或终日无语，呆若木鸡，伴有不思饮食，倦怠嗜卧，胸腹胀痛或痞满，口多涎沫，头重如裹，舌质淡，苔白腻，脉细滑。

治法：健脾化湿，涤痰开窍。

代表方：指迷汤加减。药用党参、生白术、清半夏、陈皮、胆南星、石菖蒲、白豆蔻、炒枳壳。

（5）气虚（气滞）血瘀

临床表现：症见中风后神情呆滞，智力低减，面色无华或㿠白，气短乏力，或偏侧肢体活动无力或酸胀麻木，或兼胸闷太息，面色暗滞，烦乱少寐，舌暗淡或有瘀斑，脉弦细或缓而涩。

治法：益气（理气）化瘀，通络开窍。

代表方：①气虚血瘀为主者，宜补阳还五汤加减。药用黄芪、党参、当归、赤芍、地龙、川芎、桃仁、红花、水蛭、郁金、菖蒲、远志。②气滞血瘀为主者，宜血府逐瘀汤加减。药用川芎、当归、赤芍、红花、桔梗、枳壳、茯苓、柴胡、郁金、菖蒲、远志。

（6）风痰瘀阻

临床表现：症见中风后记忆力减退，神情呆钝，眩晕或头痛，伴失眠或嗜睡，头沉身困，懒动嗜卧，或伴肢体麻木阵作，肢软无力或肢体拘紧僵直，舌淡红或暗红，苔白腻，脉弦滑或弦细涩。

治法：息风通络，化痰开窍。

代表方：天麻钩藤饮加减。药用天麻、钩藤、菊花、全蝎、地龙、半夏、白术、女贞子、枸杞子、牛膝、菖蒲、郁金、生牡蛎。

3. 中成药制剂应用

1）六味地黄丸：每次 6～9g，每日 2 次。适用于肝肾阴亏者。

2）人参归脾丸：每服 1 丸，每日 2 次。适用于心脾不足者。

3）天王补心丹：每次 1 丸，每日 2 次。适用于心肾阴亏者。

4）杞菊地黄丸：每服 1～2 丸，每日 2 次。适用于肝肾阴虚者。

5）安神补脑液：每服 1 支，每日 2 次。用于肾精亏虚，心血不足之健忘、失眠等症。

6）牛黄清心丸：每服 1 丸，每日 2 次。用于痰热风火内盛之眩晕、头昏、健忘等症。

7）乌灵胶囊：每次 3 粒，每日 3 次。功效：补肾健脑，养心安神。

8）培元通脑胶囊：每次 3 粒，每日 3 次。功效：益肾固精，息风通络。

9）银杏叶复方制剂：每次 10ml，每日 3 次。扩张冠状动脉及脑血管。增加冠脉血流量及脑血流量。改善心脑组织微循环，可抑制血小板聚集及抗血栓形成。

4. 西医治疗

血管性痴呆病因较明确，如能早期诊断，预后相对较好。治疗主要包括对原发性脑血管病的治疗和促进脑功能恢复两个方面。

1）原发性脑血管病危险因素的控制及治疗：血管性痴呆目前尚无特殊的治疗方法，预防和治疗脑血管病的危险因素是治疗血管性痴呆的基础。

2）治疗高血压：使血压维持适当水平可阻止和延缓痴呆的发生，一般认为收缩压控制在135～150mmHg 可改善认知功能，低于此水平则症状恶化。

3）抗血小板聚集治疗：阿司匹林等抑制血小板的聚集，防止血栓形成，改善脑循环。

4）控制糖尿病：2 型糖尿病是血管性痴呆的一个重要危险因素，糖尿病患者的降糖治疗对血管性痴呆有一定的预防意义。

5）降低胆固醇水平：他汀类药物可以降低胆固醇，稳定动脉硬化斑块。对预防脑血管病有积极意义。

6）认知症状的治疗：一般治疗，维生素 E、维生素 C 和银杏叶制剂等可能有一定的辅助治疗作用。胆碱酯酶抑制剂，多奈哌齐对血管性痴呆可能有效，但是临床上应注意其副作用。脑复活剂，如吡拉西坦、奥拉西坦、尼麦角林等临床中也较常用。

5. 对症和康复治疗

1）对症治疗：对出现的精神症状、各种不良的行为、睡眠障碍等，应及时进行相应的药物治疗。

2）康复治疗：血管性痴呆的智能损害常伴局灶性神经系统体征，康复治疗在改善运动障碍的同时，也有助于改善认知功能。

五、呃　逆

（一）概述

中风呃逆指气逆上冲，出于喉间，呃逆连声，气短而频，不能自止的病症。呃逆在《黄帝内经》中称为"哕"，哕的病机为胃气上逆，病及肺、胃。如《素问·宣明五气》云："胃为气逆，为哕。"《灵枢·口问》云："谷入于胃，胃气上注于肺，今有故寒气与新谷气，俱还入于胃，新故相乱，真邪相攻，气并相逆，复出于胃，故为哕。"在治疗方面，《黄帝内经》提出了三种简易疗法，如《灵枢·杂病》云："哕，以草刺鼻嚏嚏而已；无息，而疾迎引之，立已；大惊之，亦可已。"西医学通常认为卒中后呃逆是由膈肌痉挛所致。持续性的呃逆可加重患者饮食困难，导致疲劳和精神萎靡，引起吸入性肺炎、营养缺乏、水电解质紊乱、体重下降、抑郁和呼吸抑制等不良状况，使脑血管病患者的恢复期显著延长，甚至加重原发病。

（二）病因与发病机制

1. 中医病因病机

呃逆多由饮食不当、情志不遂、正气亏虚导致胃失和降，气逆动膈而发；或感受外邪，中风后患者体虚，卫气不足，易于外感风寒之邪犯胃，或寒邪直中胃肠，可致寒遏胃阳，壅滞气机，胃失和降，气逆动膈冲喉而成呃逆；饮食不当，进食太快，过食生冷，或过服寒凉药物，中寒气凝，胃失和降，胃气动膈，导致呃逆，或过食辛热煎炒，醇酒厚味，或过用温补之剂，燥热内生，腑气不行，气逆动膈，发生呃逆，或暴饮暴食，食滞胃脘，积谷不化，皆可以使胃失和降而致胃气上逆，上逆之气动膈而致呃逆；情志不遂，恼怒伤肝，气机不利，横逆犯胃，逆气动膈；或肝郁克脾，脾运失职，痰浊内生，气郁痰阻；或忧思伤脾，运化失职，滋生痰浊；或素有痰饮内停，复因恼怒气逆，逆气夹痰浊上逆动膈，发生呃逆；体虚病后，素体虚弱，年高体虚，或大病久病，或吐下太过，虚损误攻，均可损伤中气，或胃阴耗伤，或脾胃阳虚均可导致胃失和降，发生呃逆。甚则病久及肾，肾气失于摄纳，冲气上乘，挟胃气上逆动膈，均可发生呃逆。

2. 西医发病机制

脑血管病变如脑出血、脑梗死、脑动静脉畸形、动脉瘤等常引起顽固性呃逆，其中脑梗死较常见。近些年发现，在脑梗死中，以小脑后下动脉或椎动脉梗死引起的延髓背外侧综合征（Wallenberg 综合征）并发呃逆最常见，国外报道 Wallenberg 综合征并发呃逆发生率为 14%，国内报道为 13%。研究证实延髓中部的背侧区域与呃逆的发生密切相关，引发呃逆的病变位置在脑桥和延髓，或累及脑干颅后窝的病变。

（三）诊断依据

1. 中医诊断依据

呃逆以气逆上冲，喉间呃呃连声，声短而频，不能自止为主症，其呃声或高或低，或疏或密，间歇时间不定，常伴有胸膈痞闷，胃脘不适和情绪不安等症状。

2.西医诊断依据

呃逆出现在脑血管疾病发病 2 周内，持续 24 小时以上。

（四）鉴别诊断

1.干呕

干呕属于有声无物的呕吐，乃胃气上逆，冲咽而出，发出呕吐之声。呃逆则气从膈间上逆，气冲喉间，呃呃连声，声短而频，不能自止。

2.嗳气

两者均为胃气上逆之候，嗳气乃胃气阻郁，气逆于上，冲咽而出，发出沉缓的嗳气声，常伴酸腐气味，食后多发。

（五）治疗

目前没有确切安全有效的方法治疗中风后呃逆，对此类患者应积极治疗原发病，分析疾病成因进行有针对性的治疗。

1.中医辨证论治

（1）胃失和降，气阴不足

临床表现：症见中风后呃声短促不连续，口干咽燥，大便干结而难，舌质红或红绛，少苔或无苔，脉细数无力。

治法：益气养阴，和胃降逆。

代表方：益胃汤合生脉饮加减。西洋参、粳米、竹茹、麦冬、沙参、生地、玉竹、甘草、五味子、石斛。

（2）痰热腑实，浊气不降

临床表现：症见中风后呃声洪亮有力，腹胀便秘，烦躁口臭，面红目赤，甚则神昏谵语，舌红苔黄燥起芒刺，脉滑数或弦滑而大。

治法：通腑泄热，降逆止呃。

代表方：星蒌承气汤加减。生大黄、芒硝、厚朴、枳实、沉香粉、代赭石、旋覆花、胆南星、全瓜蒌。

（3）血瘀胃络，胃气上逆

临床表现：症见中风后呃逆频作，入夜尤甚，面色晦暗，时有刺痛，偶见大便色黑，舌质紫暗有瘀斑，苔白，脉涩。

治法：活血化瘀，降逆止呕。

代表方：失笑散加减。蒲黄、五灵脂、三七粉、白及、旋覆花、当归、白芍。

（4）湿阻中焦，气机不畅

临床表现：症见中风后呃逆频作，饮水呛咳，伴有胸脘痞闷，食少纳呆，面色萎黄，大便稀，舌淡，苔腻，脉滑。

治法：燥湿健脾，理气降逆。

代表方：香砂六君子汤合旋覆代赭汤加减。党参、白术、半夏、石菖蒲、大枣、生姜、甘草、陈皮、代赭石、旋覆花、木香、砂仁、茯苓。

2. 中医特色疗法

（1）单穴

采取单独针刺翳风、陷谷、百会、睛明、水沟、天鼎、人迎等穴治疗。留针30分钟，发作时针刺。

（2）穴位点压

临床上采用穴位点压治疗本病，取得了较好疗效。常用穴位为止呃（相当于攒竹与睛明穴连线的眶上缘上）、内关、足三里、攒竹、睛明、翳风、天突等。

（3）水针（穴位注射）

常选用内关、足三里、膈俞、中脘、膻中、天突、翳风等穴中的一到多个穴位，选用注射药物有维生素 B_1、维生素 B_6、甲氧氯普胺、氯丙嗪、异丙嗪等。

3. 西医治疗

（1）非药物疗法

刺激鼻咽部如用力伸舌、用勺刺激悬雍垂或咽部、含水漱口、吸饮冰水、吞咽粗砂糖、咀嚼柠檬、吸入刺激气体（如氨类化合物）等有助于干扰呃逆反射弧的迷走神经传入；刺激迷走神经以终止呃逆发作，如堵鼻鼓气法、颈动脉按摩、眶上按压、刺激鼓膜和直肠按摩；干扰膈神经传导；有节律地叩击第5颈椎，或在膈神经经过的皮肤表面放置冰块，电刺激膈神经，局部注射普鲁卡因以及捻压或横断膈神经。

（2）药物治疗

鼻腔给多巴胺受体阻滞药氯丙嗪或吩噻嗪类药物，可以阻断延髓多巴胺受体，起到治疗作用。据研究鼻腔给药有生物利用度高、无创伤、使用方便等特性；抗癫痫药物如苯妥英钠、卡马西平、加巴喷丁；肌松药：如巴氯芬对各种顽固性呃逆均有显著疗效，且不良反应少。平滑肌解痉药：如阿托品、山莨菪碱；其他药物：甲氧氯普胺、尼可刹米、依酚氯铵、硝苯地平、水合氯醛也有一定疗效，对药物治疗无效的顽固性呃逆采用全身麻醉加正压通气使肌肉松弛也可终止呃逆发生。

六、泄泻、大便失禁

（一）概述

中风泄泻是以中风后排便次数增多，能自控，且粪质稀薄，甚则泻出水样便为临床特征的一种病证，多与脾胃运化功能失常，湿邪内盛相关。中风大便失禁指中风后肛门丧失正常功能，导致大便不自主地从肛门漏出，多因中风脑脉痹阻，神机失用所致。泄泻、大便失禁对患者正常生活有极大影响，造成患者生理、心理或社交障碍，间接影响患者中风后恢复。本病可见于西医学中的多种疾病，如中风后急慢性肠炎、糖尿病胃肠功能紊乱、肠易激综合征等肠道疾病，均可参考本节辨证论治。

（二）病因与发病机制

1. 中医病因病机

感受外邪六淫之邪伤人，皆能使人发生泄泻，中风后体虚易感外邪，主要以湿邪为主，常夹寒、热、暑等病邪。其他寒邪或暑热之邪，除了侵袭皮毛肺卫之外，也能直接影响脾胃，但仍多与湿邪有关；饮食所伤，脾胃为仓廪之官，胃为水谷之府，故饮食不当常可导致泄泻；中风后脾胃功能减弱，稍有饱食，肥甘，生冷均易发生泄泻。临床上，饮食不当与外感湿邪常相互影响，共同为患；情志失调郁怒或忧思均可致泄泻。郁怒伤肝，或忧思伤脾，中风后患者常对疾病产生忧郁心理，情绪波动较大，情志刺激、精神紧张，易形成泄泻；年老久病之后，肾阳损伤，阳气不足，命门火衰，而为泄泻。

2. 西医发病机制

西医认为中风泄泻的发病机制与情绪因素、饮食、药物等造成胃肠道功能紊乱的因素相关。胃肠动力学异常：长期卧床的脑卒中患者，由于其活动能力较低，日常活动较少，导致胃肠蠕动较正常人差，进食稍微不慎即可引起泄泻；精神因素：脑卒中后，部分患者由于多种原因如长期卧床、卒中后遗症等原因导致抑郁焦虑状态，而心理因素对胃肠运动有明显影响；部分患者对某些食物不耐受而诱发症状加重。部分患者的症状发生于肠道感染治愈之后。该病可能与肠黏膜的低度炎症有关，如肥大细胞脱颗粒、炎症介质高表达等。

（三）诊断依据

1. 中医诊断依据

泄泻以粪质清稀为诊断的主要依据；或大便次数增多，粪质清稀，如水样或粪质清稀或泻下完谷不化。常先有腹胀腹痛，旋即泄泻。腹痛常与肠鸣同时存在。暴泻起病急，泻下急迫量多；久泻起病缓，泻下势缓而量少，且有反复发作病史。本病与感受外邪、饮食不节、情志所伤有关。

2. 西医诊断依据

符合中华医学会第四次全国脑血管学术会议修订的各类脑血管疾病诊断要点的脑卒中诊断标准，同时参照中华医学会消化病学分会胃肠动力学组肠易激综合征诊断和治疗的共识意见（2008年），反复发作的腹痛或不适，近3个月内至少有3天出现症状，合并以下2条或多条。

1）排便后症状缓解。

2）发作时伴有排便频率改变。

3）发作时伴有大便性状（外观）改变。

（四）鉴别诊断

细菌性痢疾：是一种常见肠道传染病，由痢疾杆菌所致。临床上以发热、腹痛、腹泻、里急后重，黏液脓血便为主，发病前一周有不洁饮食史、接触史。

（五）治疗

中风泄泻是中风常见变证之一，轻者影响其生活质量，重者甚至危及生命，中医将泄泻分为实证、虚证两类，分别论治，西医以对症治疗为主。

1. 中医辨证论治

（1）暴泻

1）寒湿证

临床表现：症见泻下清稀，甚至如水样，有时如鹜溏，腹痛肠鸣，脘闷食少，或兼有恶寒发热，鼻塞头痛，肢体酸痛，舌苔薄白或白腻，脉濡缓。

治法：芳香化湿，疏表散寒。

代表方：藿香正气散加减。大腹皮、白芷、紫苏、茯苓、半夏曲、白术、陈皮、厚朴、桔梗、藿香、炙甘草。

2）湿热证

临床表现：症见腹痛即泻，泻下急迫，或泻而不爽，粪色黄褐而臭，烦热口渴，小便短赤，肛门灼热，舌质红，苔黄腻，脉濡数或滑数。

治法：清热利湿。

代表方：葛根芩连汤加减。葛根、黄芩、黄连、甘草。

3）食滞证

临床表现：症见腹痛肠鸣，泻后痛减、泻下粪便臭如败卵，夹有不消化之物，脘腹痞满，嗳腐酸臭，不思饮食，舌苔垢浊或厚腻，脉滑大。

治法：消食导滞。

代表方：保和丸加减。山楂、六神曲、半夏、茯苓、陈皮、连翘、莱菔子、麦芽。

（2）久泄

1）风痰阻络，肝郁乘脾

临床表现：症见半身不遂，偏身麻木，头晕目眩，口舌㖞斜，伴烦闷善太息，口苦咽干，小便黄，胸胁胀闷，嗳气食少，腹痛泄泻，舌质淡红，苔白腻或薄黄，脉弦滑。

治法：化痰通络，抑肝扶脾。

代表方：半夏白术天麻汤合痛泻要方加减。法半夏、炒白术、天麻、陈皮、茯苓、炙甘草、炒白芍、防风、鸡血藤。

2）气虚血瘀，脾虚湿盛

临床表现：症见半身不遂，肢体不用，舌㖞语謇，面色萎黄，气短乏力伴见腹泻，餐后即泻，腹痛隐隐，劳累或受凉后发作或加重，四肢倦怠，舌质淡暗或有瘀斑，苔白，脉弦细。

治法：益气活血，健脾渗湿。

代表方：补阳还五汤合参苓白术散加减。黄芪、红花、赤芍、川芎、地龙、人参、炒白术、茯苓、砂仁、山药、陈皮、莲子肉、炙甘草。

3）湿热伤中，内闭清窍

临床表现：症见猝然神昏，半身不遂，身热，躁扰不宁，伴见泻下急迫，或泻而不爽，粪色黄褐，气味臭秽，烦热口渴，小便短黄，舌质红绛，苔黄腻，脉滑数。

治法：清热利湿，醒神开窍。

代表方：羚羊角汤合葛根芩连汤加减。羚羊角、珍珠母、竹茹、石菖蒲、远志、夏枯草、炒白芍、葛根、黄芩、黄连、甘草。

4）下焦虚衰，肾失固摄

临床表现：症见半身不遂，口舌㖞斜，舌强不能言，口干不欲饮，伴见黎明前脐腹作痛，肠鸣而泻，泻后则安，形寒肢冷，腰膝酸软，舌淡苔白，脉沉细。

治法：补肾开窍，固涩止泻。

代表方：地黄饮子合四神丸加减。干地黄、山药、山茱萸、茯苓、炮附子、吴茱萸、五味子、补骨脂、肉豆蔻、石斛、巴戟天、肉桂、石菖蒲、远志、生姜、大枣。

2. 中医特色疗法

1）针灸：取中脘、天枢、气海、足三里、上巨虚、下巨虚，每次留针 30 分钟。

2）艾灸：取天枢、神阙、足三里温和灸，每次灸 10 分钟。

3. 西医治疗

积极治疗原发病：能有效预防泄泻发生，当发生急性或较为严重的泄泻时应用以下治疗防止病情恶化。

补液：注重饮食疗法及补液治疗，纠正水电解质及酸碱平衡。

止泻药：口服活性炭，每日 3～4 次；口服蒙脱石散 3g，每日 3 次。

微生态调节剂：如双歧杆菌。

七、遗尿、尿失禁

（一）概述

中风尿失禁指中风后出现不能由意识来控制排尿，致使尿液不自主地流出的症状。中医将此病称为遗尿，广义的遗尿指不自主排尿，狭义的遗尿指小儿熟睡不自主排尿。本节讨论的中医遗尿是广义的遗尿。本病多见于中、重度脑卒中患者，是中风常见变证之一。古代文献中将本病称为"失溲"、"遗溺"、"失禁"，《黄帝内经》中已有关于"遗溺"的记载，《素问·宣明五气》记载"膀胱不利为癃，不约为遗溺"。西医学认为中风遗尿、小便失禁多因卒中后神经功能障碍而出现排尿自控能力丧失，继而尿液自遗或不自主流出。中风遗尿、小便失禁发病率波动在 32%～79%。严重影响患者的生活质量。

（二）病因与发病机制

1. 中医病因病机

风痰上扰，脑脉痹阻，神机失用，窍系不畅，膀胱失主而影响膀胱气化，则发为遗尿、小便失禁；酿湿生热，阻滞于中，湿热下注膀胱，可致气化不利，则小便失禁；饮食不足，饥饱失调，脾胃气虚，中气下陷，气机失调，气虚无力运行使血行瘀滞，痹阻脉络，无以气化则发为遗尿、小便失禁；年老体弱，肾精亏虚，髓海不足而变生诸症，心肾不济，神明失养，膀胱气化不利而发为遗尿、小便失禁；久病、热病，耗损津液，以致阴血暗耗，导致肾阴不足，所谓"无阴则阳无以化"，水亏于下，火旺于上，扰动清窍，同时肾气虚弱致传送失度，而遗尿失禁，故发为本病。

2. 西医发病机制

一般将尿失禁分为七类：急迫性、压力性、混合性、持续性、情境性、充盈性、无意识性。中风后尿失禁属于无意识性尿失禁：患者无自主感觉发生间歇性尿液遗漏。正常排尿活动由排尿中枢控制，通过神经反射来完成。排尿低级中枢位于腰骶髓内，与支配膀胱的交感神经、副交感神经及阴部神经形成反射弧；排尿高级中枢位于大脑中央旁小叶及额叶前部，以控制排尿反射活动。脑卒中后患者产生排尿异常可能与以下机制有关：①排尿低级中枢与大脑皮质间的通路损害，支配尿道外括约肌收缩的阴部神经失去控制；②排尿高级中枢、额叶前部受损，使患者缺乏主动性或忽略自己存在的环境；③脑组织缺血缺氧，脑内内啡肽含量明显增加，影响患者正常觉醒及神经调节。

（三）诊断依据

1. 中医诊断依据

中风后出现的遗尿；其他原因除外。

2. 西医诊断依据

脑卒中后出现尿失禁。

排除：脑卒中因失语（不能表达便意）、肢体活动障碍（影响如厕的速度）、认知障碍（痴呆）、意识障碍等单独作用引起的尿失禁；脑卒中前即存在尿失禁或尿失禁易感因素，如糖尿病性周围神经病变、良性或恶性前列腺增生、脊髓病变；应用影响排尿功能的三环类抗抑郁剂、抗胆碱能剂等，可引起排尿无力、继发尿潴留、充盈性尿失禁。

（四）鉴别诊断

前列腺增生症：属充盈性尿失禁，是男性老年人常见疾病之一，主要是前列腺压迫尿道以后，引起尿道阻力的增高，从而排尿不畅、延迟和费力，使膀胱内残余尿量增多。当膀胱内残余尿量达到一定程度以后，膀胱内的压力增高，当超过尿道的阻力以后，就可以通过尿道排出，出现尿道口溢尿现象。彩超可发现前列腺增大征象。

（五）治疗

1. 中西医结合治疗

中风遗尿、尿失禁是中风常见的变证，长期遗尿、尿失禁易引发尿路感染，而且对于患者的正常社交活动有极大影响。对本病中医以针灸治疗为主，中药治疗为辅。西医以药物结合康复治疗为主，在神经保护基础上给予膀胱松弛剂、胆碱酯酶抑制剂等药物可相应缓解小便失禁，但缺乏长期疗效。生物电刺激盆底肌、间断导尿、触发排尿等均对尿失禁症状的改善有一定帮助。

2. 中医辨证论治

（1）风痰火旺，耗阴伤津

临床表现：症见半身不遂或偏身麻木，口眼㖞斜，舌强语謇，小便频数，尿热，时有尿自遗，尿赤而臭，或有腰酸低热，或尿短涩淋沥，苔薄腻，舌质偏红，脉细滑而数。

治法：息风清热，养阴生津。

代表方：黄连温胆汤合大补阴丸加减。黄连、竹茹、半夏、枳实、橘红、茯苓、炒黄柏、知母、熟地黄、炙龟板、泽泻、甘草、生姜。

（2）阴虚风动，肾阳亏虚

临床表现：症见半身不遂或偏身麻木，口眼㖞斜，舌强语謇，睡中遗尿而无梦或尿失禁，恶寒肢冷，腰腿酸软小便清长，舌淡，脉细无力。

治法：温补肾阳，滋阴息风。

代表方：育阴熄风汤合巩堤丸加减。白芍、麦冬、知母、黄柏、玄参、巴戟天、丹参、钩藤、葛根、石菖蒲、龙骨、桑螵蛸、龟板、熟地、菟丝子、白术、五味子、益智仁。

（3）脑脉瘀阻，肺脾气虚

临床表现：症见半身不遂或偏身麻木，口眼㖞斜，舌强语謇，尿意频急，时有溺自遗或失禁，面白气短，甚则咳嗽，谈笑即可出现尿失禁，小腹时有坠胀，舌质淡红，脉虚软无力。

治法：补气健脾，益气通络。

方药：补中益气汤合缩泉丸加减。黄芪、当归、党参、茯苓、桃仁、地龙、赤芍、红花、白术、乌药、山药、益智仁。

3. 中医特色疗法

取双侧足运感区配合八髎穴交叉电针 30 分钟，日 1 次，10 天 1 个疗程。

艾灸：取肺俞、肾俞、膀胱俞直接灸（非瘢痕灸），到患者有灼热疼痛感为止，每穴 5 壮，10 次为一个疗程。可与针灸配合治疗。

4. 西医治疗

（1）药物疗法

抗胆碱能药物，如普鲁本辛（溴丙胺太林）能阻断 M 受体的传导，抑制膀胱逼尿肌收缩，增加膀胱容量，还能够防止膀胱挛缩变小；钙通道阻滞剂，如维拉帕米有强大的抑制逼尿肌作用，对抗胆碱能药物无效者也有一定作用。但由于普鲁本辛可产生不可接受的副作用，故临床使用受到局限，难以长期坚持；胆碱酯酶抑制剂，如石杉碱甲是一种对真性胆碱酯酶具有高度选择性可逆性胆碱酯酶抑制剂，可增强神经元的兴奋传导，改善皮质功能低下，提高患者认知、记忆功能，对改善脑卒中后尿失禁症状有一定效果，且无明显不良反应。

（2）物理疗法

生物电刺激盆底肌可提高尿道张力，阻止尿液的外溢；利用超声波对骶骨后的骶髓神经进行调节治疗，可使高张力的逼尿肌逐渐松弛；生物反馈技术、膀胱训练等方法在内的行为治疗，均有一定效果。

八、癫　狂

（一）概述

中风癫狂指中风后因脑神经受损，痰迷心窍而出现的以妄自尊大，思维奔逸，放荡不羁，注意力分散，睡眠需求明显减少，伴有潜在痛苦后果的过度任性症状为特征的病证，该病相当于西医学卒中后躁狂，卒中后躁狂直接影响患者的神经功能恢复，给家属及社会带来沉重负担，据报道其发生率占卒中后各种精神障碍的3%。一些患者中风后无明显主、次症出现，仅有轻度或癫或狂，影像学检查见相关责任病灶，此即为中风类证。若典型中风、不典型中风发生后，又见癫狂症状，可归为中风变证范畴。

（二）病因及发病机制

1. 中医病因病机

癫狂的病因病机历代医家有不同程度的认识，《素问·至真要大论》说："诸躁狂越，皆属于火。"《素问·脉要精微论》说："衣被不敛，言语善恶，不避亲疏者，此神明之乱也。"《素问·脉解》又说："阳气在上，而阴气从下，下虚上实，故狂癫疾也。"指出了火邪扰心和阴阳失调可以发病。另外《丹溪心法·癫狂》说："癫属阴、狂属阳，大多因痰结于心胸间。"指出了癫狂的发病与"痰"有关的理论，并首先提出了"痰迷心窍"之说，对后世医家指导临床实践具有重要意义。

2. 西医发病机制

脑卒中躁狂的发病机制尚不十分明确，目前认为，早发性躁狂发病机制是，缺血性卒中或出血性卒中由于病变部位缺血缺氧导致谷氨酸释放增加，而谷氨酸是中枢神经系统的主要兴奋性递质，其超量释放可引起躁狂发生；卒中后血脑屏障的损伤波及胶质细胞外液，使电解质平衡缓冲作用减弱，导致钠泵衰竭，Na^+ 大量内流，造成 Na^+、Ca^{2+} 在细胞内大量聚积，从而使神经细胞膜去极化引起癫狂发生；在出血性卒中急性期血液成分的代谢产物如含铁血黄素等可能刺激大脑局部，导致癫狂发生；高血糖也是导致癫狂发生的重要原因，高血糖高渗状态使细胞外渗透压梯度增大，导致细胞脱水及酶活性改变，细胞外间隙电解质失衡和糖代谢的中间产物积聚，严重影响了细胞功能。双侧额叶脑组织受损后精神症状明显，当皮质的视觉、听觉中枢存在刺激性病灶时，便可出现幻听、幻视，脑部受损后早期病灶组织水肿引起缺血、缺氧，使脑卒中后症状进一步加重。一般认为最易导致中风癫狂的病损部位是脑部-皮质联合机制、边缘系统、额叶、额叶等部位，这些部位的损害可引起意识、情绪和智能活动高级整合过程紊乱及人格的改变。

（三）诊断依据

1. 中医诊断

（1）癫病的诊断

符合国家中医药管理局1995年公布实施的《中医病证诊断疗效标准·癫病》诊断，以精神抑郁，表情淡漠，沉默痴呆，语无伦次，静而少动为特征。

1）有精神抑郁，多疑多虑，或焦急胆怯，自语少动，或悲郁善哭，呆痴叹息等不正常表现。

2）多有情志刺激，意欲不遂等诱发因素，或有家族史。

3）排除药物原因导致者。

4）应与郁病、脏躁相鉴别。

（2）狂病的诊断

符合国家中医药管理局 1995 年公布实施的《中医病证诊断疗效标准·狂病》诊断，以精神亢奋，躁扰喧狂不宁，毁物打骂，动而多怒为特征。

1）有精神错乱，哭笑无常，妄语高歌，狂躁不安，不避亲疏，打人毁物等精神、言语、举止不正常状态。

2）有情志刺激，意愿不遂或脑外伤等诱发因素，或有家族史。

3）排除药物原因导致者。

2. 西医诊断

符合中华医学会第四次全国脑血管学术会议修订的各类脑血管疾病诊断要点的脑卒中诊断标准者，同时符合《中国精神障碍分类与诊断标准第 3 版》（CCMD-3）急性脑血管病所致精神障碍中以精神分裂症状为特征的诊断标准。通常是在多次卒中后迅速发生的精神障碍，偶可由 1 次大量脑出血所致，此后记忆和思维损害突出。典型病例有短暂脑缺血发作史，并有短暂意识障碍、一过性轻度瘫痪或视觉丧失。它以分裂症症状为主要临床表现，情感倒错或明显的情感平淡，以罪恶、疑病、虚无与妄想多见，内容也比较荒谬。言语不连贯，或思维贫乏，或微微内容贫乏。思维逻辑倒错、病理性象征性思维，或词语新作。被控制，或被洞悉体验。患者可因悲观厌世或受幻觉支配，妄想驱使出现突如其来的自伤、自杀企图和行为，若自杀未遂，患者缺乏悔恨、悲痛的情感，这些患者自知力恢复后，可继发精神分裂症后抑郁。这类患者脑血管病损多出现在额叶、颞叶或顶叶，卒中后多出现精神症状。

（四）鉴别诊断

1. 中医鉴别诊断

癫病与郁病的临床表现有相似之处。郁病多见易怒善哭、胸胁胀痛、喉中如有异物、失眠等症，以自我感觉异常、自制力差为主要表现，但神志尚清，多为情志不舒、气机郁滞所致。癫病亦见喜怒无常、多语或不语等症，一般已失去自制能力，神明逆乱，神志不清，多为素体禀赋不足或后天失养，七情所伤，气滞、痰浊扰乱神明，或心血不足，神明失养而成。但两者亦有联系，郁病日久，病情进一步加重，致气郁痰结，蒙蔽神明则可转为癫病。

2. 西医鉴别诊断

单纯性戒断反应伴发癫狂：长期大量饮酒后停止或减少饮酒量，在数小时后出现手、舌或眼睑震颤，并有恶心或呕吐、失眠、头痛、焦虑、情绪不稳和自主神经功能亢进，如心跳加快、出汗、血压增高等，少数患者可有短暂性幻觉或错觉。

（五）治疗

1. 中西医结合治疗要点

卒中后癫狂近年来逐渐引起医患双方重视，积极有效的干预措施有助于患者神经功能的康复，是患者恢复社会活动功能的基础，针对性心理治疗有助于解决患者最痛苦、最担心的"痛点"问题，积极的药物干预有助于控制症状，促进康复。新型非典型抗精神病药治疗卒中后躁狂能选择性作用于中脑边缘多通路，可以有效地改善各种精神症状，已显示出良好的疗效及依从性。抗精神病药用药基本原则是小量起始，缓慢加量，规范治疗。总疗程3～6个月。

2. 中医辨证治疗

（1）癫证

1）痰气郁结，脑窍闭塞

临床表现：症见中风后神情淡漠，不语不动，甚则呆若木鸡，目瞪如愚，傻笑自语，生活被动，神志混乱，甚至目妄见，耳妄闻，自责自罪，不思饮食，舌苔腻，脉弦滑。

治法：理气解郁，化痰开窍。

代表方：顺气导痰汤加减。法半夏、陈皮、茯苓、甘草、胆南星、枳实、木香、香附、远志、郁金、石菖蒲。

2）心脾两虚，神志失养

临床表现：症见中风后神思恍惚，魂梦颠倒，心悸易惊，善悲欲哭，肢体困乏，沉默少语，食少纳呆，失眠，面色萎黄，舌淡，苔白，脉沉细无力。

治法：健脾养心，益气安神。

代表方：养心汤合甘麦大枣汤加减。人参、黄芪、当归、川芎、茯神、远志、柏子仁、酸枣仁、五味子、龙眼肉、甘草、小麦、大枣。

3）气滞血瘀，脑脉不畅

临床表现：症见中风后面色晦暗，表情呆滞，情绪不稳，哭笑无常，妄见妄闻，出言无序，喜静恶动，恶闻人声，头痛如刺，夜不能寐，心悸烦乱，胸闷太息，饮食不佳，舌质紫暗，舌苔薄白，脉沉涩或沉弦而迟。

治法：行气活血，化瘀醒神。

代表方：行瘀化滞汤加减。赤芍、三棱、莪术、桃仁、红花、丹参、青皮、枳壳、香附、牛膝、酒大黄、益母草。

4）痰火扰神，二阳并病

临床表现：症见中风后见性情急躁，烦躁，头痛失眠，面红耳赤，两目怒视，突然狂乱无知，骂詈嚎叫，不避亲疏，逾垣上屋，或毁物伤人，气力逾常，不食不眠，舌质红绛，苔多黄腻或黄燥而垢，脉弦大滑数。

治法：清热豁痰，醒脑安神。

代表方：程氏生铁落饮加减。生铁落、钩藤、胆南星、浙贝母、橘红、石菖蒲、远志、茯神、朱砂、天冬、麦冬、玄参、连翘。

（2）狂证

1）痰瘀互阻，扰动神志

临床表现：症见中风后见躁扰不安，恼怒多言，甚至登高而歌，弃衣而走，妄见妄闻，妄思奇离，面色暗滞而晦，头痛时作，心悸而烦，舌质紫暗或有瘀斑，少苔或薄苔而干，脉弦细或细涩。

治法：豁痰化瘀，醒神开窍。

代表方：癫狂梦醒汤加减。桃仁、赤芍、柴胡、大腹皮、陈皮、青皮、苏子、桑白皮、法半夏、生甘草、通草。

2）瘀血阻窍，痰热扰心

临床表现：症见中风后妄见妄闻，少寐易惊，疑虑丛生，言语支离，面色晦暗，舌青紫，或有瘀斑，苔薄滑，脉小弦或细涩。

治法：活血化痰，醒脑通窍。

代表方：定狂逐瘀汤加减。丹参、赤芍、桃仁、红花、琥珀粉、酒大黄、石菖蒲、郁金、柴胡、香附。

3）阴虚阳亢，心肾不交

临床表现：症见中风后久狂不愈，时好时坏，虽表现狂笑，其势短弱，狂叫声初粗而后短，且力不足，语声嘶哑，喉中干燥，头晕目眩，虚烦不寐，五心烦热，大便秘结，小便短赤，舌瘦干，甚则舌面光滑如镜，脉沉细数。

治法：滋阴潜阳，交通心肾。

代表方：二阴煎加减。生地黄、麦冬、玄参、黄连、竹叶、灯心草、茯神、酸枣仁、炙甘草。

3. 中医特色治疗

（1）痰气郁结 针刺百会、神门（双侧）、大陵（双侧）、印堂、膻中、丰隆（双侧）、三阴交（双侧）、太冲（双侧），手法以泻法为主，每日针1次，每次留针30分钟，每隔10分钟行针1次。

（2）心脾两虚 针刺百会、神门（双侧）、大陵（双侧）、内关（双侧）、足三里（双侧）、三阴交（双侧）、心俞、脾俞、公孙（双侧），手法以补法为主，每日针1次，每次留针30分钟，每隔10分钟行针1次。

（3）气滞血瘀 针刺百会、神门（双侧）、大陵（双侧）、内关（双侧）、膻中、三阴交（双侧）、太冲（双侧）、膈俞，手法以泻法为主，每日针1次，每次留针30分钟，每隔10分钟行针1次。

（4）痰火扰神 针刺百会、神门（双侧）、大陵（双侧）、丰隆（双侧）、曲池（双侧）、三阴交（双侧）、少冲（双侧），手法以泻法为主，每日针1次，每次留针30分钟，每隔10分钟行针1次。

（5）阴虚阳亢、心肾不交 可选用针灸：针刺百会、神门（双侧）、大陵（双侧）、内关（双侧）、肝俞、肾俞、三阴交（双侧）、太溪（双侧）、足三里（双侧），手法以补法为主，每日针1次，每次留针30分钟，每隔10分钟行针1次。

4. 中成药制剂应用

1）人参归脾丸：每次1丸，每日2次。适用于癫病日久，心脾两虚者。

2）安神补心胶囊：每次4粒，每日3次。适用于癫病日久，心神失养出现失眠、头晕、健忘等症。

3）天王补心丹：每次1丸，每日2次。适用狂病日久，阳盛阴伤者。

4）朱砂安神丸：每次1丸，每日2次。适用于心火炽盛者。

5）大黄䗪虫丸：每次1丸，每日2次。适用于包络脉瘀型。

5. 西医治疗

（1）急性期用抗精神病药物治疗

无论是初次发作还是复发，治疗均力求系统和充分，以获得较好的临床缓解，即需足剂量、足疗程；小量开始、逐渐增减药量；及时有效地处理药物副作用；注意个体差异；老年人用药剂量需减半。治疗分为继续治疗和维持治疗：①继续治疗，指在急性期精神症状得到控制后，应继续以治疗剂量持续治疗一个月左右；②维持治疗，指中风后精神障碍患者应根据病因治疗情况，其维持治疗时间一般在症状消失后 1～2 年。如系复发的患者，维持治疗时间要酌情更长一些。在此时间内药物应逐渐减量，以减至最小剂量而能保持良好的恢复状态为准。若患者有不遵医嘱服药的情况时，可考虑改用长效制剂。

常用药物如下：

氯丙嗪：具有明显的镇静、控制兴奋、抗幻觉、消除妄想等作用。适用于兴奋躁动、思维破裂、行为紊乱和幻觉妄想状态的各种精神分裂症或分裂样精神病。

奋乃静：适应证基本同氯丙嗪，但镇静作用不及氯丙嗪。此药的毒性反应较少，尤其对心血管、血液、肝脏、皮肤所引起的并发症甚少。

氟哌啶醇：对控制兴奋躁动和幻觉、妄想有较好疗效；对行为退缩、情感淡漠的慢性精神分裂症有促使精神活跃的作用。

舒必利：对缓解木僵、活跃情感效果较好。

氯氮平：对控制兴奋、消除幻觉妄想效果较好。治疗剂量为 300～600mg。

利培酮片（维思通）：对阳性、阴性症状均有效，对阴性症状效果较好。其镇静作用轻微。治疗剂量为 3～6mg/d。

五氟利多：是口服长效制剂，对妄想、言语不连贯、情感不协调和缄默等均有效。常用剂量为每周 20～120mg。

奥氮平：适用于精神分裂症，躁狂发作，预防双向障碍复发，对阳性症状多者更有效。常用剂量为每日 5～20mg。

（2）心理治疗和精神康复治疗

恢复期精神分裂症患者可采用中医心理治疗、萨提亚心理治疗模式治疗、支持性心理治疗、生物反馈治疗、微电流脑导入（CES）治疗等可优化联合治疗。

九、淋　　证

（一）概述

中风淋证指中风后出现的以小便频数短涩，淋沥刺痛，小腹拘急引痛为主症的病证，为中风常见并发症，"淋证"之名称，始见于《内经》，《素问·六元正纪大论》称本病为"淋"、"淋閟"，并指出淋证为小便淋沥不畅，甚或闭阻不通之病证。《金匮要略》称其为"淋秘"，将其病机归为"热在下焦"。汉代华佗《中藏经》根据淋证临床表现不同，提出了淋有冷、热、气、劳、膏、砂、虚、实八种，乃淋证临床分类的雏形。《诸病源候论》将淋证的病机进行了高度概括："诸淋者，由肾虚而膀胱热故也。"成为后世多数医家临床诊治淋证的主要依据。《景岳全书》提出：淋证初起，虽多因于热，但由于治疗及病情变化各异，又可转为寒、热、虚等不同证型，从而倡导"凡热者宜清，涩者宜利，下陷者宜升提，虚者宜补，阳气不固者宜温补命门"的原则。西医将本病称为卒中后尿路感染（urinary tract infection，UTI），发病率为 27.39%～66.9%，但公认的是其直接影响卒中后功能恢复以及存活率，研究显示，UTI 应用抗生素治疗常常导致住院时间的延长，增加菌血症风险，并且对卒中患者的后续康复有一定影响，间接提高中风的致残率。

（二）病因与发病机制

1. 中医病因病机

中风淋证的发生以外感湿热与正气虚弱为主因。因患者人老年迈，加之中风后正气不足愈加严重；易感受湿热邪毒，湿热毒邪蕴结下焦，膀胱气化失司，水道不利，甚则灼伤血络，迫血妄行；倘若病久不愈或因失治，湿热毒邪稽留日久，耗伤气阴，则小腹胀满，小便艰涩疼痛，尿后余淋气机郁结，导致膀胱气化不利。湿热毒邪蕴结下焦，膀胱气化失司，水道不利，甚则灼伤血络，迫血妄行；若病久不愈或因失治，湿热毒邪稽留日久，耗伤气阴，则小腹胀满，小便艰涩疼痛，尿后余淋不尽。中风淋证病机关键是正气不足兼有湿热蕴结下焦，所致膀胱气化不利，病位在脑、膀胱与肾，与肝脾密切相关。患者中风后导致体虚易感外邪，初起多属实证。淋久湿热伤正，每致脾肾两虚，由实转虚。如邪气未尽，正气渐伤，或虚体受邪，则成虚实夹杂之证。表现在转归上，首先是虚实之间的转化，其次是某些淋证类型的相互转换或同时并见。若病久不愈，或反复发作，不仅可转为劳淋，甚则转变成水肿、癃闭、关格等证。石淋因结石过大，阻塞水道亦可成水肿、癃闭、关格。膏淋日久，精微外泄，可致消瘦乏力，气血大亏，终成虚劳。

2. 西医发病机制

卒中诱导的免疫抑制、膀胱功能障碍、留置导尿是卒中后尿路感染最主要发病因素。UTI的发病机制可看作卒中诱导的免疫抑制，动物实验显示，卒中对免疫系统的影响呈双相变化。卒中早期为促进炎性因子产生，接下来会出现免疫抑制现象，致使机体免疫力下降感染机会增多。具体过程包括了单核巨噬细胞和自然杀伤细胞功能减退、抗炎细胞因子的诱导表达、淋巴细胞凋亡以及 T 淋巴细胞功能改变。在该过程中，肾上腺轴和交感神经系统被激活，免疫系统内环境被破坏，严重的炎症反应进一步促发了全身炎症反应以及抗炎反应，最终导致炎症易感。另外，血清镁水平过低、白介素水平增高进一步加重了免疫抑制，从而增加 UTI 机会。

（三）诊断依据

1. 中医诊断依据

中风后出现小便频数，淋沥涩痛，小腹拘急引痛。排除其他疾病。

2. 西医诊断依据

符合中华医学会第四次全国脑血管学术会议修订的各类脑血管疾病诊断要点的脑卒中诊断标准者参照《中国泌尿外科疾病诊断治疗指南》，在确诊脑卒中基础上合并下列情况症状体征：

1）尿痛、尿频、尿急、血尿。背部疼痛和肋脊角压痛。

2）尿常规检查：治疗前的中段尿标本培养白细胞呈阳性，是诊断尿路感染最可靠指标。

（四）鉴别诊断

1）前列腺增生：是男性老年人常见疾病之一，以尿频、排尿困难、血尿等为主要表现，彩超可发现前列腺肥大。

2）癃闭：两者都有小便量少、排尿困难之症，但淋证尿频而尿痛，且每日排尿总量多为正常；癃闭则无尿痛，每日排尿量少于正常，严重时甚至无尿。

（五）治疗

1. 中西医结合治疗

对于该病的治疗可根据尿液细菌培养结果使用敏感抗生素，如喹诺酮类、氨基糖苷类抗生素、头孢菌素类等。中医中风合并淋证最常见证型为湿热淋及气虚淋。但其他证型同样不能忽视。

2. 中医辨证论治

（1）痰热腑实，邪毒下迫

临床表现：症见半身不遂，口舌喎斜，伴小便频数短涩，灼热刺痛，溺色黄赤，腹胀便干或便秘，少腹拘急胀痛，口苦，苔黄腻，脉滑数。

治法：通腑泄热，化痰通淋。

代表方：星蒌承气汤合八正散加减。全瓜蒌、胆南星、地龙、郁金、枳壳、厚朴、大黄、车前子、瞿麦、萹蓄、滑石、山栀子、甘草。

（2）气虚血瘀，毒伤血络

临床表现：症见半身不遂，口舌歪斜，面色㿠白，气短乏力，伴小便刺痛，少腹坠胀或疼痛，尿色红，或有血块，舌红，苔黄，脉细数。

治法：益气活血，止血通淋。

代表方：补阳还五汤合小蓟饮子加减。黄芪、白术、升麻、当归尾、赤芍、地龙、川芎、红花、桃仁、小蓟、生地、白茅根、栀子、蒲黄、三七。

（3）风痰阻络，下焦郁热

临床表现：症见半身不遂，口舌喎斜，伴有小便涩滞，淋沥不尽，少腹胀满疼痛，苔薄白，脉沉弦。

治法：化痰息风，利气通淋。

代表方：半夏白术天麻汤合沉香散加减。半夏、茯苓、白术、胆南星、沉香、石韦、当归、滑石、柴胡、冬葵子、赤芍、泽泻、甘草。

3. 西医治疗

一旦诊断为尿路感染，应选择适当的抗生素。应用抗生素时通过尿常规、细菌培养和药物敏感试验等，遵守高效、低毒、不良反应少、价格相对低廉的原则，并应严格掌握剂量和疗程，避免细菌耐药性产生。

第五节　中风坏病

"中风坏病"属于中风范畴。"坏病"一词，出自《伤寒论》，指伤寒病误治后出现不符合疾病规律的发展变化，向坏处发展。如《伤寒论·辨太阳病脉证并治》曰："太阳病三日，已发汗，若吐若下若温针，仍不解者，此为坏病。"现代常将坏病引申为某一疾病由于病情进展或失治误治发展出的急重病情。

"中风坏病"指典型或不典型中风，因病情加重而突然出现的中风主症、次症以外的危急重证候，病情来势凶险，症状复杂。临床常见的中风坏病有如下病证。

一、呕　　血

（一）概述

中风呕血指中风后出现血随呕吐而出的病症。该病相当于现代医学的脑卒中后上消化道出血，急性卒中上消化道出血的发生率为 2.84%，脑出血患者上消化道出血的发生率略高于脑梗死和蛛网膜下腔出血患者，意识障碍患者、脑出血量大者、椎基底动脉系统脑梗死更易发生上消化道出血。上消化道出血多发生在卒中后第 1~2 周，持续时间多在 1 周内。急性卒中总体病死率为 7.0%，出现上消化道出血后，卒中病死率为 30%。上消化道出血是急性卒中常见并发症，常预示病情凶险，预后不良，应给予高度重视。

（二）病因与发病机制

1. 中医病因病机

中风后呕血基本病机为中风后风火痰热损伤胃气，胃络受损，胃失于和降。病位在脑、胃，与肝脾两脏密切相关。胃络受损，血出脉络，气逆冲上，而发呕血。中风后肝阳上亢，横逆犯胃，出现呕血。中风后气虚血瘀、脾失统血，复有痰热瘀毒，蒙蔽神窍，元气衰败，阴阳离决，阳气大衰，失于固摄，血随气逆，而发骤然呕吐血液。

2. 西医发病机制

急性脑卒中并发呕血，为应激状态下食管、胃或十二指肠等部位的黏膜发生的急性糜烂、溃疡。其发病机制：基底节、丘脑、丘脑下部及脑室等部位受损，导致人体神经体液调节障碍，垂体激素分泌增多，自主神经功能紊乱；下丘脑-垂体-肾上腺皮质轴受损，引起内分泌紊乱，当肾上腺皮质激素分泌增加时，生长抑素对促胃液素的调节使促胃液素明显增多，通过鸟苷酸结合蛋白途径，促进胃酸及胃蛋白酶的分泌，并且有促进胃黏膜壁细胞生长的作用；肾上腺皮质激素也有神经介质功能，使胃肠道产生大量氧自由基，破坏胃黏膜细胞的完整性，使之失去对 H^+ 及胃蛋白酶的抵抗力；交感神经兴奋，炎性介质儿茶酚胺、血小板活化因子和其他炎性介质如氧自由基、内皮素及血栓素等代谢产物增加，而前列腺素分泌减少，其具有保护胃黏膜的功能，这些因素共同作用致使胃黏膜血管收缩、血小板聚集，黏膜局部缺血，胃壁血流量减少，黏液分泌减少，黏膜屏障功能受损，刺激胃壁 G 细胞分泌促胃液素，使胃酸分泌增高，H^+ 反弥散，胃黏膜抗酸能力降低，最终出现胃黏膜糜烂。酸性物质的增多也会一过性地抑制胃蠕动，使胃排空能力降低，食物在胃肠道内滞留，加重促胃液素的释放，增加胃酸分泌（抗栓药，非甾体抗炎药，患有肝病者凝血机制差亦可导致呕血）。

（三）诊断依据

1. 中医诊断依据

发生吐血，血色红或紫暗或柏油样便，结合起病、诱因、先兆症状、年龄以及影像学检查有相关责任病灶，即可确诊，称为中风呕血。

2. 西医诊断依据

1）符合中华医学会第四次全国脑血管学术会议修订的各类脑血管疾病诊断要点的脑卒中诊断标准者。

2）见吐血色红或紫暗，呕吐物隐血试验阳性者。

（四）鉴别诊断

咳血：两者均经口而出，咳血之血色鲜红，常混有泡沫痰涎，咳血之前多有咳嗽、咽痒、胸闷等症状，可见数天痰中带血。而吐血之血色则紫暗，常夹有食物残渣，吐血之前多有腹部不适、恶心等症状，痰中无血。

（五）治疗

1. 中西医结合治疗

中风呕血是病情危重、预后不良的信号，应积极救治，第一，治疗原发病，同时监护各主要器官，防止多器官衰竭的发生。第二，采取中西医综合措施防治消化道出血，保护胃黏膜，降低、中和胃酸，应用止血剂，预防再出血，必要时可给予中药鼻饲、灌肠等综合治疗手段。第三，支持治疗，水电解质平衡、营养支持、防止出血后感染等。

2. 中医辨证论治

（1）气随血脱，阴阳离决

临床表现：症见中风后骤然呕吐大量暗咖啡色血液，旋即昏愦，目珠固定或上翻，或斜视，舌卷囊缩，口唇爪甲青紫，四肢厥冷，面色晦暗，脉由洪大滑数转为沉细或沉微欲绝。

治疗：益气固脱，回阳救逆。

代表方：生脉散合参附汤加味。人参、附子、五味子、三七、麦冬、黄芪、炙甘草。

（2）肝阳暴亢，胃气冲逆

临床表现：症见中风后出现吐出暗咖啡色血或鲜血，每次50～200ml，神志迷蒙或昏迷，面红目赤，烦躁不安，便干尿赤，舌质红苔薄黄，少苔或无苔，脉细弦数。

治法：凉血止血，平肝抑阳。

代表方：天麻钩藤饮、龙胆泻肝汤加减。天麻、钩藤、龙胆草、当归、生地、代赭石、白芍、川牛膝、石决明、瓜蒌仁、黄芩、栀子、甘草。

（3）气虚血瘀，脾亏失统

临床表现：症见中风恢复期呕血突然发作，量多，色淡红，夹有食物残渣，便溏而黑，胃痛绵绵，时作时止，痛时喜按，气短神疲，舌淡红或淡暗，苔薄白，脉虚弱或沉细。

治法：补气健脾，和络摄血。

代表方：补中益气汤合黄土汤加减。党参、炒白术、炙升麻、当归、黄芪、陈皮、炙甘草、灶心黄土、三七、焦生地、阿胶。

3. 西医治疗

积极治疗原发病，降低颅内压，减轻脑水肿，对于减少这一并发症的发生有重要意义。上消化道出血的治疗，特别是大量出血，积极补充血容量，纠正休克是处理出血的首选措施，在此前提下同时选用有效的止血药物。有明确手术指征者应及时手术治疗。

（1）吸氧、心电监护

保持呼吸道通畅，监测生命体征，禁食水。开放静脉通道、尽快补充血容量，开始输液应快、首选晶体、平衡盐液（可快速维持血压）。但老年人及心功能不全者输血输液不宜过多过快，否则可能导致肺水肿。出血量大者需要输入胶体溶液如血浆、白蛋白等。血红蛋白<70g/L，收缩压<90mmHg 为输血的指征。老年人病情重应立即输入足够量全血。如患者有肝硬化病史，应输入新鲜血及血浆。血源困难可给予右旋糖酐或其他血浆代用品，但输入右旋糖酐 24 小时内不宜超过 1000ml，以免抑制单核-吞噬细胞系统，加重出血倾向。

（2）止血

一般采用内科保守治疗，治疗无效者考虑其他方法。

1）药物止血：①抑酸药物。使用抑酸药使胃内 pH 维持在 6 以上，从而促进凝血。常用药物有 H_2 受体拮抗剂、质子泵抑制剂。②收缩血管的药物。垂体后叶素通过收缩内脏小动脉，减少门静脉、胃底静脉和奇静脉的血流量，从而降低门静脉压力，发挥止血效果。③生长抑素及其类似物。能够减少内脏血流，降低门静脉压力。血凝酶和蛇毒血凝酶高效止血剂，含有类凝血酶和类凝血激酶活性成分，只促进出血部位血小板聚集。一般无血栓形成之危险，但有血栓病史者禁用。

2）物理治疗：常用的方法有气囊压迫治疗法、内镜治疗法、介入疗法三种。①气囊压迫治疗法，主要适用于食管胃底静脉曲张破裂出血。即时止血效果明显，但必须严格遵守技术操作规程以保证止血效果，并防止窒息、吸入性肺炎等并发症发生。气囊压迫治疗法宜在药物不能控制出血时暂时止血用，为准备其他更有效的治疗措施赢得时间。②内镜治疗法，是经内镜做高频电凝止血或激光止血，成功率可达 90%以上，适用于不宜手术的高危患者，特别是血管硬化不宜止血的老年患者。如果患者出现休克、大量出血，不宜进行内镜疗法。③介入疗法，包括选择性血管造影及栓塞经颈静脉肝内门腔内支架分流术，适用于无法进行内镜治疗，又不能耐受手术治疗的患者。

3）手术治疗：经以上治疗仍无效果甚至危急患者生命者；出血症状复发或血压稳定后又出现休克的患者；老年患者或合并其他严重疾病以及身体条件差对失血耐受性差的患者；并发溃疡穿孔、幽门梗阻或疑有恶变的患者，都应及时采用手术治疗。

二、高　热

（一）概述

中风高热指中风（多为中脏腑）后出现壮热、烦躁、神志不清等症状，该病症危重，病死率高，预后差，相当于现代医学脑卒中后中枢性高热。发热特点为突然高热、体温迅速达 39～40℃，常伴四肢逆冷、无汗等症状。高热、超高热会迅速增加脑耗氧量，加重脑缺氧、脑水肿、脑细胞变性及凋亡，增加致残率、致死率，中风高热预后多数不良，属"中风坏病"范畴。

（二）病因与发病机制

1. 中医病因病机

中风高热大多数属中风中脏腑范畴，为脑窍受损后发生的危重并发症，其基本病机为平素气血亏虚，心肝肾三脏功能失调，病位在脑、心、肝、肾。具体为阴虚阳亢，肝阳暴涨，阳胜风动，夹痰夹火，横窜经髓，上冲犯脑，蒙闭清窍，内生邪热；或热入心包、热入血分等，即"热病神昏"。

2. 西医发病机制

体温调节中枢主要位于下丘脑的前部和视前区（POAH）。POAH 有两种温度敏感神经元，即热敏神经元和冷敏神经元，并以热敏神经元为主。这些神经元能感受其周围血液温度的变化和接收来自皮肤及内脏感受器的信息。其他部位如下丘脑后部、延髓和中脑网状结构及脊髓也有少量温度敏感神经元，并向 POAH 传递信息。POAH 也具有体温信息整合的作用，建立调定点，并通过产热机制和散热机制实现体温调节。产热由寒战、非寒战机制而实现，散热则由皮肤血管扩张和出汗来完成。POAH 受刺激时出现出汗、皮肤血管扩张表现，损坏时则引起高热。下丘脑后部受刺激时产生皮肤血管收缩、立毛和寒战，损坏时则引起体温降低或变温性征象。近年来研究证实，去甲肾上腺素、5-羟色胺（5-HT）和乙酰胆碱为 POAH 的神经介质；精氨酸加压素、促甲状腺素释放激素、促肾上腺皮质激素和α-黑色素细胞刺激素为内源性散热物质。此外，也有报道其他神经肽，如神经降压素、血管活性肠肽、胆囊收缩素和生长抑素等内源性神经肽参与体温调节。双侧下丘脑前部病变，特别是视前区体温敏感神经元的病变，引起体温整合功能障碍，使躯体的血管扩张和汗腺分泌等散热机制出现障碍，从而导致中枢性高热。由于散热机制障碍，故在发热时不伴有出汗、呼吸快、脉搏增快以及皮肤血管扩张等生理性散热反应。

（三）诊断依据

1. 中医诊断依据

中风后出现高热，伴有神昏谵语、躁动不安、颜面潮红、呼吸气粗、失语、肢体活动障碍、大便秘结、小便失禁、舌红苔黄腻、脉弦滑数等症状。

2. 西医诊断依据

参照贝政平主编的《3200 个内科疾病诊断标准》拟定诊断标准。中枢性疾病患者体温升高达 38.5℃以上（含 38.5℃），同时兼有：

1）全身皮肤干燥，发汗减少，四肢发凉。

2）不伴有随体温升高而出现的脉搏数和呼吸数增高。

3）末梢血中白细胞不出现相应的增多。

4）解热剂如阿司匹林等完全没有退热效果。

（四）鉴别诊断

1）感染性发热：卒中后常出现细菌、病毒、真菌等感染，常有血常规变化。不同病原体感染多有其特异性症状。

2）不明原因发热：发热持续 3 周以上，体温在 38.5℃以上，经详细询问病史、体格检查和常规实验室检查仍不能明确诊断者。

（五）治疗

1. 中医辨证论治

（1）风痰阻窍，心火暴亢

临床表现：症见神昏，骤然腹背灼热而四肢厥冷，面赤、气粗、口臭、牙紧，舌质红，苔黄腻或黄褐，脉弦滑有力。

治法：化痰开窍，清心透热。

代表方：安宫牛黄丸合清营汤加减。水牛角、连翘、金银花、黄连、竹叶、生地、麦冬、竹沥、石菖蒲、丹参、牡丹皮、羚羊角。

（2）风痰火盛，肺热腑实

临床表现：多见于中风大便不通者。症见高热，神昏，腹部胀满，大便秘结不通，口气秽恶，舌质红，苔黄燥，脉沉滑有力。

治法：通腑降浊，解毒开窍。

代表方：宣白承气汤或星蒌承气汤加减。生大黄、芒硝、全瓜蒌、胆南星、地鳖虫、竹沥、生石膏、知母、杏仁、郁金。

（3）阴竭阳脱

临床表现：症见热势趋降，或热不高，但神志昏愦。肢体瘫软。手撒肢冷，汗多。二便自遗，舌痿，舌质紫暗，舌苔白或黄，脉沉微。

治法：回阳救逆，益气固脱。

代表方：参附汤加减。人参、附子、干姜、炙甘草、五味子、山萸肉。

2. 中医特色疗法

针刺法可选用大椎、曲池、合谷、风池等穴，用毫针刺法或十宣放血法降温。

3. 西医治疗

1）治疗原发病为首要治疗措施。

2）物理降温作用迅速，安全，尤适用于高热患者。

冷湿敷法：用冷水浸湿毛巾或纱布后敷于前额、后颈部、双侧腹股沟、双侧腋下及腘窝，每 3～5 分钟换一次。

酒精擦浴（醇浴）：用 30%～50%酒精（或 95%酒精 1 份加温水 1～2 份）重点擦抹上述冷湿敷部位及四肢皮肤，但不擦胸腹部。在行物理降温时应注意：每隔 20～30 分钟量一次体温并注意呼吸、脉搏及皮肤颜色变化。

冰帽或冰毯、亚低温治疗仪的应用：据报道头部低温状态联合冬眠合剂可使脑部处于"半冬眠"或"冬眠"状态，对改善高热以及恢复脑细胞功能有一定作用。

三、抽　　搐

（一）概述

中风后出现的肢体、面部不自主抽动，甚则颈项强直，角弓反张，属于中风变证中的危重证候，故归为"中风坏病"范畴。

（二）病因与发病机制

1. 中医病因病机

本病多由内伤积损，复因劳逸失度、情志所伤、饮食失调等致阴阳失调，气血逆乱而发。气为血之帅，气虚不能行血，可造成血行迟滞、脑络细急、脑脉瘀滞；气不统血、摄血可致气血逆乱、血溢络破而成离经之血，亦为瘀血。因此，瘀血既为中风之病理基础，又为中风之病理产物。瘀血不除，则变证丛生，"瘀血不去，新血不生"，脑髓、筋脉失养；"血不利则为水"，血停则水停，津液外渗，成痰成饮，气水化热，伤津耗液，筋脉失濡而发抽搐；血瘀、痰浊蒙蔽清窍，则神志迷蒙或昏愦，亦可发生抽搐。肝肾阴虚、阳化风动也是中风抽搐发生的重要病因。

2. 西医发病机制

脑卒中抽搐的发病机制因脑血管病类型、发病时间的不同而有所差异。在脑缺血早期，由于缺血致细胞去极化阈值降低、谷氨酸酶活性增高，加之大脑低灌注和再灌注损伤，导致膜内 Na^+、Ca^{2+} 浓度增高，使膜的去极化进一步增强，神经元兴奋阈值降低而发病。在脑出血早期，抽搐的发作主要与出血及其代谢产物的刺激以及颅内压的急剧增高所致的神经元异常放电有关。抽搐频繁发作，可进一步加重脑细胞的缺血缺氧，使昏迷加深。此属脑卒中早期严重并发症，须及时控制。在脑卒中晚期，抽搐发作主要与细胞变性坏死、神经胶质增生、神经元的兴奋性持续性改变密切相关。脑卒中后形成的脑卒中"胶质瘢痕"是其发病的"扳机点"。脑卒中后抽搐除与脑血管病类型、发病时间有关外，同时也受病变部位，病情严重程度，发热，水、电解质紊乱等多因素影响。

（三）诊断依据

1. 中医诊断依据

1）发病年龄及性别：多中老年发病，男女无明显差别。

2）发病形式：中风发病当时或后遗症期突然起病。

3）发病特点：反复发作，动作刻板，发无定时。

4）主症：半身不遂、偏身麻木，四肢、面部不自主抽动，甚则颈项强直，角弓反张，或神昏，或神清。

5）次症：头痛，眩晕，言语不利，口眼㖞斜，饮水发呛等。

2. 西医诊断依据

1）发病急骤。

2）四肢、面部不自主抽动，甚则颈项强直，角弓反张。

3）一般意识清楚或有意识障碍，可伴有精神症状。

4）可伴有脑神经及偏瘫等局灶体征。

5）影像学检查已证实为脑卒中者或有脑卒中病史者。

6）脑电图正常或轻度异常而不足以诊断为癫痫者。

7）排除其他如低血糖等因素所致者。

（四）鉴别诊断

1）癫痫：由不同原因引起，脑部神经元高度同步化异常放电而出现发作性、短暂性、刻板的"抽搐"样发作，但脑电图多提示有痫样放电，可资鉴别。

2）短暂性脑缺血发作（TIA）：多见于老年人，既往有高血压、糖尿病、动脉硬化等病史者亦可出现发作性肢体抖动，常可在其对侧脑动脉（尤以颈内动脉系统颅外段常见）发生短暂性脑缺血，发作形式刻板，发作时间短暂（数秒到几分钟，也有更长时间者），不经治疗，多可自行缓解。

3）其他：需与糖尿病、低血糖、颅内占位性病变等引起的抽搐发作相鉴别。

（五）治疗

1. 中西医结合治疗

中风抽搐的发生，可加重原有疾病，使脑卒中患者致残率及病死率急剧上升，因此，其发作期治疗应遵循"急则治其标"的原则，可选用西药或中西结合方法快速终止抽搐发作；缓解期应主要针对脑血管病因及其危险因素进行治疗。

2. 中医辨证论治

（1）风火上扰，肝阳上亢

临床表现：症见中风后神昏半身不遂，偏身麻木，面红目赤，口苦咽干，目眩，头痛，肢体不自主抽动，甚则颈项强直，角弓反张，尿赤便干，或二便失禁，舌红苔黄，脉弦数。

治法：凉肝息风，清热止痉。

代表方：羚角钩藤汤合止痉散加减配服安宫牛黄丸。羚羊角粉、钩藤、茯苓、菊花、桑叶、竹茹、川贝、白芍、全蝎、蜈蚣、僵蚕、生地、蝉蜕、胆南星、天竺黄。

（2）风痰火旺，扰动筋脉

临床表现：症见中风后半身不遂，偏身麻木，四肢、面部不自主抽动，甚则颈项强直，角弓反张，眩晕，胸闷痰多，喉中痰鸣，失眠多梦，舌质红或红绛，舌苔厚腻黄，脉弦滑。

治法：平肝息风，清热化痰。

代表方：天麻钩藤饮合黄连温胆汤加减。天麻、钩藤、石决明、黄芪、杜仲、桑寄生、怀牛膝、茯神、夜交藤、竹茹、天竺黄、黄连、陈皮、半夏、枳实、胆南星。

（3）阴虚风动，筋脉拘急

临床表现：症见中风后半身不遂，四肢、面部不自主抽动，甚则颈项强直，角弓反张，烦躁失眠，眩晕耳鸣，手足心热，舌质红绛或暗红，少苔或无苔，脉细弦或细弦数。

治法：益肾化浊，活瘀息风。

代表方：育阴熄风化痰汤合大定风珠。生地、玄参、麦冬、山萸肉、龟甲、鳖甲、牡蛎、熟地、当归、丹参、白芍、阿胶、五味子、麻仁。

3. 西医治疗

（1）脑卒中急性期继发抽搐的治疗

1）保持生命体征稳定：有条件应争取心电、脑电监护治疗，密切监测生命体征和神经系统体征的变化；保持气道通畅，维持稳定的呼吸、循环系统功能。

2）针对脑卒中病因及危险因素进行治疗：脑卒中的一般治疗如降低颅内压，纠正水、电解质平衡紊乱。

3）对症治疗：如去大脑强直、去大脑皮质状态发作时可给予氯硝西泮、地西泮、巴氯芬等对症治疗；若抽搐由高热及水、电解质紊乱引起者应在上述对症治疗基础上积极调控体温、控制感染，纠正水、电解质紊乱；若经脑电监测提示痫性发作者应参照中风痫证治疗。

4）加强护理：卧床休息，减少探视，避免声光刺激。意识障碍者可插入鼻胃管，小心鼻饲，慎防窒息和吸入性肺炎。尿潴留者留置导尿，注意预防尿路感染。采取勤翻身、肢体被动活动、气垫床等措施预防褥疮、深静脉血栓形成等并发症。

（2）脑卒中恢复期继发抽搐的治疗

主要是针对脑血管病因及其危险因素的治疗，如脑梗死、脑出血、高血压、糖尿病、吸烟、饮酒等，同时给予卡马西平、丙戊酸钠、氯硝西泮等进行对症处理。

四、喘 脱

（一）概述

喘脱是以起病急促，呼吸困难，张口抬肩，面唇青紫，烦躁不安，大汗淋漓，甚则神昏抽搐为特点的一组危重证候。喘证的记载最早见于《黄帝内经》。《灵枢·五阅五使》说："肺者，喘息鼻张。"《灵枢·本脏》曰："肺高则上气肩息。"西医慢性喘息性支气管炎、肺气肿、肺心病、急性呼吸窘迫综合征、神经源性肺水肿（NPE）等多种疾病均可诊断为喘证。中风后喘脱多属于急性肺损伤、急性呼吸窘迫综合征、神经源性肺水肿，是中风后严重并且较为常见的并发症，容易直接导致患者死亡。

急性呼吸窘迫综合征指肺内、外严重疾病导致以肺毛细血管弥漫性损伤、通透性增强为基础，以肺水肿、透明膜形成和肺不张为主要病理变化，以进行性呼吸窘迫和难治性低氧血症为临床特征的急性呼吸衰竭综合征，它是急性肺损伤发展到后期的典型表现，该病起病急骤，发展迅猛，预后极差，病死率高达40%～50%。

NPE指患者并无原发心、肺、肾疾病，而是由各种中枢神经系统疾病所致的颅内压增高引发的急性肺水肿，故又称为中枢性肺水肿。临床表现起病急，早期出现呼吸困难，伴有大量血性泡沫痰，两肺湿啰音及血压升高，病程进展迅速，治疗困难，病死率高。急性脑血管病并发NPE在神经内科的发生率比肺部感染、消化道出血及脑疝低，但有学者认为，轻度肺水肿在脑血管病尸检中的检出率高达60%～70%。脑卒中时，NPE多并发蛛网膜下腔出血、脑出血，偶见大面积脑梗死。

（二）病因与发病机制

1. 中医病因病机

喘病的病因较为复杂，外邪侵袭、饮食不当、情志失调、劳欲久病等均可成为喘病的病因，引起肺失宣降，肺气上逆或气无所主，肾失摄纳而致喘病。中风后喘脱病因不外乎此，而其临床表现较为严重的原因为病机转化的不同。脑为元神之府，中风重症，元神失于主宰，肺之升降气机逆乱，出现呼吸困难，而致喘脱。中风喘脱基本病机为元神失用，肺气将竭，心肾阴阳衰竭而欲脱。人体肺阴耗伤，脾肺气虚；心阳虚竭，痰气上逆；肾不纳气，肾阳虚衰；阴阳俱脱，精气离绝。

2. 西医发病机制

导致中风后喘脱的病理机制较为复杂，有以下几种。

1）与儿茶酚胺类物质及其受体活性变化有关。中枢神经系统损伤后机体出现应激反应，交感神经兴奋引起儿茶酚胺类物质大量释放，引发NPE。

2）与内皮素释放增加有关。长效血管收缩因子内皮素在脑损伤后，血浆、脑脊液的浓度显著增高，内皮素激活其受体，通过神经反射引起交感神经过度兴奋，导致NPE。

3）与兴奋氨基酸过量释放有关。颅脑损伤后，脑组织、脑脊液兴奋性氨基酸释放增多，致使细胞内 Ca^{2+} 超载，最终引发肺水肿。

4）肺脏的自主神经传入纤维可能在NPE发生过程中起决定作用。由此可知：NPE的发病机制尚不能单纯归因脑的某一解剖部位损害，而应看作是继发于全脑病变的一系列复杂的病理过程。

5）在昏迷状态下颅内高压引起的频繁呕吐、延髓麻痹，均易导致误吸发生，使肺组织损伤，引起肺水肿。

6）脑心综合征、心功能不全、低氧血症、酸中毒等可使肺水肿加重。

7）急性脑血管病后炎症反应的激活、NPE、肺部感染、代谢紊乱、呼吸衰竭、脑心综合征导致的血流动力学改变均可导致急性呼吸窘迫综合征。

（三）诊断依据

1. 中医诊断依据

中风后突然出现呼吸困难，张口抬肩，烦躁不安等喘脱表现。

2. 西医诊断依据

1）符合急性脑血管病的诊断标准。

2）符合急性肺损伤/急性呼吸窘迫综合征诊断标准：①有可导致急性肺损伤/急性呼吸窘迫综合征的基础病；②急性起病，呼吸频率>20次/分；③氧合指数≤300mmHg；X线片示两肺有浸润影；④肺动脉楔压<18mmHg，或临床上无心房压增高的证据。

3）符合NPE标准：①已确诊为急性脑卒中；②无原发性心、肺、肾疾病；③突发呼吸困难，出现三凹征及咳粉红色泡沫样痰，咳嗽，发绀；④血压多升高；⑤双肺广泛性湿啰音或哮鸣音；⑥胸部 X 线片示肺纹理增多、增粗、模糊，典型蝴蝶状和肺内斑片状阴影；⑦血气分析存在不同程度 PO_2 降低，PCO_2 升高；⑧排除过量、过速输液导致的左心衰竭。

（四）鉴别诊断

急性脑血管病合并 NPE、急性呼吸窘迫综合征，需与大片肺不张、自发性气胸、上呼吸道阻塞、急性肺栓塞和心源性肺水肿相鉴别，通过询问病史、体格检查和放射线检测等可做出鉴别。

（五）治疗

1. 中医辨证论治

（1）肺阴耗伤，脾肺气虚

临床表现：症见中风，突发神志昏蒙，呼吸低微急促，自汗，舌淡红苔少，脉细数。

治疗：益气养阴，补肺化痰。

代表方：生脉饮合补肺汤加减。人参、麦冬、五味子、党参、黄芪、虫草、五味子。

（2）心阳虚竭，痰气上逆

临床表现：症见中风，突发昏仆，肢体活动不利，面红口噤，肢体强痉，气喘息短，频频咳嗽，咯出大量泡沫痰，头部冷汗如珠，舌淡苔白，脉滑数无力。

治疗：温通心阳，降逆化痰平喘。

代表方：保元汤、三子养亲汤合小青龙汤加减。黄芪、人参、肉桂、炙甘草、苏子、白芥子、干姜、桂枝、生白芍、大枣、细辛、半夏、五味子。

（3）肾不纳气，肾阳虚衰

临床表现：症见中风偏瘫或神昏后病情加重，呼多吸少，气不得接续，舌淡苔白，脉沉弱或微细；或有面红干燥、汗出如油、舌红少津，脉细数。

治疗：补肾纳气，补肾助阳。

代表方：金匮肾气丸合参蛤散加减。附子、山萸肉、肉桂、虫草、紫河车、熟地、牡蛎。

（4）阴阳俱脱，精气离绝

临床表现：症见中风神昏后突然病情加剧，神志昏愦，面色晦暗，口唇发绀，手足逆冷，冷汗淋漓，气喘难续，苔白质淡，脉沉细欲绝。

治疗：回阳救逆，敛阴固脱。

代表方：以四逆汤合生脉饮送服黑锡丹。附子、沉香、补骨脂、肉豆蔻、金铃子、肉桂、葫芦巴、人参、麦冬、五味子。

2. 西医治疗

1）原发病治疗：可作为脑卒中最先做出的治疗措施，并且能降低发生急性呼吸窘迫综合征的风险。降低颅内压，快速静脉滴注 20%甘露醇、呋塞米。对有手术指征者可经微创术清除颅内血肿。亚低温治疗降低颅内压，是减轻毛细血管通透性的有效措施。

2）NPE 和急性呼吸窘迫综合征的治疗：①限制液体输入；②清除呼吸道分泌物，保持气道通畅；③给予高流量吸氧，疗效不佳者气管插管或气管切开，辅助通气，主要采取辅助/控制通气（A/O）+呼气末正压通气（PEEP）；④糖皮质激素能减低毛细血管的通透性，从而减轻肺水肿的程度，可给予甲泼尼龙 15～20mg/（kg·d）；⑤降低心脏负荷，维持正常循环；⑥保持水、电解质和酸碱平衡；⑦通过痰培养选用敏感抗生素治疗肺部感染。

五、心　悸

（一）概述

中风心悸指中风后发生的心中悸动，惊惕不安，甚则不能自主的一种病症。该病相当于西医学的脑心综合征，即急性脑卒中引起的继发性心脏损害，其主要表现为心律失常，该病可发生各种类型的心律失常（如窦性心动过速、窦性心动过缓、各种类型的传导阻滞、心房颤动、室性期前收缩、房性期前收缩、阵发性室性心动过速等），急性期脑卒中后心电图改变最为敏感，其异常发生率为68%～90%，心电图异常大多在发病12小时至2天内出现；心律失常多在2～7天出现，波形异常可持续1～2周，长者可达4周。心电图改变在病后1周内发生率达87.5%，这与急性脑血管病患者脑水肿高峰期大多出现于1周内有关。在出血性脑血管病中，蛛网膜下腔出血的心电图异常又较脑出血多见和显著。

（二）病因与发病机制

1. 中医病因病机

中风病位在脑，但由于其病理状态为阴阳气血失常、脏腑功能失调，并进一步影响病机演变，影响其他脏腑。中风基本病机是风、痰、火、虚、瘀，导致气血逆乱，上冲犯脑，阻滞脑络，壅塞清窍，气血津液输布失常，血不利则为水，津不行则为痰，痰郁而化热，则痰热水瘀互结，进一步损伤脑络，在此基础上，产生多种邪毒，表现为瘀毒、痰毒、热毒等，作用于心，扰乱心神、阻滞心脉，即出现心中悸动，惊惕不安。

2. 西医发病机制

1）自主神经功能损伤：双侧大脑半球都存在对交感及副交感神经的同侧支配，但存在支配侧的优势以右侧为主。单侧半球损伤可引起交感神经及副交感神经两者之间张力失衡，出现心律失常。左侧或右侧半球梗死后，反映自主神经总活性及副交感神经活性的指标均降低。右侧半球梗死后副交感神经活性降低更明显，交感神经相对活跃。

2）下丘脑-垂体-肾上腺素轴兴奋：急性脑血管意外常影响丘脑下部自主神经中枢，心血管自主神经功能失调，交感神经兴奋并通过交感-肾上腺系统加速儿茶酚胺合成。另外，急性脑血管意外发作时机体处于应激状态，亦使交感神经-肾上腺素系统激活，儿茶酚胺升高，一方面，体内儿茶酚胺以及皮质醇、5-HT分泌增加，引起周围血管收缩、血压升高、心脏后负荷增加；另一方面，高浓度儿茶酚胺造成心肌损害，出现心肌复极化障碍，表现为心肌自律性和异位起搏点增加；儿茶酚胺及大量的儿茶酚胺代谢过程产生的氧自由基等，都对心肌有毒性作用。

3）体液调节紊乱：脑损伤后各种因素导致血浆中血管紧张素 II（AT-II）含量增高，引起冠状动脉收缩，增加心肌灌注的阻力，减少心肌的血液供应，诱发急性心肌缺血性损伤；心肌AT-II受体激活后，经磷酸肌醇系统调节细胞内 Ca^{2+} 浓度与交感神经的共同作用，使心肌过度收缩，同样造成心肌缺血缺氧；高浓度的 AT-II 可导致醛固酮、精氨酸加压素等增高，使水钠潴留，增加心脏前负荷。

4）电解质紊乱：脑卒中后病灶本身累及下丘脑致抗利尿激素等分泌异常，应激状态下，皮质醇、生长激素、胰高血糖素、血清心钠素、血浆内皮素等分泌增加，致使机体电解质调节功能失常；另外，由于脱水剂、激素的应用和进食困难等，以及不恰当的补液或禁食，导致机体电解质不平衡，患者常易出现低钾或高钾、低钠、低氯、低镁等电解质紊乱，其中钾离子的紊乱对心肌影响最明显，低钾血症可出现 T 波低平、U 波，严重时致室性心律失常，甚至心室颤动而死亡；高钾血症临床上最突出的表现是对心肌的毒性作用，轻则心率缓慢，重则心搏骤停；低镁可导致血液高凝状态和心脑代谢紊乱。

5）其他脑、心血管病：患者常患有高血压、动脉硬化，脑卒中的患者可能已经发生了冠状动脉硬化且有一定程度的心脏供血不足。当脑部发生病变时，给原已存在病变的心脏又增添了负担，诱发心脏病变的加重。因此两种疾病会同时出现。

（三）诊断依据

1. 中医诊断依据

中风后自觉心搏异常，或快速或缓慢，或跳动过重，或忽跳忽止，呈阵发性或持续不解，神情紧张，心悸不安；伴胸闷不适，心烦寐差，颤抖乏力，头晕等；可伴有心胸疼痛，甚则喘促，汗出肢冷，或见晕厥，可见数、促、结、代、缓、迟等脉象。

2. 西医诊断依据

心律失常诊断标准参照万学红、卢雪峰主编的《诊断学》（第九版）中"心电图"章节诊断标准。主要见于各种原因引起的心律失常，如心动过缓、心动过速、心律不齐及异位心律，如窦性心动过速、窦性心动过缓、室上性心动过速、房性期前收缩、心房颤动、室性期前收缩等。

（四）鉴别诊断

脑心综合征易与急性脑梗死合并急性心肌梗死（血栓风暴）相混淆，导致误判，故需要反复进行心电图及心肌酶谱检查。

（五）治疗

脑心综合征的治疗关键在于脑，对原发疾病的关注及治疗能够有效地缓解患者症状，同时根据具体情况对不同的心悸进行针对性治疗。

1. 中医辨证论治

（1）风痰上扰，热毒扰心

临床表现：症见半身不遂，偏身感觉异常，言语謇涩或不语，口舌喝斜，心悸，心烦眠差，眩晕，身热，口渴，便干，溲黄，舌红苔黄厚腻，脉弦滑数。

治法：祛风化痰，清热解毒。

代表方：羚角钩藤汤合黄连解毒汤加减。羚羊角粉、钩藤、川贝母、茯苓、清半夏、陈皮、枳实、生地、竹茹、黄连、黄芩、栀子、炙甘草。

（2）阴虚风动，心阴不足

临床表现：症见神志昏蒙，半身不遂，偏身感觉异常，言语謇涩或不语，口舌喝斜，心悸，胸闷，胸痛隐隐，形体消瘦，口干，心烦，梦多，盗汗，小便少，大便干，舌淡红少苔，脉弦细，或涩。

治法：育阴息风，养心安神。

代表方：育阴熄风汤合天王补心丹。丹参、当归、石菖蒲、党参、茯苓、五味子、麦冬、天冬、熟地、玄参、远志、枣仁、柏子仁、桔梗、甘草。

（3）气虚血瘀，心虚胆怯

临床表现：症见半身不遂，偏身感觉异常，言语謇涩或不语，口舌㖞斜，心悸，动则加重，梦多，气短乏力，精神疲惫，声低懒言，舌质淡暗，或有瘀斑，舌下脉络瘀滞，脉细而无力，或涩。

治法：补气祛瘀，宁心安神。

代表方：补阳还五汤合安神定志丸加减。黄芪、当归、桃仁、红花、赤芍、川芎、地龙、生龙齿、茯苓、酸枣仁、远志、石菖蒲、茯神、党参、炙甘草。

2. 西医治疗

大多数情况下，随着中风急性期的平稳度过，心律失常会逐渐趋于好转或缓解。本病的西医治疗以治疗脑血管病为主，结合具体情况，必要时配合抗心律失常、改善冠脉循环、营养心肌、改善心功能的药物。

脑卒中引起的心律失常，多为大面积脑梗死或特殊部位的脑梗死（如脑干、丘脑等），在一般内科支持治疗的基础上，应积极治疗脑水肿，如采取降低颅内压、抗血小板聚集、改善脑循环、脑保护等措施，在小于6小时的时间窗内且有适应证者，可进行溶栓治疗。另外，要控制好血压、血糖，注意并发症的预防和治疗。脑出血引起的心律失常与出血部位或出血量的多少有关，常见于丘脑、脑干出血，蛛网膜下腔出血，其他部位出血量较大者也可因机械压迫导致心律失常。可根据出血部位及出血量的多少，行微创颅内血肿清除术或外科手术治疗；蛛网膜下腔出血者，需应用抗纤溶药物及预防和治疗脑血管痉挛药物。

六、脱　疽

（一）概述

脱疽，是以初起肢冷麻木，后期趾节坏死脱落，黑腐溃烂，疮口经久不愈为主要表现的脉管疾病。最早关于脱疽的记载见于《灵枢•痈疽》，"发于足趾，名脱痈，其状赤黑，死不治；不赤黑，不死。不衰，急斩之，不则死矣"。"脱疽"一名首载于我国现存第一部外科专著《刘涓子鬼遗方》。脱疽好发于青壮年男子或老年人。该病相当于血栓闭塞性脉管炎和动脉硬化性闭塞症，它与缺血性中风常同时存在。动脉硬化性闭塞症是一种由于大中动脉硬化、内膜出现斑块，从而并发动脉狭窄、闭塞，导致下肢慢性缺血改变的周围血管疾病。发病与中风风险因素密切相关，故本节主要讨论中风后并发动脉硬化性闭塞症，即中风脱疽。

（二）病因与发病机制

1. 中医病因病机

在患者体虚基础上，复加饮食失节以致气血亏虚、经脉瘀阻，发为本病。老年人平素体弱，肾气已衰，脾胃亦弱，加之饮食情志失调，脾胃更伤，不能化生精微。湿滞中焦，久而生痰。痰浊阻滞，气机不畅，气滞则血瘀，血瘀而经脉不通，不通则痛。血脉瘀塞，则筋肉失养，因而出现间歇性跛行。久则瘀而化热，热胜肉腐，产生趾、足或小腿溃疡和坏疽。

2. 西医发病机制

脱疽主要指现代医学动脉粥样硬化引起的血管闭塞，发病机制如下：

1）动脉粥样硬化病变中的脂质主要为游离胆固醇、三酰甘油、磷脂和载脂蛋白。流行病学显示：动脉粥样硬化程度与血浆胆固醇呈正相关；高三酰甘油血症是动脉粥样硬化的主要危险因素之一。

2）高血压状态下由于血液压力过高可直接作用于血管壁，引起血管内皮细胞损伤，使其通透性增高，对 LDL 和白蛋白的超滤增强，从而进入血管内膜，导致血管中膜致密化。

3）随着年龄的增加，动脉粥样硬化的检出率和病变程度呈正相关。其原因可能与内皮细胞密度下降、内膜纤维增厚有关。

（三）诊断依据

1. 中医诊断依据

中风后出现患指（趾）端发凉、疼痛，肤色发暗或青紫，形寒畏冷，甚则变黑、腐烂，脉沉细。

2. 西医诊断依据

1）多发于下肢一侧或两侧，有受凉、潮湿、吸烟或久坐病史。

2）初起足趾疼痛、发凉，小腿麻胀疼痛，行走后明显或加重，可有足背动脉搏动减弱，病情进一步发展表现为突然疼痛加重，末端皮肤发凉、肤色暗紫、毛糙，肌肉萎缩，下肢动脉搏动消失，终末阶段肢体坏死，疼痛剧烈，局部皮肤红肿热痛，全身发热。

3）动脉彩超、CTA、血管造影可见明确狭窄或闭塞部位，血脂、血糖不同程度升高。

（四）鉴别诊断

多发性大动脉炎好发于 40 岁以下女性；病变主要累及主动脉弓、腹主动脉及分支，起病缓慢，多伴风湿症状。检查显示红细胞沉降率增快，免疫球蛋白升高，动脉造影可见主动脉及其主要分支开口处狭窄或阻塞。

（五）治疗

1. 中西医结合治疗

脱疽西医学治疗主要以治疗原发病，控制高血压、高脂血症、糖尿病等为主，当有急性动脉栓塞或血栓形成发生时，可紧急进行动脉内溶栓或取栓术，重症患者需要血管重建术以快速纠正缺血症状，防止致残危险；中医治疗本病以通络为基本治法，在内服汤药的同时，积极给予外治药物有利于病情恢复。

2. 中医辨证论治

（1）风痰瘀阻，寒湿阻络

临床表现：症见半身不遂、口舌㖞斜，言语謇涩或不语，偏身麻木，指（趾）端发凉，疼痛无热，肤色发暗或青紫，口中不渴，喜暖怕冷，遇冷痛剧，行动不便，舌质淡，苔白，脉沉细。

治法：化痰息风，温阳通脉。

代表方：半夏白术天麻汤合阳和汤加减。熟地、肉桂、半夏、白术、天麻、川芎、当归、麻黄、鹿角胶、白芥子、姜炭、生甘草。

（2）气虚血瘀，脉络阻滞

临床表现：症见半身不遂、口舌㖞斜，言语謇涩或不语，偏身麻木，面色萎黄，神情倦怠，指（趾）端坏死，疮面经久不愈，舌质淡暗，苔白，脉细涩。

治法：益气养血，化瘀通脉。

代表方：补阳还五汤合桃红四物汤加减。黄芪、当归、赤芍、地龙、川芎、红花、桃仁、熟地、乳香、没药、地龙。

（3）痰热腑实，热毒蕴结

临床表现：症见半身不遂、口舌㖞斜，言语謇涩或不语，偏身麻木，腹胀便秘，面红烦热，指端肤色紫暗，肿胀，腐烂溃破，或伴发热，舌红，苔黄腻，脉弦滑。

治法：通腑化痰，清热解毒。

代表方：星蒌承气汤合四妙勇安汤加减。全瓜蒌、胆南星、大黄、芒硝、金银花、玄参、当归、赤小豆、泽泻、丹参。

（4）阴虚风动，热毒伤阴

临床表现：症见半身不遂、口舌㖞斜，言语謇涩或不语，偏身麻木，眩晕耳鸣，皮肤干燥，指（趾）肤色灰暗，疼痛，舌红少津，苔黄，脉弦细。

治法：养阴清热，活血解毒。

代表方：镇肝熄风汤合顾步汤加减。怀牛膝、生代赭石、生龙骨、生牡蛎、生龟板、生地、白芍、石斛、人参、黄芪、当归、金银花。

3. 中医外治法

1）未溃期：可选用冲和膏、红灵丹油膏外敷；或用毛披树根（毛冬青）100g，水煎，待温后浸泡患肢，每日1次。

2）已溃期：溃疡面积小者，可用毛披树根煎水浸泡后，外敷生肌玉红膏保护伤口；溃疡面积较大，坏死组织难以脱落者，可用"蚕食"方式清除坏死组织。

4. 西医治疗

（1）药物治疗

1）降血脂药物：血脂异常的患者在饮食控制的基础上，可用降脂药将血脂控制在合理水平。

2）降血压药物：患有高血压者，根据具体情况合理选择降压药，将血压控制在正常范围，降低患病风险。

3）血管扩张药物：有缓解血管痉挛和促进侧支循环建立的作用，能改善患肢血液供应。

（2）手术治疗

经过服用药物和改变生活方式后病情未得到缓解，或急性动脉硬化闭塞症需进行手术治疗。

1）经皮穿刺动脉腔内成形术：局部或多处短段狭窄者，可用经皮穿刺法向狭窄的动脉段插入球囊扩张，管腔再通后，酌情考虑血管内支架置入术。

2）动脉血栓内膜剥脱术：适用于短段病变者。但术后早期易并发血栓形成，后期可再度发生狭窄。

3）血管旁路移植术：对于长段病变者，可采用自体大隐静脉或各类人工血管于阻塞段的近、远侧之间作搭桥转流。

参 考 文 献

曹守梅，刘文武，邱玉崇. 2011. 中风神昏的中医药研究进展 [J]. 实用中西医结合临床，11（2）：89-92.

陈金平. 1988. 针灸治疗中风后遗症（偏枯）的体会 [J]. 江苏中医，（8）：28-29.

杜美如. 2006. 从整体观念探讨中风神昏 [J]. 时珍国医国药，（10）：2055-2056.

杜雪君. 2007. 加味通关散雾化吸入对中风神昏患者催醒作用的临床观察 [D]. 北京：中国中医科学院.

古龙飞. 1991. 电脑耳穴查中风，特效医术治偏枯 [J]. 四川中医，（10）：53-55.

郭礼. 2011. 中风偏枯的证治规律研究 [D]. 长沙：湖南中医药大学.

黄志华. 1989. 张惠五用小续命汤治疗中风偏枯 88 例小结 [J]. 国医论坛，（6）：22-23.

李智，刘月珍. 1995. 偏枯不遂 治在心胃 [J]. 上海中医药杂志，（11）：28-29.

石英. 2016. 中西医治疗中风病口眼㖞斜研究进展 [J]. 亚太传统医药，12（20）：59-61.

杨远滨，张京，张静，等. 2013. A 型肉毒毒素矫正脑卒中后中枢性面瘫的疗效 [J]. 中国康复理论与实践，19（9）：869-871.

杨志远，申锦林，赵安民，等. 1998. 中药"冰黄液"直肠滴注在救治脑出血急性期的作用 [J]. 中西医结合实用临床急救杂志，（2）：12-13.

张思忠，郑德元，齐智勇，等. 2010. 醒脑开窍针刺法结合音乐疗法对中风神昏的影响 [J]. 湖北中医杂志，32（1）：15-17.

（孙 宏 毛森林 张 倩 陈修芬）

第二章

脑卒中的西医诊断和治疗

第一节　总　　论

一、概　　述

脑卒中（stroke）又称脑中风、脑血管意外，是最常见的脑血管疾病。脑卒中是指由于急性脑血液循环障碍所导致的局限性或弥散性脑功能缺损为共同临床特征的疾病。脑血管疾病（cerebrovascular disease，CVD）指由于各种原因引起的急慢性脑血管病变导致的脑功能障碍。临床上脑卒中根据病理机制不同，分为缺血性脑卒中和出血性脑卒中两大类。其中，缺血性脑卒中又称为脑梗死，约占全部脑卒中的 70%。脑卒中具有发病率高、复发率高、致残率高、病死率高的特点，目前脑卒中已位居我国成年人致残的首要原因，严重影响了个人的生活、社会功能和社会经济的发展。了解脑卒中的诊断和治疗对于防范脑卒中的发生及再发，降低致残率和致死率，提高患者生活质量有积极作用。

二、病因和分型

（一）病因

缺血性脑卒中：高血压性脑动脉硬化和脑动脉粥样硬化导致的血管壁病变是缺血性脑卒中最为常见的病因。此外，心脏疾病如心房颤动、瓣膜病、先心病等导致的心源性栓塞也是缺血性脑卒中的重要病因。其他病因包括血管炎、血管损伤、外伤、动脉夹层、颅内动脉瘤、血液系统疾病、遗传因素等。

出血性脑卒中：高血压性脑动脉硬化导致的血管破裂为出血性脑卒中最常见的病因。其他病因包括脑淀粉样血管变性、脑动脉瘤、脑动静脉畸形、血液系统疾病、长期使用抗凝或抗血小板聚集药物等。

（二）分型

缺血性脑卒中患者约占整个脑卒中患者数的 70%。对缺血性脑卒中患者进行分型有助于指导治疗、判断预后和进行二级预防的决策。目前，较为常用的缺血性脑卒中病因分型是类肝素药物治疗急性缺血性脑卒中试验（TOAST）分型。根据临床表现进行分型，不依赖于影像学，常用的是牛津郡社区卒中计划（OCSP）分型。

1. TOAST 分型

1）大动脉粥样硬化（LAA）：具有颅内外大动脉或其皮质主要分支因粥样硬化所致的明显狭窄（>50%），或有血管堵塞的临床表现或影像学表现。

临床表现：包括失语、侧视麻痹、忽视、意识改变等皮质损害，或脑干、小脑损害体征；同一血管支配区域 TIA、颈部血管杂音或搏动减弱等病史支持该亚型的诊断。头部影像学表现：大脑皮质、脑干、小脑或半球皮质下梗死灶直径>1.5cm。

辅助检查：颈部血管彩色超声或 DSA 显示，颅内或颅外大动脉狭窄>50%，但应排除心源性栓塞的可能。若颈部血管彩色超声或血管造影无异常所见或改变轻微，则该型诊断不能确立。

2）心源性脑栓塞：由来源于心脏的栓子致病。

临床表现和影像学表现同大动脉粥样硬化型。若患者于发病前有一根以上血管所支配区域的 TIA 或脑卒中，或存在系统性栓塞，则支持心源性脑栓塞的诊断，应可以确定至少有一种栓子是来源于心脏。应排除大动脉粥样硬化所致的栓塞或血栓形成。对于存在心源性栓塞中度危险因素且无其他病因的患者，应考虑可能为该类型。

3）小动脉闭塞性脑卒中：亦称为腔隙性梗死。

临床表现为腔梗综合征，包括纯运动性卒中（PMS）、纯感觉性卒中（PSS）、感觉运动性卒中（SMS）、共济失调性轻偏瘫综合征（AHS）、构音障碍手笨拙综合征（DCHS）等。该类型脑梗死常无大脑皮质受累的表现。有高血压、糖尿病病史者支持该型诊断。CT 或 MRI 检查无异常发现，或脑干、皮质下梗死灶直径<1.5cm。若患者有潜在的心源性栓子或同侧颈内动脉颅外段狭窄>50% ，可排除该亚型诊断。

4）有其他明确病因：除外以上 3 种明确的病因，由其他少见病因所致的脑卒中。其他原因如凝血障碍性疾病，血液成分改变（真红细胞增多症），各种原因如特殊感染引起的血管炎（结核、钩端螺旋体病、梅毒等），脑血管畸形（动静脉畸形、烟雾病等）。

临床和影像学表现为急性缺血性脑卒中，辅助检查如血常规指标等实验室检查可提示有关病因。但应排除大动脉粥样硬化和心源性栓塞型脑梗死。

5）不明原因型：已进行全面的辅助检查，但根据目前手段仍不能确诊者。

2. OCSP 分型

1）完全前循环梗死（TACI）：该型患者的临床表现类似于完全性大脑中动脉综合征。临床表现为三联征：对侧肢体偏瘫和（或）感觉障碍，即对侧单肢、偏侧肢体、面部至少有两个或两个以上部位受累；有对侧同向偏盲；高级大脑功能障碍，如失语、视空间障碍、计算力障碍、书写困难及意识障碍等。如果患者存在意识障碍而不能进行脑的高级功能检查及视野检查时，则假定其存在上述这些缺陷。

2）部分前循环梗死（PACI）：此类型患者的脑损害不如完全前循环梗死广泛，一般仅有完全前循环梗死三联征中的两项，或仅有高级大脑功能障碍或感觉运动缺损较完全前循环梗死局限。临床可有以下任何一种表现：运动和（或）感觉缺损+偏盲；运动和（或）感觉缺损+高级大脑功能障碍；高级大脑功能障碍+偏盲；纯运动或感觉障碍，但较腔隙性梗死局限（如单肢瘫）；单纯性高级大脑功能障碍。若多种神经功能缺损同时存在，则必须为来自同侧半球的损害。

3）后循环梗死（POCI）：临床表现为各种程度的椎基底动脉综合征：同侧脑神经瘫痪及对侧运动和（或）感觉障碍（交叉性损害）；双侧运动和（或）感觉障碍；眼球协同运动障碍（水平或垂直）；小脑功能障碍但不伴同侧长束体征（如共济失调性轻偏瘫综合征）；孤立性偏盲或皮质盲。

4）腔隙性梗死：无视野缺损、无高级大脑功能障碍。临床表现同 TOAST 分型中的小动脉闭塞型，即包括纯运动性卒中、纯感觉性卒中、感觉运动性卒中、共济失调性轻偏瘫综合征、构音障碍-手笨拙综合征等。受累部位应包括面部、一侧上肢和下肢三个部位中至少两个，特别是上肢，应累及整个上肢而并非仅限于手部。

三、脑部的血液供应

脑的血液供应主要来自颈内动脉系统（前循环）和椎基底动脉系统（后循环）。前后循环血管在脑底部形成基底动脉环（Willis 环），对两侧大脑半球之间的血液供应有重要的调节和代偿作用。颈内动脉起自颈总动脉，入颅后分出眼动脉、大脑前动脉、大脑中动脉、后交通动脉和脉络膜前动脉。椎动脉起自两侧锁骨下动脉，经枕骨大孔入颅后在脑桥下缘汇合成基底动脉，基底动脉的末端分成左右两条大脑后动脉。

1）颈内动脉系统：颈内动脉行程可分为四段，即颈部、岩部、海绵窦部和前床突部，后两者合称虹吸部，常弯曲，是动脉硬化的好发部位。颈内动脉主要有 5 个分支，主要供应眼部和大脑半球前 3/5 部分（额叶、颞叶、顶叶和基底节）的血液。其分支：眼动脉，主要供应眼部血液；大脑前动脉，皮层支主要供应大脑半球内侧面前 3/4 部和额顶叶背侧面上 1/4 部皮质及皮质下白质的血液，深穿支主要供应内囊前肢、尾状核、豆状核前部和下丘脑的血液；大脑中动脉，皮层支主要供应大脑半球背外侧面的前 2/3 部，包括额叶、顶叶、颞叶和岛叶的血液，深穿支供应内囊膝部和后肢前 2/3 部，壳核、苍白球及尾状核的血液；后交通动脉，是连接颈内动脉系统与椎基底动脉系统的主要干线，主要供应下丘脑、丘脑腹侧、内囊后肢及丘脑底核；脉络膜前动脉，供应外侧膝状体、内囊后肢的后下部、大脑脚底的中 1/3 及苍白球等结构。

2）椎基底动脉系统：主要供应大脑半球后 2/5 部分、丘脑、脑干和小脑的血液。基底动脉的主要分支：小脑下前动脉，从基底动脉起始端发出，供应小脑下面的前部、内耳、脑桥被盖下部等处的血液；迷路动脉（内听动脉），发自基底动脉或小脑下前动脉，供应内耳迷路；脑桥动脉，为细小分支，供应脑桥基底部；小脑上动脉，发自基底动脉末端，供应小脑上部；大脑后动脉，为基底动脉的终末支，皮质支供应颞叶和底部及枕叶内侧面，中央支供应丘脑、内外侧膝状体、下丘脑和底丘脑等。

四、病理和发病机制

（一）缺血性脑卒中

超早期（1～6小时），梗死区域与正常脑组织无明显差异；急性期（6～24小时），脑组织缺血中心区开始肿胀，神经细胞呈胶质性改变；坏死期（24～48小时），出现感染和炎性细胞浸润；软化期（3日至3周），梗塞中心坏死的软化脑组织液化；恢复期（3～4周），液化和坏死的脑组织被吞噬并去除，小病灶逐渐形成胶质瘢痕，大病灶逐渐形成中风囊。

发病机制：①脑动脉粥样硬化；②易损斑块的破裂；③血流动力学障碍导致的脑部低灌注等。

（二）出血性脑卒中

1. 脑出血

出血灶处可见水肿，炎性细胞浸润表现，神经细胞呈肿胀及缺血性改变。血肿较大时出现颅内压升高，可使脑组织受压、变形，脑室移位，严重者形成脑疝。进入恢复期后血肿溶解吸收，小出血灶形成胶质瘢痕，大出血灶形成中风囊。

发病机制：①脑动脉缺乏外弹力层及中层肌细胞较少的解剖结构特点；②脑动脉瘤及夹层动脉瘤形成；③血压的异常波动等。

2. 蛛网膜下腔出血

出血后血液主要流入蛛网膜下腔，诸如脑沟、脑池、脑底等处可见凝血块及血液积聚；出血量大时血凝块覆盖于脑组织、神经、血管表面，蛛网膜表现为炎性反应，致使脑组织与血管及神经相互粘连。

发病机制：①颅内动脉瘤破裂；②脑血管畸形；③烟雾病。

五、临 床 表 现

（一）缺血性脑卒中

脑梗死是缺血性脑卒中的总称，以中老年患者为多见，既往有发生脑血管疾病的危险因素，在安静状态下或活动中起病，在发病数小时至数日病情进展至高峰。缺血及栓塞在脑血管任何部位均可发生，根据发生部位不同具有不同的临床表现。

（二）出血性脑卒中

出血性脑卒中又称为脑出血，50岁以上多见，男性略多于女性，既往多有高血压病史。多于情绪激动或活动中突然起病，病情进展迅速，常于数分钟至数小时内进展至高峰。患者多以头痛为首发及主要症状，伴有血压明显升高、恶心、呕吐、不同程度的意识障碍等，症状的不同表现与出血位置及出血量大小有关。

六、辅 助 检 查

1）常规检查：包括血、尿常规，肝、肾功能，血脂、血糖、凝血功能检查，红细胞沉降率等。心脏彩超及心电图检查，对缺血性脑卒中有辅助诊断意义。

2）颅脑 CT：可视为脑出血诊断的金标准，也可用于早期脑梗死及脑出血的鉴别诊断，还可动态观察出血部位的临床变化。

3）MRI：可在缺血性脑卒中早期快速发现异常信号，其中，头 DWI（diffusion-weighted imaging）弥散加权成像可在发病 2 小时内显示缺血病变。

4）其他：经颅多普勒超声（transcranial doppler，TCD）、MRA、数字减影血管造影（digital subtraction angiography，DSA）检查、单光子发射计算机断层成像和正电子发射断层显像、脑脊液检查等。

七、诊断及鉴别诊断

（一）卒中诊断要点

中老年以上人群尤其是伴有卒中危险因素者，如高血压、糖尿病、冠心病、高脂血症、高同型半胱氨酸血症、心房颤动和吸烟等，突然发病、迅速出现局限性或弥散性脑损害的症状考虑脑卒中的可能。常见的突发症状如下：①单侧肢体无力或麻木；②单侧面部麻木或一侧口角㖞斜；③言语表达不清或理解障碍，交流困难；④双眼向一侧凝视；⑤单眼或双眼视力丧失或模糊；⑥眩晕、恶心、呕吐、平衡障碍；⑦既往少见的严重头痛、呕吐；⑧突发意识障碍等。出现以上症状需要进一步完善影像学检查，如颅脑 CT、MRI，为进一步了解脑血管情况可行头 MRA、CTA、DSA 等检查。

缺血性脑卒中常于安静或睡眠状态下起病，病情可在数小时至数日内进展，出现局灶性或弥漫性神经功能缺损。结合影像学检查如颅脑 CT 见低密度病灶，符合脑血管分布，且可以解释为其责任病灶，可诊断为脑梗死。头 DWI 检查可进一步鉴别新发梗死灶和既往陈旧梗死灶。

出血性脑卒中同样好发于中老年以上人群，且其常有高血压等脑血管病易患因素。部分人群可有脑血管畸形、血液系统疾病、应用抗栓药物史如口服抗凝剂华法林等。出血性脑卒中患者常在活动或情绪激动时突然起病，出现头痛、恶心、呕吐等颅内压增高表现及局灶神经功能缺损症状，头颅 CT 示病损区高密度影，即可确诊。

（二）快速识别卒中

如果是居家或是在公共场合，如何快速判断、识别是否出现脑卒中，目前我国比较常用的方法为"中风120"原则：

"1"即看一张脸是否对称。检查方法：看患者微笑时口角是否㖞斜，伸舌时舌是否往一侧偏斜。

"2"即检查两侧上肢是否有单侧无力、不能抬举的情况。检查方法：抬起双上肢，看是否有一侧坠落的情况，或者比较两侧上肢是否力量不一样。

"0"即聆听患者说话。检查方法：可以和患者进行日常简单的交流，看患者有无言语不清晰或者表达理解困难，评价患者有无语言障碍。

如上述情况出现任意一种，我们都要及时拨打120急救电话尽快就诊。

国外居民常使用 10 秒钟"FAST"原则快速识别中风，"FAST"原则简便实用，与"中风 120"原则类似。FAST 就是 4 个英语单词的开头字母。

F（Face），面部下垂：观察微笑时面部口角有无㖞斜。

A（Arm），手臂下垂：双上肢平举前伸，观察是否无力坠落。

S（Speech），有无讲话时言语不清。

T（Time、Telephone），如有符合上述情况，尽快拨打急救电话来医院就诊。

（三）鉴别诊断

脑出血与脑梗死的鉴别可根据发病年龄、起病时状态、病情进展速度、伴随症状、意识障碍有无、神经系统体征，并结合影像学检查等以进一步明确。

颅内的其他病变：颅脑肿瘤常见的有胶质瘤等，外伤所导致的脑挫裂伤、硬膜下血肿，炎症如脑脓肿等均可以出现局灶或者弥漫的神经功能缺损，需要与脑卒中相鉴别，必要时需进行颅脑 CT 或者 MRI 增强扫描、磁共振波谱成像、腰椎穿刺等检查以明确诊断。

八、治疗及预后

（一）缺血性脑卒中的急性期内科治疗

缺血性脑卒中的急性期治疗方案主要包括超早期溶栓、抗血小板聚集、抗凝、降纤、扩容、神经保护、他汀药物、中医中药等。

（二）出血性脑卒中的治疗

出血性脑卒中的治疗：①脑出血内科治疗，包括一般治疗、血压管理、降低颅内压、根据情况使用止血药物（如鱼精蛋白、维生素 K）治疗；②脑出血外科治疗；③康复治疗，原则上建议患者病情稳定后，生命体征平稳即尽早开展康复治疗。

（三）预后

出血性脑卒中患者的预后与出血部位、出血量及相关并发症等因素密切相关。

九、预　　防

（一）脑卒中的一级预防

针对脑卒中的一级预防将可能导致脑卒中发生的危险因素分为不可干预和可干预两类，可干预危险因素又分为证据充分及尚未充分证实两类。

1）不可干预的危险因素：年龄（中老年人高发）、性别（男性发病率多于女性）、出生体重低、种族、遗传因素等。

2）证据充分的可干预危险因素：高血压（脑卒中最重要的危险因素）、吸烟、糖尿病、血脂异常、心房颤动及其他心脏系统疾病、生活方式（包括膳食和运动）、肥胖和体脂分布、无症状颈动脉狭窄等。

3）尚未充分证实的可干预危险因素：偏头痛、代谢综合征、过量饮酒、药物滥用、睡眠呼吸障碍、高同型半胱氨酸血症、脂蛋白（a）增高、血液高凝、炎症和感染等。

（二）缺血性脑卒中的二级预防

二级预防的目的是防止卒中再次发作。缺血性脑卒中二级预防治疗主要包括溶栓治疗和其他危险因素的控制，后者包括降压治疗、调脂治疗、血糖控制和其他因素治疗。

1）非心源性缺血性脑卒中二级预防的溶栓治疗：应用抗血小板药物，如阿司匹林、氯吡格雷、双嘧达莫等，在治疗上可选择单药或联合用药；联合用药时要关注有无出血事件的发生。

2）心源性脑栓塞的抗凝治疗：应用抗凝药物主要为华法林、达比加群酯、利伐沙班、阿加曲班等，使用华法林时应定期监测患者国际标准化比值（international normalized ratio，INR）情况。抗凝治疗适用于心房颤动、急性心肌梗死和左室血栓、心肌病、心力衰竭等患者；对于心脏瓣膜病患者建议行抗血小板治疗。

3）降压治疗：临床上建议确诊缺血性脑卒中或 TIA 的高血压患者，应平稳、合理控制血压，避免血压骤降引起脑灌注量下降。

4）调脂治疗：主要从生活方式干预、饮食结构调整及他汀类药物治疗方面入手，将 LDL-C 降至 1.8mmol/L 以下，以降低缺血性脑卒中再发风险。

5）血糖控制治疗：通过生活方式干预及药物治疗改善糖尿病和糖尿病前期患者血糖情况，将糖化血红蛋白<6.5%作为治疗目标。

6）其他因素治疗包括高同型半胱氨酸血症及代谢综合征等的治疗。

第二节 缺血性脑卒中

一、动脉粥样硬化性脑梗死

（一）病因

1. 血管病变

脑动脉粥样硬化与全身各处的动脉血管粥样硬化相同，好发于脑内大动脉，动脉粥样硬化形成的斑块及各种继发改变可造成动脉管腔狭窄，严重者引起闭塞。脑动脉粥样硬化导致的血管病变及血流动力学异常可促使脑内血栓形成。因脑内血管侧支循环丰富，一般来说，单纯的脑动脉粥样硬化不会造成血管闭塞和组织损伤，但当斑块附着在粥样硬化改变的动脉血管上时，可使血管严重狭窄甚至闭塞，造成不可逆的脑组织损伤。同时，动脉粥样硬化形成的斑块也可脱落形成栓子造成脑血管闭塞，称为栓塞性脑梗死。一些基础疾病如高血压、糖尿病、高脂血症等都可促使或加快脑动脉粥样硬化的发展进程，继而导致血管栓塞情况的发生。

2. 血液成分改变

血液黏稠度增加及血液高凝状态是血栓形成的重要危险因素之一，这种血液成分的改变也被认为与动脉硬化性脑梗死具有相关性。在动脉血管粥样硬化的前提下，血小板的附着、血中有形成分的增多均会对脑动脉血流造成影响，血中血栓素 A_2 和前列环素 I_2 失衡、内皮细胞纤维蛋白原激活剂的释放也参与脑动脉血栓的形成。

3. 血流动力学异常

脑血流量受多种因素影响，其中血压的改变是影响脑组织供血的重要因素之一，当血压降低时会引起脑血流量的减低，加之动脉管壁的病变，给血栓形成创造了条件。

4. 其他

其他病因如先天血管发育异常、血管炎、高同型半胱氨酸血症、动脉夹层等都被认为与动脉硬化性脑梗死有关。

（二）临床表现

以 60 岁以上老年人最为多见，患者发病前多有脑动脉粥样硬化的基础病因，且有导致脑梗死发病的危险因素，如高血压、高血糖、高脂血症等，既往可能有 TIA 病史。常于安静状态下或睡眠中起病，发病较脑出血及脑栓塞缓慢，常于数小时到 1～2 天内病情进展到最高峰，患者主诉可有头晕、头痛、吞咽困难、偏瘫等，患者一般意识清楚，在出现大面积脑梗死或基底动脉血栓时，患者可出现意识障碍，严重者并发脑疝。患者临床表现与脑梗死损伤部位功能有关，因此视病变部位、病灶大小等因素影响，患者会出现不同的症状，病情的严重程度也不尽相同。

脑内不同部位梗死的临床表现：

1. 额叶梗死

1）额叶外侧部梗死：因大脑中动脉上主干闭塞所致，主要表现为一侧面部及肢体瘫痪，且面部及上肢重于下肢，患侧肢体感觉及位置觉减退，双眼向病灶侧凝视，对侧空间感缺失，视觉失认（大脑右侧半球梗死更易出现），优势半球病变会出现运动性失语。

2）额叶内侧梗死：主要表现为运动前区功能障碍，多为完全性瘫痪，只有受到强烈刺激时患侧上肢会有轻微运动，也可出现左上肢失用；当梗死累及左侧大脑中动脉外侧裂周围供血区时常出现混合性失语，表现为患者可复述，但自发语言减少；双侧额叶病变的患者可出现尿失禁，表现为患者自知尿急却无法控制；单侧或双侧额叶梗死的患者还可有情感障碍，表现为表情淡漠，对周围事物及人物关注度减少，对指令性反应迟钝，言语用词短而简单，有时对问题不予回答；部分患者可见异常手征，即一只手无意识地干涉另一只手的活动，多见于右手，是由半球间的联络缺陷所致。还有部分患者出现病灶对侧抓握反射亢进等。

3）双侧额叶梗死：当一侧大脑前动脉由于对侧缺陷或缺失供应双侧额叶血液时，该侧大脑前动脉的梗死会导致双侧额叶梗死,表现为患者突然出现表情淡漠,意志力丧失等情感障碍;累及中央旁小叶时会出现双下肢无力及二便失禁;另外还可出现突发性痴呆,偶有意识障碍、抽搐及四肢瘫痪的表现。

2. 顶叶梗死

顶叶前动脉梗死患者可出现病灶对侧面部及上肢为主的感觉障碍,中央前回受累可出现对侧轻微运动障碍;顶叶后动脉梗死患者若病灶处位于优势半球可出现失用症,表现为对某一物品运用不能;优势半球角回、缘上回、顶叶移行至枕叶部的病变,患者可出现格斯特曼综合征,即书写不能、计算不能、左右手失认及手指识别障碍;顶叶病变时患者可出现共济失调;顶叶后动脉、角回动脉、颞后动脉的闭塞会引起视觉与眼球运动障碍,表现为患者对侧同向偏盲;大脑中动脉及大脑前后动脉交接区病变时患者可出现经皮质感觉性失语。

3. 颞叶梗死

优势半球颞上回后部梗死患者会出现感觉性失语,颞中、下回后部病变会出现命名性失语;颞叶病变常出现精神症状,表现为人格改变、易激惹、表情淡漠等;优势半球颞叶听觉区域受损可出现听觉性失认症,另外颞叶病变也可有幻听、幻嗅、幻味表现;海马受损患者近期记忆力减退,瞬间记忆和远期记忆尚保留,另外颞叶损伤患者还可有癫痫、舞蹈症及双眼对侧视野的同象限盲。

4. 枕叶梗死

枕叶梗死患者临床上可有视野障碍(包括对侧同向性偏盲、上下性偏盲、皮质盲)、视知觉障碍(包括视觉失认症和视定向障碍)、色觉感知障碍(包括全色盲和色视)、无失写症及失读症、光幻觉、轻偏瘫、Balint综合征(凝视麻痹、视野内物体忽略和应答错误)。

5. 岛叶梗死

岛叶梗死患者临床主要表现为感觉运动障碍、心血管功能变化、语言障碍、吞咽困难以及意识障碍。岛叶皮质是心血管活动中枢,岛叶皮质和皮质下边缘系统与自主神经相联系。

6. 丘脑梗死

外侧丘脑梗死患者可出现纯感觉性脑卒中、感觉运动性脑卒中、丘脑综合征;丘脑前外侧病变患者表现为运动性失语、构音障碍、近期记忆力损害和纯运动障碍,丘脑内侧病变患者可出现明显的自主神经功能障碍表现;丘脑腹后外侧核病变患者表现为共济失调性轻偏瘫综合征;丘脑背内侧核及板内核病变患者可有意识障碍、运动感觉障碍、垂直注视麻痹及动眼神经麻痹;丘脑腹后外侧核病变时对侧肢体可有扑翼样震颤和肌张力异常性运动;红核丘脑综合征患者可表现为共济失调、意向性震颤、舞蹈样不自主运动、对侧感觉障碍;双侧中线旁丘脑梗死综合征患者可有意识障碍、记忆力障碍及痴呆、垂直性注视麻痹和眼肌麻痹、语言功能障碍;丘脑枕部梗死患者临床上可出现意识丧失、持续性动作、语言障碍等;尾状核梗死患者症状表现不尽相同,其特征性表现为对侧肢体舞蹈症,另外还可出现行为改变及情感淡漠等。

7. 小脑梗死

小脑梗死的临床症状缺乏特异性,临床上多借助影像学检查以进一步确诊。小脑梗死患者多起病较急,首发症状往往为眩晕、恶心和呕吐,出现共济失调,若脑水肿压迫第四脑室可出现梗阻性脑积水,患者可出现头痛、呕吐等颅内压升高的表现,严重者可出现意识障碍。

（三）诊断及治疗

1. 动脉粥样硬化性脑梗死诊断

1）好发于中、老年患者,60 岁以上多见,近年也有发病年龄前移趋势。

2）既往有导致脑梗死发病的危险因素,如高血压、高脂血症、糖尿病、动脉粥样硬化、吸烟、酗酒、血压降低等。

3）既往有 TIA 发作病史。

4）常于安静状态或睡眠时起病。

5）起病较缓慢,常于数小时到 1～2 天内病情进展到最高峰,病情进展迅速者多为完全性脑梗死。

6）患者多意识清醒,部分患者由于突发大面积脑梗死,或重症脑干梗死、小脑梗死,可出现意识障碍;局灶性定位体征明显。

7）实验室检查:头颅 CT 显示与梗死血管分布部位一致的低密度影,多呈扇形;头部 MRI 显示长 T_1、长 T_2 信号。

2. 动脉粥样硬化性脑梗死治疗

脑梗死按病程分期可分为:6 小时内为超早期,1～2 周为急性期,2 周到 6 个月为恢复期,6 个月以后为后遗症期。在制定治疗方案时,要视患者情况及分期实行个体化治疗,尤其要注意超早期与急性期的治疗。

（1）一般治疗

首先建议患者卧床休息,保证患者呼吸道通畅,若患者伴意识障碍则应给予气道支持及辅助通气治疗,同时加强对患者的护理,避免呼吸道及泌尿系统感染,勤翻身避免褥疮形成,加强患侧肢体活动避免深静脉血栓形成。

（2）调控血压

脑梗死患者在发病早期往往伴有血压不同程度的升高,此时根据患者血压升高的情况调节血压水平,降压平稳、缓慢,若患者收缩压≥200mmHg,舒张压≥110mmHg,或者伴有严重心功能不全、主动脉夹层、高血压脑病的患者则应给予缓慢降压治疗。溶栓治疗前后的患者,若收缩压≥180mmHg 或舒张压≥100mmHg 应及时予降压治疗,防止继发出血。脑梗死恢复期患者,视患者情况,以将血压维持在正常水平为目标,通过口服降压药物,使患者血压平稳下降并维持在正常水平。

（3）控制血糖

脑梗死患者的血糖监测是非常有必要的,研究表明,血糖值过高或过低对缺血性脑损伤患者均会造成不良影响,已确诊糖尿病的患者应及时予降糖治疗,未确诊糖尿病患者在脑梗死发生后也应进一步确定是否患有糖尿病,对于血糖值＞10mmol/L 的患者应予降糖药物,可维持血糖值在 7.7～10mmol/L,避免低血糖发生。低血糖患者及时补充 10%～20%葡萄糖。

（4）降血脂

对于血脂在正常范围内的缺血性脑卒中患者,如无禁忌应在脑梗死发生后予他汀类药物行降脂及稳定动脉斑块治疗,以降低脑卒中再发风险。

（5）控制感染

有明显意识障碍者及有肺部感染、褥疮、泌尿系统感染等情况者应予抗感染治疗。发热患者应引起足够重视，采用物理降温或口服退热药物降低体温。

（6）吞咽困难的处理

部分脑梗死急性期患者会出现吞咽障碍，而导致肺部感染、营养不良及水、电解质紊乱等情况；对于保留部分吞咽功能的患者建议经口进食并防止误吸，同时配合吞咽功能训练；吞咽功能障碍的患者应视情况尽早鼻饲进食。

（7）控制颅内压

颅内压升高是脑梗死患者常见的并发症之一，脑水肿在脑梗死发病后3～5天达到高峰，患者出现头痛、恶心、呕吐等颅内压升高的表现，此时应降低颅内压。

应嘱患者卧床休息，避免颅内压升高的因素，如情绪激动、用力排便等，视颅内压升高的情况酌情予脱水治疗，常用的脱水药物及应用建议如下：

1）甘露醇：为临床常用脱水药，其起效快，作用时间短，临床上可用20%甘露醇125～250ml快速静脉滴注。颅内压升高伴有脑疝形成者，可酌情增加使用剂量和频率，加快滴注速度。

2）呋塞米（速尿）：20～40mg静脉滴注，针对大面积脑梗死，在严密监测血压的前提下可每6～8小时1次，与甘露醇交替使用可降低不良反应。

3）甘油果糖：起效较慢（约30分钟），维持时间较长，常用250～500mg静脉滴注，每日1～2次；其作用温和，对肾功能不全患者也适用。

4）其他：七叶皂苷钠也可用于脱水治疗，常用10～20mg加入5%葡萄糖或生理盐水250ml静脉滴注，每日1～2次；其他药物还包括白蛋白。

（8）溶栓和脑血管机械取栓治疗

近年研究证实，在患者发病后4.5～6小时之内予积极溶栓治疗对于恢复缺血脑组织周围半暗带区域脑组织细胞血供、减少病死率、改善患者预后都有积极的意义。常用的溶栓药物有重组组织型纤溶酶原激活剂（recombinant tissue-type plasminogen activator，rt-PA）、尿激酶（urokinase，UK）等。

使用rt-PA溶栓的适应证：①有急性缺血性脑卒中导致的神经功能缺损；②发病在4.5小时内；③年龄≥18岁；④患者或家属知情同意。

使用rt-PA溶栓的禁忌证：①颅内出血（包括脑实质出血、脑室内出血、蛛网膜下腔出血、硬膜下血肿或硬膜外血肿等），既往有颅内出血史；②近3个月有严重头颅外伤史或卒中史；③颅内肿瘤、巨大颅内动脉瘤；④近期（3个月）有颅内或椎管内手术；⑤近2周内有大型外科手术；⑥近3周内有胃肠或泌尿系统出血；⑦活动性内脏出血；⑧主动脉弓夹层；⑨近1周内有在不易压迫止血部位的动脉穿刺；⑩收缩压≥180mmHg和（或）舒张压≥100mmHg；⑪急性出血倾向，包括血小板计数低于$100×10^9$/L或其他情况；⑫24小时内接受过低分子量肝素治疗；口服抗凝剂且INR>1.7或凝血酶原时间（PT）>15秒；48小时内使用凝血酶抑制剂或Ⅹa因子抑制剂，或各种实验室检查指标异常［如活化部分凝血活酶时间（APTT）、INR、血小板计数、蛇静脉凝结时间（ECT）、凝血酶时间（TT）或Ⅹa因子活性测定等］；⑬血糖<2.8mmol/L或>22.22mmol/L；⑭头CT或MRI提示大面积梗死（梗死面积>1/3大脑中动脉供血区）。

使用rt-PA静脉溶栓方法：静脉输注0.9mg/kg，最大剂量不超过90mg/kg，首先静脉推注

10%，于 1 分钟内推完，剩余部分于 60 分钟内静脉滴注完毕，结束后用生理盐水冲管；建议收入卒中单元观察治疗。

UK 溶栓适应证：①有缺血性脑卒中导致的神经功能缺损症状；②发病在 6 小时内；③年龄在 18～80 岁；④意识清楚或嗜睡；⑤脑 CT 无明显早期脑梗死低密度改变；⑥患者或家属知情同意。

UK 溶栓禁忌证：同上述发病 4.5 小时内 rt-PA 静脉溶栓的禁忌证。

使用 UK 静脉溶栓方法：UK100 万～150 万 U 加入 100～200ml 生理盐水中静脉滴注 30 分钟，其间密切监测患者情况，建议转入卒中单元治疗。

脑血管机械取栓治疗：对于发病 6 小时内且伴有前循环大动脉闭塞的患者，可在 4.5 小时内静脉溶栓的基础上，进一步桥接机械取栓治疗。对发病 6～16 小时大血管（颈内动脉或大脑中动脉 M1 段）闭塞，符合 DEFUSE-3（endovascular therapy following imaging evaluation for ischemic stroke 3）筛选标准的患者，如年龄≤90 岁且 NIHSS 评分≥6 分；梗死容积<70ml 与低灌注体积/梗死核心体积>1.8；对发病 6～24 小时符合 DAWN 研究筛选标准的患者，均可行脑动脉机械取栓治疗，有助于改善预后。

（9）降纤治疗

较多研究显示脑梗死患者急性期可出现血液黏稠度增加和血浆内纤维蛋白原升高的情况。对于不适合溶栓且经过严格筛选的脑梗死患者，尤其是伴有高纤维蛋白原血症者可选用降纤治疗。常用降纤药物包括巴曲酶、降纤酶、蕲蛇酶等，在应用时应严格把握其适应证和禁忌证，监测血浆纤维蛋白原浓度，防止出血。

（10）抗凝治疗

目前脑梗死急性期应用抗凝药物的治疗方法仍然存在争议。抗凝药物的临床作用是控制血栓形成进展，预防脑卒中再发和深静脉血栓形成，常用的抗凝药物有肝素、低分子量肝素、华法林，新型抗凝剂如达比加群酯、利伐沙班、阿加曲班等，在应用时应严格把握其适应证和禁忌证，同时关注有无出血倾向。

（11）抗血小板治疗

临床上对于无禁忌证患者，在发病 48 小时内（溶栓患者通常建议 24 小时后）尽早使用阿司匹林等抗血小板药物治疗，对于缺血性脑卒中患者，阿司匹林对于改善病死率及致残率均有一定效果，临床上可选择单用阿司匹林或阿司匹林与氯吡格雷等药物联合应用。

（12）扩容

目前未有明确证据显示在缺血性脑卒中早期开展扩容治疗对于改善患者预后的效果，但对于因脑血流低灌注引起的脑梗死和分水岭脑梗死患者可酌情考虑扩容治疗，但要注意存在出现脑水肿等并发症的风险。

（13）中药治疗

目前临床上已有部分中药应用于临床治疗中，包括单药或多成分组合药物，如丹参、川芎嗪、银杏叶制剂等，其在临床应用中已显示出对改善缺血性脑卒中患者预后的作用。

（14）神经保护治疗

神经保护药物通过挽救缺血受损细胞，减少细胞损伤，促进脑组织代谢等途径帮助改善脑梗死患者预后，但目前仍缺乏足够证据证明其临床作用。常用的神经保护类药物有钙离子通道阻滞剂、自由基清除剂、胞磷胆碱等，此外亚低温治疗和高压氧治疗的疗效及安全性还需开展高质量的随机对照试验进一步证实等。

（15）外科治疗

对于无症状的颈内动脉狭窄＞70%患者，药物治疗无效后可行颈内动脉内膜切除术，还可考虑血管内介入治疗，术前应评估双侧颈内动脉血流情况。

（16）康复治疗

康复治疗的目的在于减少脑损伤疾病对患者生活质量的影响，康复治疗是一个持续的过程，在治疗上不仅要从运动功能的恢复方面入手，还应考虑患者语言及社会心理功能恢复方面的问题。

二、进展性脑卒中

（一）病因

进展性脑卒中（stroke in progression，SIP）通常指在脑卒中发病 1 周内患者临床症状和体征呈逐渐进展或阶梯式加重。目前进展性脑卒中病因尚未完全明确，目前研究认为影响 SIP 的危险因素有以下几个方面：

1. 血压下降

目前临床认为血压下降对于脑卒中早期患者造成很大影响，可能是导致 SIP 发生的重要原因之一。脑卒中早期血压的下降会使有脑动脉粥样硬化基础改变的动脉远端血管血流量减低，继而导致该处脑组织灌注不足，可能影响脑卒中早期缺血半暗带区域血供，进一步加快脑组织损伤，或影响其他脑供血不良区域的血流造成脑梗死形成。在某种范围来讲，脑梗死患者早期收缩压越高，其安全性越高，这也是缺血性脑卒中早期患者治疗时可将血压维持在较高水平的原因之一。

2. 糖尿病

糖尿病作为缺血性脑卒中的独立危险因素，目前研究认为血糖过高可诱发或加重脑卒中，其对 SIP 的影响机制目前有几种主要理论：糖尿病可使血管壁损害，致动脉硬化形成，诱发或加重缺血性脑卒中进程；血糖升高造成的局部血流缓慢可能会加重缺血性脑卒中患者病情进展，诱发缺血半暗带区域的脑组织进展为梗死灶；血糖升高可导致血液中老化红细胞聚集性增加，增大梗死灶的面积，诱发脑水肿。

3. 发热

缺血性脑卒中急性期患者，尤其是 24 小时内出现发热情况，常为重要的危险预警因素，多提示脑梗死面积增大及神经功能缺损症状加重。脑卒中急性期体温升高的程度与患者预后不良的风险性是存在阶梯性关系的，通常体温每升高 1℃，脑卒中预后不良的风险性就增加 8.2 倍，发热与缺血性脑卒中进展的发病机制尚未完全阐明，其中发热导致的脑代谢加快是可能因素之一。

4. 其他

其他可能病因还包括感染、炎性反应及其他生物化学因素，生物化学因素包括纤维蛋白原升高、兴奋性氨基酸聚集和铁蛋白的升高、同型半胱氨酸水平升高等。

（二）临床表现

SIP 发生的部位多位于有脑动脉粥样硬化改变的大动脉上，尤其以大脑中动脉起始部和主干支发生较多，大动脉的狭窄和阻塞一般导致大面积脑梗死，继而发展为脑水肿，导致病情的加重。SIP 的临床症状表现是在缺血性脑卒中基础上出现的，以肢体运动功能损伤加重或合并其他症状为主，症状包括出现意识障碍或加重、上肢和（或）下肢运动功能受到影响或加重、言语障碍进展、眼球运动异常进展。

（三）诊断及治疗

1. 诊断

SIP 的诊断目前国内外医学界还没有统一标准，主要集中在进展的时间窗和神经功能缺损程度的评定不同上。临床上卒中进展常发生于起病后数小时至 1 周以内，其中发病后 48～72 小时为卒中加重常见的时间节点。关于对 SIP 病情严重程度的评定，目前常用 NIHSS（NIH stroke scale）评分即美国国立卫生院神经功能缺损评分、SSS（Scandinavian stroke scale）即斯堪的纳维亚卒中量表等进行评定。以 NIHSS 评分进行评定时如果较基线增加 2 分或 4 分以上考虑为 SIP。如果应用 SSS 评分进行评定，患者在意识水平、肢体活动、眼球运动等项目增加 2 分以上或言语障碍评分增加 3 分以上考虑存在进展。

2. 治疗

（1）血管再通治疗

包括静脉溶栓治疗和脑血管机械取栓治疗。目的是使闭塞的血管再通，挽救缺血区半暗带，改善缺血区域血供，进一步阻止缺血性脑卒中的进展。临床常用的溶栓药物有 rt-PA 和 UK。血管再通治疗要严格掌握其适应证和禁忌证。

（2）抗凝及降纤治疗

在临床上为防止血栓进一步扩大，常应用抗凝及降纤治疗。常用的抗凝药物为肝素、低分子量肝素。低分子量肝素使用较为简便，方法为低分子量肝素 4000U 腹部皮下注射，日 1～2 次。临床常用降纤药物包括巴曲酶、降纤酶等。有研究显示，低分子量肝素及降纤药物联用的治疗方法较单用低分子量肝素对 SIP 神经缺损症状改善可能有更好的疗效。

（3）改善脑血流量

缺血性脑梗死导致损伤的主要形式是血栓阻塞动脉导致局部脑血流量减少，因此改善局部区域低灌注的治疗方法是合理的。临床上改善脑血流量的途径包括使闭塞血管再通（如溶栓和颈动脉内膜剥脱术等）、扩容以增加脑灌注量（如应用羟乙基淀粉）、针对性改善脑灌注（如应用丁基苯肽）。

（4）调控血压

对于 SIP 患者的血压调控方案，大部分学者认为可适当维持血压在较高水平以保证脑组织血液灌注状态，原则上收缩压≥200mmHg 或舒张压≥100mmHg，或伴有严重心功能不全、主动脉夹层、高血压脑病的患者可予谨慎降压治疗，必要时可予短效降压药物，同时观察血压情况。

（5）防治感染

感染及炎症导致的发热对脑卒中患者有很大影响，临床上常见的肺部感染、褥疮等患者都应及早予抗生素治疗。

（6）控制血糖

缺血性脑卒中发病后患者往往会出现血糖升高的情况，血糖升高会引起并发症或进一步加重病情，因此对于血糖升高患者均应予降糖治疗。

（7）治疗脑水肿

临床上是否应用脱水治疗视患者梗死灶大小、脑水肿程度等因素决定，对于大面积脑梗死和病情进展疑有并发脑疝风险者建议行脱水治疗。

三、分水岭脑梗死

脑动脉交界处毛细血管吻合网常呈带状分布，称为分水岭、低压带或边缘带。分水岭脑梗死指发生在脑内较大动脉供血区之间边缘带的缺血性脑组织改变，最常见于动脉皮质供血区之间和动脉皮质与深穿支供血区之间，还可见于基底节区小动脉供血区之间和小脑主要供血区的边缘带组织。

（一）病因

1. 脑动脉病变

脑动脉病变指由包括脑动脉硬化、动脉炎等多种原因导致的脑动脉狭窄，其中脑动脉粥样硬化导致的动脉狭窄最为多见。以往脑动脉狭窄均是通过尸检发现的，近年来由于辅助检查手段的增加和日益完善，临床上脑动脉狭窄的检出率也在不断提高，这对于我们充分认识和研究分水岭脑梗死创造了条件。

2. 低血压和有效循环血容量不足

临床上有多种病因可导致体循环低血压的形成，如大量脱水、休克、严重心律失常、降压药物使用不当、心脏外科手术等，这些病因均可导致射血分数降低，使有效循环血容量不足。脑分水岭区侧支循环不丰富，易受体循环低血压及有效循环血容量不足的影响，当动脉血管狭窄程度＞50%，血管远端压力便会受到影响，加之脑动脉硬化，极易在脑动脉供血区远端出现缺血缺氧的情况，导致分水岭脑梗死的发生。

3. 微栓塞

栓子可来源于心脏附壁血栓、大动脉粥样硬化斑块、胆固醇结晶、癌瘤栓子等。微栓子进入分水岭区软脑膜血管，多位于大脑前动脉与大脑中动脉交界处，易引起动脉血管闭塞。

导致分水岭脑梗死发生的病因复杂多样，加之老年患者常伴其他基础病因，一般认为双侧对称性分水岭脑梗死的发生多与血流动力学障碍有关，单侧多被认为由脑动脉改变、低血压和微栓塞导致。造成分水岭脑梗死的危险因素除高血压、高脂血症、糖尿病、吸烟、酗酒、大量脱水等常见缺血性脑卒中危险因素以外，还包括各种原因引起的低血压。其中有近一半的患者因低血压诱发分水岭脑梗死。

（二）临床表现

中、老年患者多见，既往可有高血压动脉硬化、糖尿病、冠心病、长期大量饮酒及 TIA 病史，部分患者曾出现波动性低血压和晕厥，多为急性起病，患者一般不伴有意识障碍，可影响肢体运动功能、语言功能，出现视物模糊、偏盲等，另有少部分患者出现精神症状、多动、二便障碍等。临床表现视脑组织坏死区域不同而异。

1. 皮质前型

病灶多位于额中回附近，半数以上患者出现偏瘫而不伴有感觉障碍，瘫痪程度往往上肢重于下肢或仅单侧上肢瘫痪，部分患者出现言语障碍（约占 30%），表现为运动性失语，少数患者记忆力及反应程度受到影响，有些患者未出现明显神经系统体征，仅表现轻度反应迟钝，若为双侧梗死，患者可表现出明显的认知功能障碍。

2. 皮质后型

皮质后型分水岭脑梗死患者多不会出现偏瘫，可出现偏盲及精神症状，为该型较具特征性的临床表现。约60%患者可出现偏盲或象限盲，其中大部分出现偏盲，若病灶位置位于顶枕交界区则出现下 1/4 象限盲，病灶位置位于颞枕交界区则出现上 1/4 象限盲，病变累及枕叶则出现偏盲。其他临床表现还包括 47%患者可出现记忆障碍，30%左右患者表现出格斯特曼综合征，20%～25%患者可有命名障碍、感觉性失语、超皮质性感觉失语、运动性失语（20%左右）、超皮质性运动性失语。

3. 其他

1）皮质上型：表现为上肢运动功能障碍为主的瘫痪及感觉障碍。

2）皮质下前型：主要为一过性的构音障碍、轻偏瘫、共济失调、偏侧舞蹈症及多动症。

3）皮质上下型：较严重的偏瘫、偏身感觉障碍、构音障碍，病损累及双侧可出现假性延髓麻痹及四肢瘫。

4）皮质下外侧型：一过性轻瘫或无症状。

（三）诊断及治疗

1. 诊断

分水岭脑梗死患者临床表现往往缺乏特异性，若要进一步确诊则主要依靠影像学检查。对疑似分水岭脑梗死患者，除进行常规头颅 CT 及 MRI 检查外，还可用 TCD、颈动脉超声、CTA、MRA、DSA 进一步诊察。TCD 可检出颅内动脉狭窄，颈动脉超声常用于检测颅外动脉狭窄。

2. 治疗

主要针对原发病及导致缺血性脑卒中的危险因素进行治疗，预防卒中再发（详见本章动脉粥样硬化性脑梗死治疗）。

四、腔隙性脑梗死

腔隙性脑梗死又称小动脉闭塞型脑梗死，指在长期高血压等危险因素的影响下，大脑半球或脑干深部动脉血管壁损害，管腔闭塞导致局部脑组织缺血性坏死改变，出现急性神经功能损害的临床表现，其梗死灶直径通常小于 15mm。腔隙性脑梗死多指小动脉闭塞性脑梗死。

（一）病因

目前认为高血压小动脉硬化为其主要病因。年龄和相关危险因素均可导致小动脉硬化形成，主要的危险因素包括年龄、高血压、糖尿病、吸烟及家族病史等，而长期大量饮酒、高脂血症、既往脑卒中病史等影响较小。脑深部的小梗死灶和皮质下梗死灶往往是因小穿通动脉闭塞引起，在长期高血压环境下，靠近主干的小穿通动脉易发生玻璃样改变和微粥样硬化斑块等病理改变，出现小动脉狭窄与阻塞，引起该部位低灌注失去供血坏死，随梗死软化灶的吸收而遗留腔隙性囊腔。目前多认为小动脉粥样硬化斑块是导致该病的主要原因。某些腔隙性脑梗死患者小动脉血管未见改变，推测可能原因为动脉粥样硬化斑块脱落或心源性栓塞阻塞穿通动脉。

（二）临床表现

1. 一般特点

本病多见于中、老年，其中男性多于女性，该病首次发病的平均年龄为 65 岁，随着年龄的增加，其发病风险也相应升高。患者既往多有高血压病史，也可伴有糖尿病、血脂异常、同型半胱氨酸增高等，多急性卒中样起病，出现偏瘫或偏身感觉障碍等局灶性体征，但症状表现较单一，且运动功能及感觉功能影响较轻，患者一般很少出现头痛、恶心、呕吐等颅内压升高及意识障碍的情况，可伴有头晕、乏力、困倦等体征。部分患者并未出现神经功能受损体征，有时可通过头颅 CT 或 MRI 检查发现梗死灶。腔隙性脑梗死患者一般预后较良好。

2. 常见临床表现

腔隙性脑梗死患者临床表现复杂多样，部分患者无明显症状表现，Fisher 通过临床分析及研究总结了 21 种分型，主要详述以下 5 种常见类型。

1）纯运动性轻偏瘫：为最常见的类型，半数以上患者出现单纯运动功能障碍，表现为病灶对侧上下肢瘫及面舌瘫，多为均等性偏瘫，可为完全性瘫痪，多数为不完全性瘫痪，病灶位于内囊、放射冠、脑桥、延髓等部位，累及皮质脑干束及皮质脊髓束，感觉系统、语言功能及视觉系统未受影响，多不出现小脑病变体征（眩晕、眼球震颤等）。患者多急性起病，发病后遗留肢体运动不利。

2）纯感觉性脑卒中：表现为单纯感觉系统障碍而不出现运动功能受损体征，感觉系统障碍可表现为偏身或面部感觉功能减退或异常，患者多主观感觉患侧肢体或面部麻木、疼痛、烧灼样、僵硬、沉重感等。病变部位多为对侧丘脑。

3）共济失调性轻偏瘫综合征：患者除出现一侧肢体运动功能障碍外还出现共济失调体征，运动功能障碍多表现为患侧上下肢及面部轻瘫，且下肢重于上肢及面部，出现一侧肢体力量减退、站立不稳、眩晕、眼震等。指鼻试验、跟膝胫试验等神经功能检查呈阳性，病变部位可位于放射冠、脑桥基底部和内囊后肢。

4）构音障碍-手笨拙综合征：患者出现构音障碍、吞咽功能障碍（饮水呛咳）、病灶对侧中枢性面舌瘫、手部动作笨拙和力量减弱，尤其手部做精细动作时有明显障碍，神经系统查体可见指鼻试验阳性及锥体束征。病变位于内囊前肢或膝部、脑桥基底部。

5）感觉运动性卒中：以感觉障碍及运动功能障碍共见。出现病灶对侧肢体感觉功能减退或感觉异常，病灶对侧手部无力，精细运动功能差，患者多以感觉系统功能障碍为早发表现，继而出现运动功能障碍。病变位于丘脑并累及邻近内囊部。

（三）诊断及治疗

1. 诊断

本病常见于中、老年患者，既往有高血压、糖尿病、高脂血症等危险因素病史，多为急性起病，患者出现一侧肢体及面部运动功能障碍或感觉障碍等神经功能损伤的临床表现，一般无意识障碍，结合影像学检查，头颅 CT 或 MRI 可见与临床症状一致部位的局灶神经功能损伤，且梗死灶直径多＜1.5cm，即可进一步明确诊断。

2. 治疗

腔隙性脑梗死治疗原则及方法与动脉粥样硬化性脑梗死类似，临床上可参考治疗（详见本书相关章节）。该病的治疗重点是防治原发病，由于腔隙性脑梗死多为由高血压导致的深穿支小动脉粥样硬化，因此对缺血性脑卒中患者及早施予降压治疗可降低脑卒中复发风险，改善预后。部分脑梗死患者早期临床症状较轻，不易与腔隙性脑梗死相鉴别，造成忽视而延误了脑梗死的早期治疗，因此对于出现神经功能局灶性体征的患者，符合溶栓适应证者予以溶栓治疗是合理的。建议短期采用双抗血小板治疗（阿司匹林联合氯吡格雷）。

五、脑　栓　塞

脑栓塞指各种原因进入血液中的栓子随血流进入脑内动脉，引起血管急性狭窄或闭塞，导致相应脑组织血供减少而出现相应部位神经功能缺损的急性临床表现。栓子可分为心源性、非心源性和不明来源三类，临床上由心源性栓塞导致的脑栓塞疾病较多见，心源性栓塞多由心脏附壁血栓脱落引起，其他非心源性栓子如脂肪、空气、癌瘤细胞等均可导致脑栓塞发生。

（一）病因

引起心源性栓塞的栓子多由心脏内膜表面脱落的附壁血栓或心脏瓣膜病形成的赘生物组成。心房颤动是因心房、心室附壁血栓脱落造成脑栓塞的最主要病因，其他心脏系统疾病如风湿性心脏病、扩张型心肌病、心脏黏液瘤、感染性心内膜炎、急性心肌梗死、心力衰竭、心脏外科手术、先天性心脏病、病态窦房结综合征等。

1. 心房颤动

心房颤动是造成心源性脑栓塞最常见的原因，心房颤动导致的血流缓慢及淤滞进一步促进了血栓的形成。近年来临床研究发现，由非瓣膜病引起的脑栓塞呈增多趋势，如心肌梗死、心肌病、充血性心力衰竭等伴发心房颤动者，造成的脑栓塞在临床上约占 70%，尚有 10% 患者发生脑栓塞但临床上并未检查出心房颤动。

2. 急性心肌梗死

急性心肌梗死导致的脑栓塞在临床上也极为多见,急性心肌梗死患者由于心功能减退使血流缓慢呈高凝状态,更易形成附壁血栓,若伴有急性心力衰竭或梗死面积较大,容易诱发血栓脱落,在心尖部或左室等部位形成的血栓,脱落后随血液流动到达脑动脉血管。急性心肌梗死的患者在发病后,血栓形成更为常见,出现脑栓塞的概率大大增加,尤其在发病数小时或数天内,栓塞情况在全身各处均可发生。

3. 心脏瓣膜病

心脏瓣膜病如二尖瓣狭窄、二尖瓣脱垂、二尖瓣钙化等,引起脑栓塞最常见的心脏瓣膜病为风湿性心瓣膜病和先天性心脏瓣膜发育异常,近年来由于检查及防治手段的增多,上述两类疾病已逐渐减少,约占全部脑栓塞的 20%。心脏瓣膜病变导致的瓣膜狭窄可使血流缓慢,加之瓣膜表面粗糙,更易使血栓形成并黏附于瓣膜表面,若因心脏瓣膜病导致心房颤动,血流动力学改变易导致血栓脱落,从而造成血栓栓塞性疾病。

4. 感染性心内膜炎

感染性心内膜炎多在心脏内膜表面形成赘生物,内含病原体,因其外部由纤维素包裹,抗生素类药物往往治疗效果不佳。因金黄色葡萄球菌引起的感染性心内膜炎形成的栓子脱落后,进入脑血管,多造成较大面积脑梗死,其他多在脑内表现为多发小梗死灶,栓子内炎性物质释放易损伤血管内膜,继发出血性脑卒中。

5. 非心源性脑栓塞

其他非心源性栓子引起的脑栓塞,部分栓子来源于大动脉粥样硬化形成的斑块,其脱落后导致脑栓塞,少部分特殊物质构成的栓子如羊水进入血液造成羊水栓塞,脂肪栓塞,癌瘤细胞入血导致栓塞,空气栓塞等。

尚有部分不明原因脑栓塞临床上未查明栓子来源。近期研究发现,因先天性卵圆孔未闭或缺损导致静脉栓子移行至脑动脉造成的脑栓塞称为反常栓塞,另有部分患者因心房黏液瘤破裂导致脑缺血栓塞性改变。

（二）临床表现

脑栓塞的发病未见明显高发年龄层,各年龄段均可发病,但发病原因不同,青年发病多因风湿性心瓣膜病导致,且女性发病多于男性;老年人发病多因非瓣膜性心房颤动或急性心肌梗死导致,患者既往多有心血管系统疾病病史;儿童或幼儿发病多因先天性因素导致,如反常栓塞。

脑栓塞患者起病多无明显诱因及条件,安静或活动时均可发病,活动时发病较具特征性,疾病发展迅速,往往在起病数分钟内即达到最高峰,若为主干动脉梗死多或继发脑血管痉挛者往往病情迅速发展,患者出现意识障碍及神经功能损伤表现,但多数患者病情波动较大,因栓子移动而出现血管再通,脑组织缺血情况迅速得到缓解,意识障碍等体征也随之消失;部分患者因栓塞后继发症状性出血或栓塞后由于血小板聚集等反应造成新一轮血栓形成,有时随栓子移动可造成多次血管栓塞,往往预后不良;由于病情进展迅速,易出现血管痉挛,因而脑栓塞急性期患者出现头痛和癫痫发作较为多见。

患者局灶神经功能损害的表现和影像学检查所见结果与动脉粥样硬化性脑梗死无明显差别，神经功能损害的体征视梗死部位不同而存在差异。常见的临床表现有单侧肢体运动功能障碍，瘫痪程度多上肢重于下肢，还可出现不同程度的感觉障碍及偏盲、偏视等视觉障碍，也可影响语言功能出现各种失语。

非瓣膜性心房颤动造成的脑栓塞在中老年人群中最为多见，临床研究调查表明，具有心房颤动病史的患者，无论是阵发性心房颤动还是持续性心房颤动，其脑栓塞风险均提升且发病概率无显著性差异。急性心肌梗死患者在发病后 20 天内出现脑栓塞概率较高，而急性心肌梗死发病前也多见心源性脑栓塞。

大多数患者可以明确病因，因具有可导致脑栓塞发作的病史，如心房颤动、感染性心内膜炎、风湿性心脏瓣膜病、先天性心脏病等病史。脂肪栓塞可能前期存在长骨骨折及手术史，肺栓塞患者特征性临床表现多为咳嗽、呼吸困难等肺部功能受损体征，若因大动脉粥样硬化斑块脱落导致脑栓塞，前期或发病后可通过检查发现存在血管杂音。

（三）诊断及治疗

1. 诊断

根据患者起病急骤，局灶性神经功能损伤症状在数秒至数分钟内即达到高峰，既往患者存在导致栓子形成的基础病因或危险因素，如心源性脑栓塞患者既往可有心血管系统疾病病史，患者出现一过性意识障碍及神经功能损伤的临床表现，结合心房颤动或患者存在急性心肌梗死病史，头颅 CT 及 MRI 检查排除脑出血及其他相关疾病即可初步诊断为心源性脑栓塞，若患者除脑栓塞外还合并其他部位梗死则诊断更加明确。此外心源性脑栓塞在诊断过程中还应明确区分其与动脉粥样硬化性脑梗死，依靠查找患者既往存在的导致脑栓塞的病史或危险因素，辅助检查证实与局灶性神经功能损伤症状表现相对应，大血管部无严重动脉粥样硬化改变及狭窄，则更能明确诊断。

2. 治疗

（1）针对脑梗死的治疗

脑栓塞的治疗与动脉粥样硬化性脑梗死基本一致（可参考本章相关内容），主要治疗原则是改善脑循环、缓解脑水肿、预防及治疗并发症，改善预后。对于明确心源性脑栓塞患者，在治疗时应注意衡量心脏功能；脑栓塞在急性期并不建议过早应用抗凝药物治疗，因为可增加出血风险；因心房颤动引发的心源性脑栓塞，一般可在患者发病 4～14 天酌情予抗凝药物；若患者并发症状性出血，则应在病情稳定后视患者情况开展抗血小板治疗，4 周内均不推荐抗凝治疗；无症状性出血患者药物应用时间则通常不受限。

（2）原发病治疗

针对脑栓塞的治疗，除治疗脑梗死引发的症状外，对原发病的治疗和控制对于改善患者整体情况、防止脑卒中再发、改善患者预后有积极意义。心源性脑栓塞患者应改善心功能，由感染性心内膜炎导致的脑栓塞患者不予抗凝及抗血小板药物治疗，应予抗生素治疗。视患者原发病情况选择合适的治疗方案。

六、脑 干 梗 死

（一）病因

脑干梗死为脑梗死的一种类型，梗死部位为椎基底动脉系统及其分支，指由该部位血管因动脉硬化、炎症、痉挛等引起狭窄或闭塞导致的急性脑组织缺血性综合征，影响部位包括脑桥、中脑、延髓。其主要病因是椎基底动脉系统及其分支的狭窄或闭塞。造成狭窄或闭塞的病因与动脉粥样硬化性脑梗死相同，如脑动脉粥样硬化、高血压、糖尿病、高脂血症等均为危险因素（可参考本章相关内容）。

（二）临床表现

就脑干梗死损伤的部位，即脑桥、中脑、延髓部梗死导致不同的临床表现及其可能导致的并发症进行叙述，有以下几个方面：

1. 基底动脉尖综合征

因基底动脉尖端分出小脑上动脉和大脑后动脉，因此其梗死后临床表现包括意识障碍、肢体瘫痪、视觉系统障碍（包括眼球运动障碍、对侧偏盲和皮质盲、瞳孔异常、动眼神经麻痹等）、记忆力减退、觉醒和行为异常等。

2. 中脑梗死

中脑梗死患者临床表现为复合性眼球运动障碍，包括垂直注视运动障碍、俯视障碍、一侧或双侧瞳孔散大伴对光反射消失；共济失调，患者出现病灶侧或病灶对侧或双侧小脑性共济失调，双侧病变患者除有共济失调症状表现外还可出现动作性震颤；嗜睡、昏睡或昏迷。

中脑梗死常见综合征：

1）大脑脚综合征：由中脑基底部损伤所致，临床表现为同侧动眼神经麻痹及对侧肢体瘫。

2）红核综合征：病变位于中脑被盖部，出现同侧动眼神经麻痹、对侧肢体感觉障碍及运动过度或手足徐动。

3）红核下部综合征：病变位于中脑被盖部，出现同侧动眼神经麻痹、对侧肢体共济失调。

3. 脑桥梗死

典型临床表现包括眼球运动障碍、肢体瘫痪、伸舌困难、构音障碍、去大脑强直发作等。

脑桥梗死常见综合征：

1）脑桥腹外侧综合征：表现为病灶侧眼球外展不能（展神经麻痹）、病灶侧周围性面瘫（面神经核损伤）、病灶对侧肢体中枢性瘫痪（锥体束损伤）及感觉障碍（脊髓丘脑束及内侧丘系损伤）。

2）脑桥腹内侧综合征：表现为病灶侧眼球外展不能（展神经麻痹）、病灶侧周围性面瘫（面神经核损伤）、病灶对侧肢体中枢性瘫痪（锥体束损伤）、两眼向病灶对侧凝视（脑桥侧视中枢及内侧纵束损伤）。

3）脑桥被盖下部综合征：又称小脑下动脉综合征，表现为眩晕、恶心呕吐、眼球震颤等前庭神经损伤表现及患侧共济失调、患侧眼球外展不能和患侧面瘫（展神经及面神经核损伤）、两眼向病灶侧注视不能（脑桥侧视中枢及内侧纵束损伤）、交叉性感觉障碍、病灶对侧深感觉减退（内侧丘系损伤）、患侧 Horner 征。

4）闭锁综合征：又称去传出状态，为脑桥基底部病变所致。临床表现为只保留眼球上下运动功能，四肢瘫痪，吞咽及语言功能丧失，面部无表情，但意识清楚，言语理解正常，只能依靠眼球运动与外界沟通，患者常被误以为处于昏迷状态，依靠脑电图可与之鉴别。

4. 延髓梗死

主要表现为延髓背外侧综合征的临床表现。

延髓梗死常见综合征：

1）延髓背外侧综合征：眩晕、恶心呕吐、眼球震颤等前庭神经损伤表现及患侧共济失调、吞咽困难和构音障碍（疑核损伤）、病灶对侧肢体病温觉减退或消失（脊髓丘脑束损伤）、患侧 Horner 征。

2）延髓内侧综合征：舌下神经损伤导致的病灶侧舌下神经迟缓性瘫及肌肉萎缩，病灶对侧肢体瘫（锥体束损伤），对侧触觉、位置觉、震动觉减退（内侧丘系损伤），眼球震颤（内侧纵束损伤）。

（三）诊断及治疗

1. 诊断

脑干梗死的诊断与动脉粥样硬化性脑梗死大致相同，有脑血管病发生的危险因素，卒中样起病。临床表现方面，脑干病变患者多表现为交叉性瘫，有脑干部缺血的症状和体征，结合颅底 CT 薄层扫描及 MRI 明确脑干区域相应部位存在梗死病灶即可进一步诊断。

2. 治疗

因脑干梗死患者病情多较严重，临床治疗上以内科对症治疗为主，监测生命体征，防治并发症；脑干位于深部且结构复杂，临床不建议外科手术治疗。

第三节　出血性脑卒中

一、壳核出血

壳核出血为脑出血中最常见的一种类型，由于为壳核供血的豆纹动脉为深穿支，从大脑中动脉呈直角发出，受到血流冲击较大，故豆纹动脉尤其是外侧支极易发生出血。

（一）病因

发病原因与出血性脑卒中（脑出血）相同。

（二）临床表现

患者发病时常出现头痛、恶心、呕吐，因脑膜受刺激和颅内压增高所致，血肿可局限于壳核，也可扩展至内囊或破入脑室等。因出血量不同可有不同临床表现：

1）出血量小时可仅表现为运动功能障碍。

2）出血量中大时可出现壳核出血典型的"三偏"症状，因血肿破坏或压迫内囊后肢所致，内囊后肢不完全损害可仅表现为偏瘫和偏身感觉障碍。血液扩展至蛛网膜下腔会出现脑膜刺激征。

3）出血量大时患者可出现意识障碍，累及优势半球可出现失语，累及非优势半球可出现结构性失用、失认和视野忽略等。

（三）诊断及治疗

1. 诊断

壳核出血与脑出血的诊断大致相同，多急性起病，患者既往有高血压等易患因素，可出现"三偏"症状，伴或不伴失语，结合头颅 CT 可明确诊断。

2. 治疗

本病治疗分为内科对症治疗和外科手术治疗两种方案。

1）内科对症治疗：主要是卧床休息、降低颅内压、控制血压、观察病情变化防止继续出血、防治并发症。

2）外科手术治疗：视患者具体情况而定。一般对于小量出血的患者，可考虑内科保守治疗；中等量以上出血，如壳核出血量≥30ml 时，或有脑疝形成风险的患者建议外科手术治疗。

二、丘脑出血

丘脑出血占全部脑出血的 10%～15%，由位于丘脑内侧的穿通动脉或位于丘脑外侧的膝状体动脉破裂出血引起。丘脑位于中脑前部，由内髓板将丘脑分为内外两部分，其内侧核群与边缘系统及网状结构相联系，外侧核群多支配身体感觉系统及语言功能。

（一）病因

发病原因与脑出血基本一致，主要是因高血压引起的动脉粥样硬化。

（二）临床表现

1. 运动及感觉障碍

其一般症状表现除有头痛、恶心、呕吐外，还会出现肢体运动功能障碍及感觉障碍，一般感觉障碍较运动障碍更明显，其一般特点为上肢感觉障碍较重，肢体远端较重，深浅感觉均可受累，但以位置觉、运动觉、震动觉受影响较大，因丘脑出血累及丘脑腹后外侧核和内侧核或影响到内囊部感觉传导纤维所致。部分患者丘脑出血累及内囊时影响肢体运动功能，导致对侧肢体分离性瘫痪，其瘫痪特征性表现为下肢重于上肢，上肢近端较远端重。

2. 特征性眼征

丘脑出血常出现眼球运动障碍，一度被认为是丘脑出血的特征性症状，表现为双眼上视不能或向内下方凝视（凝视鼻尖），视觉方面还可出现的症状有眼球向病灶侧凝视、瞳孔异常，表现为瞳孔缩小和对光反射消失，还包括偏盲及眼球会聚障碍，若影响到交感神经中枢则可出现 Horner 征。

3. 意识障碍及精神症状

因丘脑出血易影响到网状结构功能，故较壳核出血及脑叶出血患者更易出现不同程度的意识障碍。优势侧丘脑出血患者有时会出现持续几周的精神症状，因丘脑内侧出血影响到边缘系统及额叶皮质的正常传导功能，表现为情感表达障碍，如缄默、过度兴奋、消沉等人格改变，记忆力、计算力、定向力等认知功能也可受影响。

4. 语言障碍

部分患者可出现语言障碍，多见于丘脑外侧受损。若为优势半球受影响患者只出现失语，非优势半球或优势半球受影响均可表现为构音障碍。

5. 丘脑痛及丘脑手

丘脑出血患者在发病 6 个月至 1 年后，部分患者可出现患侧肢体发作性疼痛，疼痛剧烈，可呈烧灼样、撕裂样、胀痛感。患者多因肢体疼痛及感觉异常出现易怒、焦虑等情绪改变，一般止痛药物无效，临床发现应用抗癫痫药物有一定疗效。丘脑手往往表现为病灶对侧上肢挛缩，手腕屈曲、旋前，手指屈曲，一般同时伴有意向性震颤和舞蹈样动作。

（三）诊断及治疗

1. 诊断

突然起病，既往有高血压、动脉粥样硬化病史，出现头痛、呕吐、偏瘫和偏身感觉障碍，或出现特征性眼部表现及病灶对侧肢体分离性瘫痪，丘脑出血可能性大，结合影像学检查可进一步明确诊断。

2. 治疗

由于丘脑位于脑组织深部，手术治疗风险较大且不利于改善预后，临床上对于出血量＜15ml 者，可考虑内科治疗；若出血量≥15ml，患者颅内压升高易有伴发脑疝的风险，可行外科手术治疗，如骨瓣开颅血肿清除术，根据病情选择是否去骨瓣，建议丘脑出血患者采用部分去血肿的治疗方案；脑室钻孔外引流术，适用于血肿破入脑室，丘脑部血肿面积较小，但发生梗阻性脑积水并发颅内高压者。

三、脑 叶 出 血

脑叶出血即皮质下脑白质出血，占全部脑出血的 5%～10%，近年来由于影像学检查的发展和完善，对于脑叶出血的认识才更为全面，检出率也较前增加。脑叶包括额叶、顶叶、颞叶、枕叶，脑叶出血可呈单发，也可在不同脑叶多发，是临床常见的一种出血性脑卒中。脑叶出血中最常见的部位是顶叶，少量出血时可无明显局灶性神经功能受损体征，出血量较大时则可有脑叶受损表现。

（一）病因

1. 高血压脑动脉硬化

造成出血性脑卒中的原因大部分为长期脑出血导致脑内动脉粥样硬化改变，动脉血管玻璃样变性使其更易破裂出血。临床上因高血压导致脑叶出血的患者人群多为中老年人，以 50 岁以上者为多见。

2. 脑血管畸形

临床上因脑血管畸形导致的脑叶出血患者占所有脑叶出血的 8%～20%，多见于青年人，为先天性脑血管畸形导致，其中以脑动静脉畸形最为常见，是非高血压性脑叶出血的常见原因，临床常见好发部位按发病率排序分别为顶叶、额叶、颞叶、枕叶。

3. 脑淀粉样变性

老年人脑叶出血的发病原因多为脑淀粉样变性和脑动脉粥样硬化，脑淀粉样变性又称脑淀粉样血管病，是因体内蛋白代谢障碍产生的淀粉样物质累积在身体各处，包括脑内小动脉血管的血管壁，压迫细胞组织导致细胞坏死，导致脑内血管易发生破裂出血。脑叶中脑淀粉样变性的部位以顶叶及枕叶为多见，发病的老年人中以 60 岁以上者为多见，若患者脑叶出血伴有老年痴呆症，且既往无高血压病史，需证实其发病是否由脑淀粉样变性引起。

4. 血液病

各种血液病也是导致脑叶出血的病因之一，临床上约占全部脑出血的 5%，其部位以额叶最为多见，常见导致脑叶出血的血液病包括早幼粒细胞性白血病和急性粒细胞性白血病。

5. 其他原因

其他原因包括脑肿瘤（多为脑转移瘤）、烟雾病、肝硬化、滥用药物等。

（二）临床表现

脑叶出血患者症状多样，视病灶部位、血肿大小等存在差异。发病时临床可出现头痛、呕吐，约半数以上患者出现偏瘫及偏身感觉障碍，有时可表现为单一症状，如仅存在偏瘫或仅表现为感觉障碍，患者可无肢体运动障碍而仅出现中枢性面瘫或中枢性面舌瘫，或病灶对侧肢体仅出现上肢单瘫；患者可出现视觉障碍，表现为偏盲或象限盲、失语或轻度语言障碍、精神症状等；脑叶出血患者发生癫痫概率较一般脑出血患者高，可出现癫痫局限性发作或大发作，若血肿面积较大破入蛛网膜下腔，患者可出现脑膜刺激征和项强，脑脊液检查可见血性脑脊液。

1. 额叶出血

额叶出血患者最常表现为精神症状，如摸索和强握反射等，因额叶与人类高级精神活动密切相关；还可出现短期的侧视障碍，一般在发病 3 天内症状消失，患者表现为双眼向病灶侧凝视；常见的临床表现还包括病灶对侧肢体瘫痪，瘫痪程度往往上肢重于下肢及面部，也可仅出现单侧上肢瘫痪；部分额叶患者还可出现感觉障碍和 Broca 失语。

2. 顶叶出血

顶叶出血在脑叶出血中最为常见，脑水肿压迫中央前回时临床常见病灶对侧肢体轻偏瘫或单瘫，往往下肢重于上肢，患者中央后回受影响时一般出现复杂的感觉系统障碍，患者除存在深浅感觉障碍外，还常出现实体觉、定位觉及两点辨别觉等复合感觉障碍；非优势半球受累时可出现体象障碍，表现为对偏瘫侧肢体的不识症（对自身偏瘫侧肢体的不识和否认），出现身体左右定向障碍和患肢症（认为肢体缺失或增多）；部分患者可出现手指失认症（无法正确区分各手指及其用途）和结构失用症（对物体排列组合出现理解错误）；少部分患者出现偏盲或对侧下象限盲。

3. 颞叶出血

颞叶出血患者常出现失语，优势半球损伤时一般出现 Wernicke 失语，若优势侧血肿累及运动性语言中枢，则出现运动性失语，部分患者表现为混合性失语；少部分患者病灶累及中央前回可出现患侧肢体轻偏瘫；颞叶出血导致的视野缺损在临床也较为常见，多为病灶对侧上象限盲；因颞叶参与人类情感与心理活动，颞叶受损时患者可出现精神症状，部分患者可出现颞叶癫痫。

4. 枕叶出血

视野缺损在枕叶出血患者中均会出现，可为偏盲和下 1/4 象限盲，与颞叶、顶叶引起的偏盲不同，枕叶出血引起的偏盲为左右对称性偏盲，因而又称完全性偏盲。

（三）诊断及治疗

1. 诊断

患者突然出现头痛、呕吐、脑膜刺激征、失语或偏盲，伴或不伴偏瘫及偏身感觉障碍，结合影像学检查，头颅 CT 示脑叶部高密度影，即可进一步明确诊断。

2. 治疗

因脑叶较表浅，手术风险较小，临床上若患者出血量≥30ml 可考虑行外科手术治疗以清除血肿，尤其是非优势半球出血。

如脑血管造影发现动脉瘤，条件允许者应尽早行动脉瘤切除术或动脉瘤栓塞术；若脑叶出血因动脉瘤破裂所致，治疗目标是防止再次出血，可采取止血治疗，常用氨基己酸、氨甲苯酸等药物进行静脉滴注。

余治疗原则及方法同脑出血。

四、尾状核出血

尾状核是基底神经节的一部分，与豆状核共同构成纹状体，是锥体外系的重要组成部分之一，因其形似马蹄铁，呈头端膨大、尾端细小形态，故将尾状核分为尾状核头部、尾状核体部及尾状核尾部三部分，临床上尾状核出血较为少见，且绝大部分为尾状核头部出血。尾状核在解剖部位上与侧脑室全程伴行，尾状核头部突入侧脑室前角构成侧脑室前角外侧壁，故尾状核头部出血时多出现血肿从侧脑室前角破入脑室，临床症状与蛛网膜下腔出血相似。

（一）病因

与一般脑出血一致，半数以上尾状核出血患者均因高血压动脉硬化引起，尚有部分患者因脑血管畸形破裂引发出血，其他危险因素如脑动脉瘤、血液病等均可导致尾状核出血的发生。

（二）临床表现

临床上尾状核出血多发生于中老年人，以 50 岁以上者为多见，患者多于活动中起病，病情进展迅速，既往可有高血压、动脉硬化等导致脑出血的危险因素，患者可出现头痛、呕吐、颈项强直、精神症状，局灶性神经功能损害表现多不明显，血肿可局限于尾状核部，也可扩展至脑室、内囊、额叶、顶叶、颞叶等，具体临床表现视血肿侵及部位及出血量多少而异。

1. 局限性尾状核出血

因出血量较少，血肿仅局限于尾状核部，临床上并不多见，患者除有头痛、呕吐等表现外，主要表现为锥体外系症状，表现为病灶对侧肢体无力，运动过多过快（舞蹈症），部分患者可表现为齿轮样肌张力增高。

2. 尾状核出血向内破入脑室

尾状核头部为侧脑室，室内压力较低且室壁较薄，因此血液易破入侧脑室，若出血量较少，患者一般预后良好，除有头痛、呕吐外，还可出现轻度项强，若出血量较大，脑室内积血较多，可阻塞中脑导水管或第四脑室出口引起梗阻性脑积水，患者出现意识障碍，四肢瘫痪，严重者可出现四肢肌张力增高，双侧病理反射阳性等脑干受压的表现。

3. 尾状核出血向外压迫内囊

因尾状核头部与内囊前肢及膝部相邻，若血肿向外扩展压迫内囊，轻者可出现患侧肢体轻偏瘫和患侧中枢性面舌瘫，严重者可出现典型的"三偏"症状，即病灶对侧肢体瘫、病灶对侧感觉障碍、偏盲。

4. 尾状核出血累及额叶、顶叶、颞叶

临床上较为少见，若累及额叶，患者可出现失语、肢体运动功能障碍、共同偏视及精神症状；若累及顶叶可出现偏身感觉障碍、轻偏瘫、对侧下 1/4 象限盲；非优势半球受累可出现体象障碍；累及颞叶，患者可出现感觉性失语、精神症状、偏盲及癫痫等。

（三）诊断及治疗

1. 诊断

患者急性起病，既往有高血压病史，出现头痛、呕吐、脑膜刺激征，局灶性神经功能损害表现不明显，结合影像学检查，头颅 CT 显示尾状核部出现高密度影，即可明确诊断。

临床上因尾状核出血症状表现不具有代表性，且因累及部位及出血量不同，病情严重程度各异，需注意与蛛网膜下腔出血、壳核出血及各脑叶出血相鉴别，最可靠的鉴别方式为影像学

检查。

2. 治疗

尾状核出血的治疗与一般脑出血治疗基本一致。需要注意的是，因尾状核出血破入侧脑室者较为多见，血液进入蛛网膜下腔导致脑膜刺激征，患者表现的头痛及呕吐症状较其他类型脑出血更为明显，严重者出血量过多导致梗阻性脑积水，以上因素均可导致颅内压升高，因此在临床诊疗过程中需注意患者颅内压变化情况，可适当增加脱水药剂量，并配合镇静剂及止痛剂减轻患者痛苦；对出现梗阻性脑积水患者，为防止病情进一步进展，可酌情予腰椎穿刺术或侧脑室引流，减轻其对脑组织的压迫；患者如因出血量较大累及脑叶出现意识障碍等情况，可考虑行外科手术清除血肿。

五、屏状核出血

屏状核又称带状核，位于外囊和极外囊之间的扁平形灰质，外囊分隔屏状核和豆状核，极外囊分隔屏状核和岛叶，目前对于屏状核所属脑组织及其功能尚未完全阐明，有学者认为其所属纹状体，另有学者认为其所属岛叶。临床上屏状核出血患者也并不多见。

（一）病因

屏状核出血的病因与一般脑出血相同，高血压、脑动脉硬化为主要原因。

（二）临床表现

患者多为中老年人，50 岁以上多见，既往可有高血压等脑出血高危因素，多在活动中发病，临床表现为头痛、呕吐，部分患者可出现脑膜刺激征，出血量较小时可局限于以上症状表现而无局灶性神经功能缺损，屏状核出血患者多不出现意识障碍；出血量较大时，血肿压迫内囊可出现肢体运动功能障碍及感觉障碍表现，肢体瘫痪症状多较轻，表现为轻偏瘫，部分患者表现为一过性轻偏瘫，类似急性脑缺血发作。

（三）诊断及治疗

1. 诊断

患者急性起病，既往有高血压病史，出现头痛、呕吐，结合头颅 CT 在屏状核区域出现高密度影即可明确诊断，屏状核出血多无特征性临床表现，确诊主要依靠影像学检查。

2. 治疗

本病治疗与一般脑出血的治疗相同。若出血量＞30ml，可考虑行外科手术治疗清除血肿。

六、脑 干 出 血

脑干出血指非外伤性脑桥出血、中脑出血、延髓出血，因脑神经核集中于脑干，神经核与接收外围的传入冲动和传出冲动支配器官的活动，以及上行下行传导束的传导有关，除视觉和嗅觉传导束外,其他所有感觉及运动传导束均从脑干通过。在延髓和脑桥中有调节心血管运动、呼吸、吞咽、呕吐等重要生理活动的反射中枢,脑干内包括的网状结构是维持意识清醒状态的重要结构,脑干受损时病情多较严重,出现意识障碍、感觉及运动障碍,影响心脏搏动、呼吸运动等。

（一）病因

与一般脑出血大致相同。高血压是导致脑干出血的主要病因,延髓部出血多因脑血管畸形所致,尚有少部分患者因动静脉血管瘤、动脉炎及血液病引起。

（二）临床表现

1. 中脑出血

临床较少见,轻症中脑出血患者多表现为局灶性神经损害症状,多无意识障碍;重症中脑出血患者表现为深昏迷,四肢迟缓性瘫痪,可迅速死亡。

（1）轻症中脑出血

1）一般症状:头痛、呕吐和意识障碍,因出血多累及中脑网状结构,患者多表现为嗜睡。

2）眼征:患者可出现一侧或双侧动眼神经不全麻痹、眼球不同轴、垂直注视麻痹（出血累及上丘）。

3）其他:可出现同侧肢体共济失调、Weber 综合征（因脑出血位于中脑腹侧,累及中脑大脑脚可出现同侧动眼神经麻痹和对侧肢体瘫痪）、Benedikt 综合征（中脑被盖腹内侧部损害,表现为患侧动眼神经麻痹,对侧不自主运动、震颤,对侧深感觉障碍）。

（2）重症中脑出血

出血量较大时,由于损害中脑被盖部网状结构,患者可立刻出现昏迷;双侧缩瞳核损害,表现为双侧瞳孔散大或双侧瞳孔不等大;双侧大脑脚损害,患者表现为四肢迟缓性瘫痪,严重者可出现去大脑强直。

2. 脑桥出血

脑干出血以中脑桥部出血最为多见,约占全部脑出血的 10%,脑桥出血多因基底动脉桥支破裂所致,临床上根据病情严重程度,以出血量 5ml 为分界,当出血量＞5ml 时为大量出血,出血灶多累及双侧被盖部和基底部,常破入第四脑室而导致死亡;≤5ml 为小量出血,出血灶多位于脑桥基底部与被盖部之间,其症状表现如下:

（1）小量出血

1）一般症状:患者可出现头痛、恶心、呕吐等颅内压增高的症状,小量出血患者多无意识障碍,部分患者可表现为嗜睡或昏睡。

2）交叉性瘫痪:表现为病灶同侧面神经、展神经麻痹,或同侧面部感觉障碍伴对侧肢体瘫痪、感觉障碍。

3）共济失调性偏瘫:一侧肢体既有锥体束损害的症状又有小脑症状。

4）眼征:患者可出现双眼向病灶侧凝视麻痹、核间性眼肌瘫痪、Horner 征、眼球震颤。

5）其他:出血量很小时患者也可出现单一脑神经损害症状或肢体单瘫,尚有少部分患者表现为中枢性面舌瘫和肢体瘫。

（2）大量出血

1）昏迷：因大量出血损害脑桥部的网状结构，患者会迅速出现昏迷症状，深昏迷患者多预后不良。

2）瞳孔缩小：交感神经纤维受损，患者会出现瞳孔异常缩小，呈针尖样瞳孔。

3）上消化道出血：患者表现为呕吐咖啡样胃内容物，黑便等。

4）中枢性高热及呼吸障碍：因损伤累及下丘脑体温调节中枢的交感神经纤维，患者可出现中枢性高热，体温可达到40℃以上；累及脑桥呼吸中枢时可表现为中枢性呼吸衰竭。

5）四肢瘫痪：脑桥大量出血患者多表现为四肢瘫痪，双侧病理征阳性，部分重症患者可出现去大脑强直。

3. 延髓出血

延髓出血患者临床上更为少见，患者多因血管畸形导致出血，临床表现多为头晕、头痛、呕吐、肢体瘫痪（偏瘫或四肢瘫）、交叉性感觉障碍、眼球震颤、吞咽困难；重症患者多突然出现意识障碍，进而出现呼吸、心率等生命体征改变，进而导致死亡；部分轻症患者可表现为不典型 Wallenberg 综合征（眩晕、呕吐、眼震、交叉性感觉障碍、同侧 Horner 征、饮水呛咳、吞咽困难和声音嘶哑、同侧小脑性共济失调）。

（三）诊断及治疗

1. 诊断

突然起病，出现头痛、恶心、呕吐，有脑干损害的体征，结合头颅 CT 或 MRI 检查可进一步明确诊断。

2. 治疗

因脑干结构复杂，手术操作难度大，危险性高，虽有少数成功案例，但目前对于脑干出血临床并不主张外科手术治疗，内科保守治疗与一般脑出血大致相同。

七、脑 室 出 血

脑室出血临床发病率达 3%～5%，分为原发性脑室出血和继发性脑室出血。原发性脑室出血由脉络丛血管或室管膜下动脉破裂所致，继发性脑室出血由脑实质出血破入脑室所致。本节讨论原发性脑室出血。

（一）病因

脑室出血病因包括高血压、烟雾病、脉络丛血管畸形、脑动脉瘤、血液病等。

（二）临床表现

临床视出血量不同将脑室出血分为轻症脑室出血和重症脑室出血。其症状如下：

1. 轻症脑室出血

突然出现头痛、呕吐，神经系统检查示脑膜刺激征阳性，常无偏瘫体征，因腰椎穿刺检查可见血性均匀一致脑脊液，临床上常需与蛛网膜下腔出血相鉴别。

2. 重症脑室出血

患者多出现意识障碍，严重者可出现昏迷，或见针尖样瞳孔、眼球分离斜视或浮动、四肢迟缓性瘫痪，重症患者可出现去大脑强直，中枢性高热，呼吸不规则或呼吸衰竭，脉搏及血压不稳等。部分患者出现应激性溃疡，表现为呕吐咖啡样胃内容物及黑便。

（三）诊断及治疗

1. 诊断

突然起病，出现头痛、呕吐、脑膜刺激征，考虑脑室出血的可能，头颅 CT 或 MRI 示脑室出血，排除其他脑实质出血导致的继发性脑室出血，即可明确诊断。

2. 治疗

对于出血量中等以下患者，常予内科保守治疗，方案与一般脑出血大致相同。需要注意的是，脑室出血患者颅内压增高的情况比较明显，可适当增加脱水药物的使用。

出血量大的患者若并发梗阻性脑积水考虑行脑室引流术、脑室清洗、脑脊液置换等治疗措施。

八、小　脑　出　血

小脑位于大脑的后下方，颅后窝内，延髓和脑桥的背面，可分为中间的蚓部和两侧膨大的小脑半球，小脑是运动的重要调节中枢，有大量的传入联系和传出联系，可调节随意运动，保持身体平衡。小脑出血发病率占全部脑出血的 10%左右，多为小脑上动脉分支破裂引起，其发病急骤，临床表现及预后与出血量多少有关。轻型患者症状较轻，预后较好；暴发型患者常在发病时即出现昏迷、中枢性呼吸障碍，可在短期内因枕骨大孔疝迅速死亡。临床上需加强对小脑出血症状及体征的认识，以迅速判断病情及时诊疗。

（一）病因

高血压、动脉硬化仍是导致小脑出血的主要原因，部分患者合并糖尿病病史，其他病因包括脑动静脉畸形、脑动脉瘤、血液病等。老年人多因高血压、脑动脉硬化引起小脑出血，青年人因脑血管畸形引起者居多。

（二）临床表现

临床上根据患者出血量、脑干是否受压等情况，患者可有不同临床表现，大致分为四型：①轻型，轻度小脑出血可表现出典型头痛、眩晕、呕吐及小脑共济失调表现，可有眼球震颤但无偏瘫，因出血量较少且未破入脑室，多预后较好；②重型，出血量较多时患者病情会在 12～24 小时内迅速进展，血肿破入脑室并出现脑干受压表现，患者多预后不良，常在数小时内死亡；③假瘤型，起病缓慢，出现头痛、呕吐及小脑体征，可有颅内压增高表现，此类患者适于手术治疗；④脑膜型，除小脑出血典型临床表现外还出现项强及脑膜刺激征，临床预后较好。

小脑出血症状表现主要包括以下几类：

1. 小脑症状

患者多起病突然，无意识障碍患者临床多可检查出小脑出血典型体征，即眩晕、恶心、频繁呕吐、眼球震颤、共济失调、肌张力减低，发病时患者可出现枕部疼痛，其眩晕及呕吐症状较重。约 33%患者会出现眼球震颤，多为水平眼球震颤，偶见垂直性眼球震颤，眼球震颤以小脑蚓部或前庭小脑纤维受损者为明显。蚓部出血患者出现躯干性共济失调，小脑半球出血患者可出现肌张力减低及共济失调表现。发病时出现意识障碍或脑干受压表现的患者，上述体征多因患者不能配合或被其他症状掩盖而不易检出。

2. 脑干受损表现

因小脑邻近脑桥及延髓，出血量较大时，因小脑挤压或血液破入脑室导致血肿渗入脑干，均可有脑干受压表现，患者可出现昏迷、瞳孔针尖样缩小、双眼向病灶侧凝视障碍、眼球浮动或眼位固定、周围性面瘫等脑神经受损表现及呼吸不规则等，病理反射阳性。

3. 颅内压增高及脑膜刺激征

眩晕、头痛、呕吐及脑膜刺激征是小脑出血患者常见的临床表现，头痛及呕吐症状较一般脑出血更为明显，因颅内压增高或血肿破入脑室及脑干受累，多表现为频繁呕吐。患者颅内压增高表现较为明显，除因脑出血引起外，小脑肿胀导致脑干受压或影响脑脊液循环出现梗阻性脑积水，均可使颅内压增高并增加枕骨大孔疝风险。由于小脑出血患者病情的进展性及复杂性，临床诊疗过程中需注意患者病情变化，预防枕骨大孔疝等严重并发症。

（三）诊断及治疗

1. 诊断

各年龄段均可发病，以 60 岁以上者为多见，多有高血压病史，患者出现眩晕、头痛（特别是枕后部疼痛）、频繁呕吐、眼球震颤、肌张力减低、瞳孔缩小、共济失调、伴有或不伴有意识障碍，或病情进展迅速出现意识障碍加深者，均高度怀疑小脑出血，应迅速予头部 CT 检查以明确诊断。

2. 治疗

（1）内科治疗

患者出血量<10ml，患者意识清楚，影像学检查无脑干受损，血肿未破入脑室者，可予内科保守治疗，治疗方案与一般脑出血大致相同，予脱水、降低颅内压及脑保护治疗，并密切观察病情，对出现症状加重者及时复查头部 CT，根据病情进展考虑是否需要进一步手术治疗。

（2）手术治疗

小脑出血因脑血管畸形或动脉瘤破裂引起者可予手术治疗；若患者出血量>10ml 或血肿直径>3cm，考虑手术治疗；患者若出现意识障碍迅速加深，脑干受压及血肿破入脑室出现梗阻性脑积水者，应迅速手术清除血肿，防止患者病情加重出现枕骨大孔疝。

九、蛛网膜下腔出血

蛛网膜下腔出血（SAH）指脑内血管破裂，血液流入蛛网膜下腔引起的临床综合征。临床上 SAH 包括自发性和外伤性两种，自发性又分为原发性和继发性两种类型。原发性 SAH 指各种原因引起软脑膜血管破裂，如先天性脑动脉瘤、脑血管畸形或高血压引起的脑动脉粥样硬化所致的微动脉瘤，导致血液流入蛛网膜下腔。继发性 SAH 指脑实质出血，血肿突破脑组织使血液进入蛛网膜下腔。临床上原发性 SAH 约占急性脑卒中的 10%左右，是临床常见病、多发病，是四大脑血管病之一，本节主要讨论原发性 SAH 的病因、临床表现、诊断及治疗。

（一）病因

1）颅内动脉瘤：是 SAH 临床最常见的病因，占 SAH 的 75%～80%，包括先天性脑动脉瘤及脑动脉粥样硬化引起的梭形动脉瘤两种，以先天性最为常见，多为 40 岁以上中年发病，占 50%～80%；老年人以动脉粥样硬化型多见，占 13%～15%，其他还包括夹层动脉瘤、感染所致真菌动脉瘤等。

2）血管畸形：约占 SAH 的 10%，其中以动静脉血管畸形最为多见，约占 80%，以青少年最为多见。

3）烟雾病：常见于青年人群，20%为儿童 SAH 病因。

4）其他病因：如颅内动脉瘤、垂体卒中、静脉出血、血液系统疾病及抗凝药物并发症等；尚有 10%患者未有明确病因。

（二）临床表现

1. 一般症状

SAH 患者临床表现差异较大，轻症患者可无明显临床症状及体征，重症患者病情进展迅速，可导致死亡。SAH 在各年龄段均可发病，视病因不同，其发病年龄层略有差异，脑动脉瘤引起的 SAH 以中年患者（40～50 岁）为多见；动脉粥样硬化引起的 SAH 多见于 60 岁以上老年人；烟雾病、脑血管畸形引起的 SAH 多见于儿童及青少年（10～40 岁）。性别上无明显差异，但脑血管畸形患者男性发生率是女性的 2 倍；患者多急性起病，多在数秒至数分钟达到高峰，任何时期均可发病，活动中发病较为多见，发病时多有明显诱因（如情绪激动、剧烈运动、过度劳累等），也可于安静状态或睡眠中发病。个别患者在发病数日前可出现前驱症状，表现为轻度头痛或脑神经麻痹，可能是由动脉瘤轻度出血或动脉瘤受牵拉所致，这种先兆性头痛可使早期再出血概率增加 10 倍。

1）头痛：为 SAH 最典型的临床表现，表现为突然出现的剧烈全头痛，头痛不能缓解或呈进行性加重，可伴恶心和（或）呕吐（多为喷射状呕吐），疼痛部位多较广泛，如出现局灶位置头痛可能提示动脉瘤破裂位置。SAH 引起的头痛多为持续性，发病 2 周后可逐渐减轻或消失。若患者出现头痛再次加重，可能提示脑血管瘤再次破裂出血。脑动静脉畸形引起的头痛多症状较轻。

2）脑膜刺激征：患者可出现颈项强直（约 86%）、背痛、布氏征阳性、克氏征阳性等脑膜刺激征，于发病数小时内出现，3～4 周消失。

3）眼部症状：有 15%～25%患者在发病 1 小时内出现眼底玻璃膜前、视网膜前出血，出血呈斑状、片状，常为诊断 SAH 的重要体征；此外，患者可出现不同程度的眼球运动障碍，如动眼神经麻痹，常可用来提示后交通动脉瘤破裂，眼球运动障碍这一体征可为病灶定位提供帮助。

4）意识障碍及精神症状：50%～60%患者在发病后出现意识障碍，患者可为一过性意识障碍，也可出现嗜睡、昏睡、昏迷等；约有 25%患者在发病过程中出现精神症状，有时精神症状可为 SAH 的首发症状，患者可表现为欣快、谵妄、幻觉等各种表现，多持续 2～3 周消失。

5）其他症状：20%左右患者在发病早期出现一过性或全身性抽搐；还可表现出局灶性神经功能缺损症状，如轻偏瘫、单瘫、失语等；其他可能出现的临床表现包括脑心综合征、急性肺水肿、消化道出血、吸收热（出血后 2～3 天出现，体温不超过 38.5℃）。

2. 临床分级

目前对 SAH 的评价方式很多，常见 Hunt-Hess 分级法、Fisher 分级法、Glasgow 分级评分等，下面简要介绍 Hunt-Hess 分级法。

Hunt-Hess 法是根据病情程度进行临床分级的方法，分级方式有许多种，目前采用较多的是 Hunt-Hess 法，分级如下：

Ⅰ级：轻微头痛及项强（或无症状）。多见于非动脉瘤性中脑周围出血，多无体征，无再发和迟发性脑缺血，可有脑室增大，预后良好，恢复期短，远期生活质量高，起病时有癫痫发作者可排除此病。

Ⅱ级：中度至重度头痛，并伴有脑膜刺激征阳性，无神经系统定位体征及脑神经麻痹，即经典型 SAH。

Ⅲ级：轻度意识障碍，嗜睡、谵妄或伴有轻度神经系统定位体征（包括脑神经损伤）。

Ⅳ级：不同程度的昏迷，中度到重度；神经系统定位体征；出现早期去大脑强直表现，自主神经功能损伤。

Ⅴ级：深昏迷，去大脑强直，濒死状态。

3. 常见并发症

1）再发出血：指患者病情稳定后再次出现头痛、呕吐、颈强等原发症状突然加重，体格检查出现脑膜刺激征、克氏征加重，实验室检查脑脊液为鲜红色，影像学检查头颅 CT 示血肿扩大，出现新体征（如脑神经损伤、玻璃膜下出血等）。再发出血是 SAH 主要的急性并发症，也是目前 SAH 导致死亡的主要原因，约有 15%患者在初次出血后几小时再次出血。再发出血时间以 1～4 周为高峰期，4 周至 6 个月后再发率下降，脑动脉瘤患者可在发病后 10～14 天再发出血，而脑动静脉畸形患者再发出血概率较小。

2）迟发性脑缺血和脑血管痉挛：是 SAH 的常见并发症，约 70%动脉瘤 SAH 患者因动脉瘤破裂出血引起周围动脉血管痉挛，以大脑前中动脉为多见，偶见于椎基底动脉，可见由脑动脉狭窄导致的缺血综合征，表现为意识障碍波动性变化、局部脑血液循环障碍（波动性偏瘫或失语、头痛加重等）、颅内压增高（头痛、呕吐、视盘水肿等），是临床 SAH 致残和致死的重要原因。迟发性脑缺血指临床患者出现临床恶化（局灶神经功能缺损、意识水平下降）或影像学新发梗死，并除外其他原因所致（脑积水、再出血、癫痫、发热、感染等）。其诱因多与应激状态有关，如突然血压下降、各种原因导致的血容量不足、手术操作等。一般在发病后3～5天开始发生，5～14天动脉狭窄最为严重，发病2～4周逐渐缓解。

3）急性或迟发性脑积水：15%～25%患者出现明显的脑积水并发症，包括急性梗阻性脑积水和迟发性交通性脑积水。急性梗阻性脑积水症状多在起病1周内出现，因血液破入脑室和蛛网膜下腔，血凝块阻塞脑脊液循环通路导致脑积水发生，出现定向力、注意力障碍、痴呆、醉酒样步态、尿便障碍，严重者可导致颅内压增高出现昏迷甚至脑疝形成。亚急性患者多在发病数周后出现痴呆、步态异常和尿失禁等表现。

4）其他并发症：包括癫痫、全脑缺血、下丘脑损伤、脑心综合征、继发感染等。

（三）诊断及治疗

1. 诊断

患者于活动中急性起病，发病前多有诱因，病情急骤多在数秒至数分钟内达到高峰，出现持续性剧烈头痛、频繁呕吐、伴有或不伴有意识障碍，神经系统检查脑膜刺激征阳性、克氏征阳性，无局灶性神经功能损害体征，即可高度怀疑SAH；头颅CT检查示脑沟、脑裂、脑池和蛛网膜下隙高密度影，并排除其他脑实质部位出血，腰椎穿刺检查示脑脊液压力升高及血性脑脊液即可明确诊断。

2. 治疗

（1）一般治疗

1）保持生命体征稳定：有条件者建议转入重症监护室，密切监测生命体征和神经系统体征变化；保持气道通畅，维持呼吸和循环功能，患者出现意识障碍、呼吸困难时，应行气管插管，监测心脏情况，避免血压波动，放置胃管以避免误吸。考虑患者年龄、病史、发病时间等情况，可采用评价量表对患者进行判断。

2）降低颅内压：适当限制液体摄入量，防止低钠血症、过度换气等都有助于降低颅内压。临床多采用脱水剂，如甘露醇、呋塞米、甘油果糖，也可酌情选用白蛋白。

3）维持水、电解质平衡：SAH急性期患者常出现高钠血症和低钠血症。适当补钠、调整饮食和静脉补液中晶体胶体的比例可有效预防低钠血症。

4）对症治疗：烦躁者予镇静药，头痛者予止痛药；避免用力和情绪波动，保持大便通畅；注意慎用阿司匹林等可能影响凝血功能的非甾体抗炎镇痛药物，或吗啡、哌替啶等可能影响呼吸功能的药物。

5）加强护理：患者宜卧床休息，减少搬动，给予高纤维、高能量饮食，保持尿便通畅；尿潴留患者留置导尿，防止尿路感染；勤翻身、叩背，防止褥疮及坠积性肺炎；患者肢体适当被动运动，防止深静脉血栓形成。

（2）预防再出血

1）卧床休息：是防治SAH再出血的重要措施，一般要求患者绝对卧床休息4～6周，避免引起情绪变化及血液升高的因素。

2）调控血压：调控血压以防止再出血，但同时要避免降低脑灌注压。目前对于血压调控的参考目标尚未明确，一般认为将收缩压控制在<160mmHg是合理的。多种药物静脉滴注可

用于降低血压，如尼卡地平、拉贝洛尔、硝普钠等，尼卡地平药效较温和，降压效果平稳，若患者出现急性神经系统症状，一般不建议使用硝普钠，因为其具有升高颅内压的不良反应，且长期使用易导致中毒。

3）抗纤溶药物：因 SAH 与脑出血情况不同，其出血部位无脑组织压迫止血作用，因此临床建议可适当使用止血药物，防止动脉瘤附近血块溶解导致再度出血。抗纤溶药物虽可降低再出血风险，但也会增加缺血性脑卒中的发生概率，近期研究表明，SAH 早期治疗配合抗纤溶药物，之后停药，并配合钙离子通道阻滞剂等药物及防治并发症，是较为适宜的治疗方案。常用抗纤溶药物包括氨基己酸、氨甲苯酸、酚磺乙胺等。

（3）防治脑动脉痉挛及脑缺血

1）推荐早期使用尼莫地平以降低 SAH 造成的脑血管痉挛的不良风险，常口服或者静脉给药。注射剂型剂量为 10～20mg/d，静脉滴注 1mg/h，使用的同时应注意其可能造成的低血压副作用。

2）在发病早期即应进行相应管理，维持正常血压及血容量以避免血管痉挛发生。在预防脑血管痉挛时，应注意防止全身代谢性损害。不建议容量扩张和球囊血管成形术扩张来预防脑血管痉挛的发生。在出现迟发性脑缺血时，推荐必要时使用升压药物升高血压治疗。

3）对于有剧烈头痛、烦躁等严重脑膜刺激征的患者，可酌情予腰椎穿刺放脑脊液或行脑脊液置换术以缓解头痛，促进脑室扩张的恢复，促进血液吸收，减少血管痉挛，但应注意防范颅内感染、再出血及脑疝风险。

（4）防治脑积水

1）药物治疗：轻度的急、慢性脑积水都应先行药物治疗，予乙酰唑胺等药物减少脑脊液分泌，酌情使用甘露醇等脱水药物。

2）脑室穿刺脑脊液外引流术：可降低颅内压，改善脑脊液循环，减少梗阻性脑积水和脑血管痉挛的发生，使临床 50%～80%患者症状改善，引流术后尽快夹闭动脉瘤。

3）脑脊液分流术：对于药物治疗及脑室穿刺脑脊液外引流术治疗无效者，患者连续 CT 检查发现进展性脑室扩大或神经功能指征，是脑脊液分流的指征。18%～26%存活的患者因慢性脑积水需行永久脑室分流术，需要永久分流与高龄、急性脑水肿、脑室出血及临床表现等相关。SAH 后有慢性脑积水症状的患者推荐行临时或永久脑脊液分流术。

（5）破裂动脉瘤的外科和血管内治疗

对于动脉瘤性蛛网膜下腔出血患者，至关重要的是处理急性动脉瘤，外科手术治疗方法包括动脉瘤夹闭、动脉瘤包裹术、夹闭不全及不完全栓塞动脉瘤等，相较其他手术方案而言，动脉瘤完全夹闭再出血风险较低，因此推荐采用动脉瘤完全夹闭治疗方案。血管内科治疗及外科治疗应视病情及动脉瘤特点决定。Hunt-Hess 分级≤Ⅲ级时推荐早期（3 天内）行动脉瘤夹闭术，Ⅳ、Ⅴ级患者内科治疗及手术治疗预后均较差，可先经药物保守治疗好转后再行延迟性手术。

（6）脑血管畸形引起 SAH 的外科治疗

脑血管畸形：根据形态可分为动静脉畸形、海绵状血管瘤、静脉畸形、毛细血管扩张症。其中以动静脉畸形最为多见，占颅内自发性出血的第二位，仅次于脑动脉瘤。后三种于血管造影中多不显形，因此又称隐匿性血管畸形。手术治疗的目的是防止出血和改善神经功能。

动静脉畸形：治疗措施包括显微外科手术切除、血管内栓塞和立体定向放射治疗，可用于防止颅内出血和消除畸形血管盗血，改善神经功能和防止癫痫发作。

隐匿性血管畸形：对于无症状者不建议手术治疗；因血管畸形导致顽固性癫痫发作和反复出血患者可考虑手术治疗。

（7）癫痫的防治

可考虑在 SAH 发作早期预防性使用抗惊厥药物，临床出现相关症状患者可予抗癫痫药物，但对于预防性抗癫痫药物的使用目前尚无明显证据支持。不推荐对患者长期使用抗癫痫药物，若患者有癫痫发作史及大脑中动脉瘤、脑实质内血肿、脑梗死病史等则可考虑使用抗癫痫药物。

<h2 style="text-align:center">参 考 文 献</h2>

邓方，饶明俐，李霞，等. 2009. 428 例短暂性脑缺血发作患者的临床资料分析 [J]. 中风与神经疾病杂志，26（5）：538-540.

杜万良，栾璟煜，王春育，等. 2011. 美国缺血性卒中及短暂性脑缺血发作患者卒中预防指南 [J]. 中国卒中杂志，6（1）：53-86.

郭桂梅，孟红梅，吴江，等. 2008. 肢体抖动短暂性脑缺血发作临床分析（附 4 例报告）[J]. 中风与神经疾病杂志，（4）：431-432.

韩珂，邢英琦，李兴志. 2008. 经颅多普勒超声的临床应用与进展 [J]. 中风与神经疾病杂志，（1）：116-119.

贾丽君，迟鲁梅，范佳，等. 2008. 进展性卒中的临床分析 [J]. 中风与神经疾病杂志，（2）：191-193.

李建章. 2006. 对进展性卒中的几点意见 [J]. 中国实用神经疾病杂志，（2）：1-2.

刘青蕊，国丽茹，陈金虎，等. 2007. 脑 CT 在急性进展性脑梗死中的应用价值 [J]. 脑与神经疾病杂志，（3）：230-232.

饶明俐. 2005. 《中国脑血管病防治指南》摘要（一）[J]. 中风与神经疾病杂志，（5）：388-393.

饶明俐. 2005. 《中国脑血管病防治指南》摘要（二）[J]. 中风与神经疾病杂志，（6）：484-487.

史洪润，杨玉庆，孟昭水，等. 1999. 高血糖时红细胞聚集与急性脑梗塞关系的研究 [J]. 中风与神经疾病杂志，（3）：32-33.

王维治. 2006. 神经病学 [M]. 北京：人民卫生出版社.

吴江. 2010. 神经病学 [M]. 北京：人民卫生出版社.

张淑琴. 2008. 神经病学 [M]. 北京：高等教育出版社.

张致身. 2004. 人脑血管解剖与临床 [M]. 北京：科学技术文献出版社.

郑凯，史庭慧，张苏明. 2005. 颈动脉粥样硬化与缺血性进展性脑卒中的相关性研究 [J]. 卒中与神经疾病，（2）：71-73.

中华医学会神经病学分会脑血管病学组急性缺血性脑卒中诊治指南撰写组. 2010. 中国急性缺血性脑卒中诊治指南 2010 [J]. 中华神经科杂志，（2）：146-153.

Arenillas JF，Alvarez-Sabín J，Molina CA，et al. 2003. C-reactive protein predicts further ischemic events in first-ever transient ischemic attack or stroke patients with intracranial large-artery occlusive disease. Stroke，34（10）：2463-2468.

Arenillas JF，Rovira A，Molina CA，et al. 2002. Prediction of early neurological deterioration using diffusion- and perfusion-weighted imaging in hyperacute middle cerebral artery ischemic stroke. Stroke，33（9）：2197-2203.

Barber M，Langhorne P，Rumley A，et al. 2006. D-dimer predicts early clinical progression in ischemic stroke：confirmation using routine clinical assays. Stroke，37（4）：1113-1115.

Birschel P，Ellul J，Barer D. 2004. Progressing stroke： towards an internationally agreed definition. Cerebrovasc Dis，17（2-3）：242-252.

Brott T，Broderick J，Kothari R，et al. 1997. Early hemorrhage growth in patients with intracerebral hemorrhage. Stroke，28（1）：1-5.

Fujii Y，Takeuchi S，Sasaki O，et al. 1998. Multivariate analysis of predictors of hematoma enlargement in spontaneous intracerebral hemorrhage. Stroke，29（6）：1160-1166.

Kazui S，Naritomi H，Yamamoto H，et al. 1996. Enlargement of spontaneous intracerebral hemorrhage. Incidence and time course. Stroke，27（10）：1783-1787.

Kim HY，Chung CS，Lee J，et al. 2003. Hyperventilation-induced limb shaking TIA in Moyamoya disease. Neurology，60（1）：137-139.

Lam CK，Yoo T，Hiner B，et al. 2010. Embolus extravasation is an alternative mechanism for cerebral microvascular recanalization. Nature，465（7297）：478-482.

（毛森林 孙 宏 仲济法 刘晓莹 王澎伟 张继荣 李明杰 李宏玉 朱嘉民 朱 鸿）

第三章

脑卒中的康复治疗

第一节 概 述

脑卒中,中医称为"中风",是由于脑部血液循环障碍引起的不同程度的功能障碍。康复治疗对于脑卒中患者的功能恢复至关重要,因此,应选择正确合理的康复方法以及恰当的时间进行康复介入。

一、脑卒中患者不同时期的功能障碍表现

(一)急性期

急性期为发病后2~4周,这个时间段患者病情常不稳定。此时患者可出现不同程度的意识障碍。患者主要表现为迟缓性瘫痪,同时可伴有感觉减退,言语不清,理解及表达能力下降,饮水呛咳,进食能力差,计算力、记忆力等水平下降,心肺功能下降等。

(二)恢复期

恢复期为急性期之后约1年的时间,此时期患者病情趋于稳定,出现的功能障碍持续时间也很长,患者主要表现为痉挛性瘫痪,即肌张力增高,腱反射亢进,病理反射阳性。感觉功能、言语语言功能、吞咽功能、认知功能、心肺功能依旧降低。

(三)后遗症期

后遗症期为发病后1年以上的时期,这个时期因患者病情的严重性、康复介入的程度、患者及家庭的配合程度不同,会遗留不同程度的后遗症。

二、脑卒中功能障碍对患者的影响

脑卒中患者由于病变部位及受损范围不同,功能障碍的种类和程度也不同,若患者病情较重,康复介入不及时,极易留下严重的后遗症。出现功能障碍后,患者正常的随意运动不能进

行，与人交流的能力下降，正常进食能力下降，体力无法恢复到原来的水平，以上种种障碍会导致患者原有的生活自理活动出现困难，同时原有的工作岗位也会丢失。不仅造成患者自身的经济受损，也会给家庭带来沉重的负担。长此以往，心理上出现抵制的情绪，对待生活持冷漠的态度，康复训练不配合，时不时发脾气，严重者会导致抑郁。

三、脑卒中患者功能障碍对家庭的影响

患者发病后，入院治疗及后期相关护理都需要大量财力，给患者家庭造成不同程度的经济负担；患者脑卒中急性期及恢复期在进行相关训练后，需要家属进行家庭康复训练，增加了人力负担；患者由于疾病造成肢体活动能力下降，生活自理能力下降或缺失，原有动作丢失等因素，对康复训练出现不同程度抵制，情绪暴躁、抑郁，此时需要家属付出相当多的精力配合治疗师进行开导，给家庭也造成一定程度心理负担。

四、脑卒中的康复评定介绍

康复评定是对患者病史及以往功能状况的收集，通过检查、问卷、量表等多种方法确定患者功能障碍的原因、种类、性质、部位、范围、严重程度，并对其预后做出客观、准确的判断，同时形成障碍诊断，制定康复治疗目标和康复计划的过程。康复评定是治疗的基础和前提，只有客观准确的康复评定，评价人员才能够做出正确的治疗计划，康复治疗的效果才会显现。康复评定涉及的范围很广，其中脑卒中的功能障碍评定应用最广泛，主要包括运动功能评定、语言言语功能评定、吞咽功能评定、感觉功能评定、认知功能评定、心理功能评定及日常生活活动能力评定等。

（一）脑卒中运动功能评定

1.脑卒中运动功能障碍表现

脑卒中患者运动功能出现障碍的占比最大，因此此项功能评定也更全面。脑卒中患者运动障碍在软瘫期表现为肌力、肌张力下降，肢体主动活动差，姿势控制能力差，运动协调性及准确性差；痉挛期表现为肌张力不同程度增高，腱反射亢进，出现联合反应及共同运动，原始反射易被诱发，平衡及协调功能差，步态异常，呈现异常运动模式。

2.脑卒中运动功能评定方法介绍

脑卒中患者运动功能的评定可使用标准化量表进行整体运动功能评定，如 Brunnstrom 偏瘫运动功能评定、简化 Fugl-Meyer 评定法、上田敏偏瘫功能评定。其中 Brunnstrom 偏瘫运动功能评定将脑卒中偏瘫上肢、手、下肢的恢复分为 6 个时期，根据患者的表现确定患者恢复阶段；简化 Fugl-Meyer 评定法是只评定患者上、下肢运动功能的评定方法；上田敏偏瘫功能评定是在 Brunnstrom 偏瘫功能评定的基础上进行，将偏瘫恢复分为 12 个级别进行评定。

患者在进行整体运动功能评定之前，需要进行指定项目的评定，包括肌力、肌张力、关节活动度、平衡及协调功能评定。肌力评定通常采用徒手肌力评定；进行肌张力增高模式中痉挛评定常常使用改良 Ashworth 分级评定；关节活动度按照各个关节的正常活动范围进行定量评

价；平衡功能评定常使用 Berg 平衡功能评定量表对患者在不同姿势状态下的平衡维持能力进行评分；协调功能评定分为平衡性协调功能评定与非平衡性协调功能评定，其中，平衡性协调功能评定使用平衡性协调试验给患者在站立位下不同姿势维持能力进行评分，非平衡性协调功能评定使用指鼻试验、跟膝胫试验、反弹试验等项目进行评定。

（二）脑卒中语言言语功能评定

1.脑卒中语言言语功能障碍表现

脑卒中患者脑部病变部位多样，若损伤语言中枢则会出现不同程度及类型的失语症表现，会出现听、说、读、写方面的异常；若与言语有关的神经肌肉受损，则会出现不同程度的运动性构音障碍的表现，会出现发音、气息及语言清晰度方面的异常。

2.脑卒中语言言语功能障碍评定

（1）失语症评定

失语症多使用量表进行功能评价，包括中国康复研究中心失语症检查法、汉语失语成套测验、波士顿诊断性失语症测验。其中中国康复研究中心失语症检查法从回答问题与听、说、读、写两大部分进行评定；汉语失语成套测验是结合我国语言环境编撰的，从听、说、读、写四个方面进行评价；波士顿诊断性失语症测验是将失语症按 0～5 级 6 个级别对失语症严重程度进行分级评价。

（2）构音障碍评定

构音障碍常用的评定方法包括汉语构音障碍评定法和改良 Frenchay 构音障碍评定法。其中汉语构音障碍评定法包括构音器官的检查和构音检查两部分；汉语构音障碍评定法从反射、呼吸、唇的运动、下颌的位置、软腭的运动、喉的运动、舌的运动、言语八个大项目，分 29 个小项目进行检查。

（三）脑卒中吞咽功能评定

吞咽功能障碍在脑卒中患者中所占的比例也很大，此类患者可表现为饮水呛咳，吞咽时或吞咽后咳嗽，口、鼻反流，感觉喉咙中有块状物，或食物黏着于食管内，有异物感，反复发生原因不明的发热或吸入性肺炎，进食后声音嘶哑、混浊、发声湿润低沉，食物残留在舌面上或口腔缝隙中，体重下降甚至营养不良。吞咽功能的评定可分为筛查、临床功能评定及仪器检查三种方法。筛查方法常用的是洼田饮水试验和反复唾液吞咽试验；临床功能评定包括吞咽器官及相关功能检查和摄食检查；仪器检查包括吞咽造影检查、纤维电子喉镜吞咽检查等。

（四）脑卒中感觉功能评定

脑卒中患者出现偏瘫的同时会出现不同程度的偏身感觉障碍，可表现为各种浅、深感觉障碍，因病灶部位不同，感觉障碍的分布及性质也不同，因此进行感觉功能评定时要全面评估。躯体感觉包括痛觉、触压觉、温度觉在内的浅感觉；运动觉、震动觉、位置觉在内的深感觉；皮肤定位觉、两点辨别觉、图形觉、重量觉、材质觉等在内的复合感觉。评定时分别使用能够触发感觉的刺激物进行评定。

（五）脑卒中认知功能评定

脑卒中患者进行相关功能训练的前提是认知功能正常，而部分患者由于病变侵及大脑高级中枢，以致出现认知能力下降，对患者相关功能恢复产生很大影响，因此，认知功能的评定及治疗都是必不可少的。认知功能障碍表现形式多样，可包括注意力、记忆力、执行能力及感知能力下降，感知障碍包括躯体构图障碍、视空间关系障碍、失认症以及失用症，需要进行全面评估。

1）注意力评定分为注意特定评估和注意障碍行为观察。其中注意特定评估包括反应时检查、注意广度检查、注意持久性检查、注意选择性检查、注意转移检查以及注意分配检查；注意障碍行为观察主要通过观察患者日常活动评估其注意能力。

2）记忆评定包括瞬时记忆评定、长时记忆评定以及记忆量表评定。其中瞬时记忆评定包括数字广度测试、词语复述测试、视觉图形记忆测试；长时记忆评定包括情节记忆测试、语义记忆测试及程序性记忆测试，分别从患者经历的情节、对相关语言的理解及相关行为技能的检查评价患者的长时记忆；记忆量表测定中最常用的是韦氏记忆量表，根据评分得出的记忆商，评估患者记忆功能。

3）执行功能评定包括启动功能评定、变换能力评定、解决问题能力的评定、推理测验等，通过评价患者对问题的解决能力、思维转换以及逻辑开启能力来检查患者的执行功能。

4）躯体构图障碍包括单侧忽略、疾病失认、手指失认、躯体失认以及左右分辨困难。

单侧忽略：患者对病灶对侧空间不认识，根据其特定评定方法包括划销测验、二等分线段测验、临摹测验、自由画检查、双侧同时刺激检查等。

疾病失认：患者可表现为对瘫痪侧肢体漠不关心甚至否认，其评定方法包括躯体感觉检查、行为观察等，主要检查患者对病变肢体的感知能力。

手指失认：患者主要对手指识别及命名出现障碍，其评定方法包括手指图辨认、手指命名、手指动作模仿及画手指图检查等，检查人员通过对患者下达与手指有关的动作指令来判断患者是否存在手指失认。

躯体失认：患者主要表现为对自身及他人身体各部位识别困难，评定方法包括行为观察、依照指令指出身体的部位、回答与身体部位有关的问题及画人体部位图检查，存在功能障碍的脑卒中患者在进行以上检查时会出现不同程度的困难，同时患者在回答与身体部位有关的问题时迟疑的时间明显过长。

左右分辨困难：表现为患者对有关左右的概念理解障碍，评定方法包括按指令完成动作检查及动作模仿检查，通常使用 Benton 左右定向检查量表进行评价。

5）视空间关系障碍包括图形背景分辨困难、空间定位障碍、空间关系障碍、地形定向障碍、物体恒常性识别障碍以及深度与距离判断障碍。

图形背景分辨困难：患者表现为不能从若干背景中区分出指定的物品，评定方法包括 Ayres 图形-背景测试及与日常生活行为观察。

空间定位障碍：表现为对方向的认知判断困难，评定方法包括画图测验法、图片测试法以及完成日常生活中具有方位性的活动。

空间关系障碍：表现为对物体之间相互关系的理解困难，评定方法包括画十字标检查、点阵图连接检查及日常生活相关活动检查等。

地形定向障碍：表现为对目的地无法到达或各种地形无法识别，评定方法包括地图理解检查及对患者的日常生活有关的到达相关地点的询问。

6）失认症指患者对物体的识别、辨认出现障碍，包括视觉失认、听觉失认及触觉失认等。

视觉失认：患者视力正常，但不能通过视觉辨认熟悉的物品及人物等，包括物体失认、颜色失认及面容失认。物体失认指患者通过视觉不能辨认熟悉物品，但通过触觉或其他感觉可以感知。评定方法包括指物呼名检查、相同物品配对检查及提示性视觉分辨检查。颜色失认表现为可辨别颜色的不同，但是不能给颜色命名，也不能分类。评定方法包括颜色命名与辨识、颜色辨别、颜色分类匹配、非颜色视觉检查及应用检查。面容失认指患者对现实生活中及照片中熟悉的人不能识别。评定方法包括面部识别与命名及观察患者能否根据形态及穿着进行辨认。

听觉失认：患者听力及其他感受器官正常，但对实际的声音识别不能，分为非言语性声音失认和言语性声音失认。检查方法从无意义语音与语义性声音两个方面进行评定。

触觉失认：患者触压觉及其他浅感觉正常，但是不能通过触摸来识别熟悉的物品，评定方法包括形态觉辨认检查、辨质觉辨认检查、实体觉辨认检查及语义相关性检查，通过对熟悉物品形态、材质的辨别来判断患者是否存在触觉失认。

7）失用症：表现为运用后天习得的运动技能进行有目的的运动困难，包括意念性失用、运动性失用、意念运动性失用、结构性失用、穿衣失用等。

意念性失用：患者由于动作意念形成困难，进而影响其动作的执行，评定的方法为系列动作检查及工具使用检查。

运动性失用：患者的运动功能正常，但是不能按指令完成相关运动，表现出动作缓慢、笨拙，并且常累及上肢及面部，评定方法包括手指或足尖敲击试验、手指轮替试验、快速集团屈伸试验及手指模仿试验。

意念运动性失用：患者由于动作概念与运动中枢连接中断，致使出现动作的计划、执行困难，评定方法采用 Goodglass 法，通过患者执行口令、模仿、实物操作三个方面进行评价，同时也用来区别意念性失用、意念运动性失用与运动性失用。

结构性失用：患者不能将各个部件按照正常的空间关系组合成某个整体，评定方法包括复制几何图形、复制图画、复制模型、拼图及日常用品组装等。

穿衣失用：患者对于熟悉的穿衣动作无法完成，可出现前后穿反、里外穿反等障碍，评定是通过让患者给模特或给自己穿衣的动作执行观察其穿衣能力。

（六）心理功能评定

进行心理评定的目的是检查患者是否存在异常心理以及判断焦虑或抑郁的程度，常用评定方法为观察法、访谈法及心理测验法，其中心理测验法使用量表测验，常用量表为汉密尔顿焦虑量表（Hamilton anxiety scale，HAMA）、Zung 焦虑自评量表（self-rating anxiety scale，SAS）、汉密尔顿抑郁量表（Hamilton depression scale，HAMD）、Zung 抑郁自评量表（self-rating depression scale，SDS）。

（七）日常生活活动能力评定

日常生活活动是人们为了维持生存及适应生活环境每天必须反复完成的最基本、最具有共性的活动。脑卒中患者出现的运动功能障碍、感觉功能障碍、吞咽功能障碍、语言言语功能障碍及认知障碍均可影响日常生活活动能力,同时评价患者的日常生活活动能力也可以间接反映患者的其他功能。

日常生活活动能力包括基础性的活动与工具性的活动。基础性的活动包括与患者生活起居密切相关的进食、穿衣、洗漱、如厕、行走等活动;工具性的活动包括在基础性的活动之上的更具技巧性的活动,如购物、乘车、理财等。

1. 基础性日常生活活动能力评定

1)Barthel 指数评定法:是目前广泛应用的日常生活活动能力评定量表,此量表通过进食、穿衣、洗澡、修饰、控制大便、控制小便等 10 个方面的功能检查,对每一项进行评分,计算总分后评价患者的日常生活活动能力。

2)Katz 指数评定法:按照患者由脑卒中等疾病引起的日常生活活动能力丧失的顺序,将其由难到易分别进行评定。

3)修订的 Kenny 自理评定:从进食、穿衣、床上活动、体位转移、运动、二便六个方面,共 17 小项进行检查,根据每一项及评分计算总分后评价患者的日常生活活动能力。

4)功能独立性评定:从自理活动、括约肌控制、转移、行走、交流和社会认知 6 个方面,共 18 项内容进行检查,根据评分评价患者的日常生活活动能力。

5)功能综合评定量表:比较适合我国国情,从运动及认知功能两大方面共 18 项内容进行检查,根据每一项及评分计算总分后评价患者的日常生活活动障碍程度。

2. 工具性日常生活活动能力评定

1)功能活动问卷:通过询问家属患者在家中及日常生活中的家庭活动、外出活动等情况对患者的日常活动情况进行评判。

2)快速残疾评定量表:是对患者日常生活需要帮助的程度、残疾的程度和特殊问题的严重程度三个方面共 18 小项进行评分。

3)Frenchay 活动指数:主要对社区中脑卒中患者的 15 个功能活动进行评价。

五、脑卒中康复治疗方法介绍

(一)脑卒中瘫痪运动疗法

脑卒中患者所呈现的运动功能障碍可表现为肌力降低、肌张力异常、关节活动度异常、反射异常、运动控制障碍及姿势控制不协调等,根据患者的不同表现特征和产生运动功能障碍的神经病学异常,运动治疗的方法可包括肌力训练、关节活动度训练等运动治疗技术,Brunnstrom 技术、Bobath 技术等神经发育疗法,以假肢、矫形器为辅助的代偿技术。根据患者不同病变分期的恢复程度使用相适应的运动疗法。

(二)脑卒中语言言语功能障碍治疗

1. 脑卒中失语症康复治疗

失语症常规治疗包括基础性治疗、对症治疗和类型治疗。基础性治疗包括 Schuell 刺激疗法、阻断去除法、旋律治疗法及以交流效果促进法和代偿手段为治疗方式的改善日常生活交流能力的治疗；对症治疗指根据患者在听、说、读、写某一方面或多方面的障碍进行针对性治疗；类型治疗是对失语症患者进行分类，评价患者属于何种类型的失语，从而针对此类失语症的障碍特征进行治疗。其中基础性治疗贯穿于后两种治疗方法之中，为对症治疗与类型治疗的常用治疗手段。

2. 脑卒中构音障碍康复治疗

脑卒中患者出现的构音障碍类型为运动性构音障碍，根据患者呈现的发音障碍特征及运动性质区别患者属于何种类型的运动性构音障碍，进行针对性治疗，治疗方法包括呼吸训练、改善鼻音化训练、克服鼻音化训练、发音韵律训练、改善构音训练、替代和补偿方法训练。

（三）脑卒中吞咽障碍康复治疗

脑卒中患者吞咽障碍多见于口腔期、咽期及食管期，根据评定结果及患者不同功能障碍表现，选择不同治疗方法，包括间接治疗、直接摄食训练及针灸、电刺激、经颅磁刺激等疗法。间接治疗即吞咽相关器官及结构等功能训练；直接摄食训练是针对患者整体进食过程进行针对性训练，包括进食体位的调整、进食姿势控制训练、食物如何选择、食物入口位置调整、如何调节一口量、进食速度调整及包括声门上吞咽、超声门上吞咽、门德尔松手法在内的吞咽辅助技术。

（四）脑卒中感觉障碍康复治疗

脑卒中患者感觉障碍康复训练通过评定确定患者存在何种感觉类型的缺损来制定，通常包括提高皮肤感觉灵敏性的浅感觉训练；包含关节挤压、关节牵拉、负重刺激在内的深感觉训练；与评定检查相适应的复合感觉训练。除此之外，传统针灸治疗及经颅磁刺激对患者感觉功能的提高也具有显著效果。

（五）脑卒中认知功能障碍康复治疗

1. 注意障碍康复治疗

脑卒中患者出现注意障碍后无法将关注度放在相关治疗活动中，会不同程度影响运动、感觉、吞咽等障碍的相关治疗，注意障碍的康复治疗包括猜测游戏、删除作业、时间感训练、数目顺序训练及代币法等，也可辅助使用电脑软件进行有关注意障碍的专门训练。

2. 记忆障碍康复治疗

记忆障碍康复治疗多采用具有技巧性的训练方式逐步提高患者的记忆功能，训练方法包括联想法、背诵法、分解−联合法、提示法，以及包含首词记忆法、PQRST 法、编故事法在内的记忆技巧法，若患者障碍较重并且纠正困难，可使用日记本、标签等记忆辅助工具帮助记忆。

3. 执行功能障碍康复治疗

执行功能障碍康复治疗与其相应的评定方法内容相似，即使用评定手法来进行执行功能训练。

4. 躯体构图障碍康复治疗

1）单侧忽略康复治疗：治疗方法通常为提高患者对忽略侧的感知力，主要方法为视扫描训练、忽略侧感觉刺激、病灶同侧（未忽略侧）眼睛遮蔽、越过中线的交叉促进训练、躯干旋转训练、姿势镜训练、阅读训练以及用于难以矫正患者的代偿训练等。

2）疾病失认康复治疗：主要方法为双侧肢体功能性活动，在患者日常生活及治疗中周围人需要给予提醒，使其对本身疾病加深认识。

3）手指失认康复治疗：治疗方法为手指感觉-运动训练、对手指刺激体会、抓握物体感受力以及摩擦感刺激。

4）躯体失认康复治疗：主要方法为感觉-运动训练、强化偏瘫肢体辨识训练、神经发育疗法及功能适应性训练。

5）左右分辨障碍康复治疗：治疗方法为增加患者对左右识别的感觉刺激训练，在日常生活中促进患者对左右的识别以及功能障碍重的患者予辅助代偿训练。

5. 视空间关系障碍康复治疗

1）图形背景分辨困难康复治疗：治疗目的是提高患者在复杂背景中的识别能力，治疗方法主要为让患者练习在易混淆的背景中寻找指定物品以及重症患者的环境代偿训练。

2）空间定位及空间关系障碍康复治疗：治疗目的是提高患者对空间位置及空间环境的感知力，主要方法为命令患者在日常生活环境下完成具有空间及方位成分的活动以及设置适应患者生活的空间环境代偿装置。

3）地形定向障碍康复治疗：治疗主要在日常生活环境中进行，家属参与的成分居多，因此应首先教会家属帮助患者训练，同时在患者生活场景中做适当环境改造以适应其功能障碍特征。

4）距离与深度知觉障碍康复治疗：治疗环境设置在日常生活环境中，教会患者在辨别距离及深度时多种感觉共同参与，以确保动作准确性，同时通过环境改造，为患者日常生活提供适当的设施调整。

6. 失认症康复治疗

（1）视觉失认康复治疗

物体失认康复治疗：主要通过感觉-运动指导及对日常用品的反复辨认进行训练，同时重度功能障碍患者需给予一定环境代偿。

颜色失认康复治疗：通过反复进行颜色辨认及相关物品涂色的方法进行治疗，同时给予重症功能障碍者一定生活代偿。

面容失认康复治疗：治疗方法为反复进行照片及现实人物辨认以及通过熟人衣着、行走方式等其他特征促进辨认。

（2）听觉失认康复治疗

其与相应的评定手法类似，即进行反复听声指物训练以及使用其他感官代偿。

（3）触觉失认康复治疗

治疗目的是增加患者利用触觉的识别能力，主要方法为使用刺激明显的物品进行手指的感知觉训练、闭眼睁眼感觉训练以及环境代偿。

7. 失用症康复治疗

1）意念性失用康复治疗：治疗目的为促进患者形成正确的动作计划及概念，方法为故事图片顺序排列训练、复杂活动分解执行训练、任务梳理训练及环境适应性训练。

2）运动性失用康复治疗：主要作用为提高患者动作执行能力及动作的准确性，方法为提前输入感觉刺激、给予提示或指导、减少口头指令。

3）意念运动性失用康复治疗：治疗目的为提高患者在动作概念与动作执行之间的正确协调运转，方法为提前输入感觉刺激，治疗师手把手指导及动作流程提前梳理训练。

4）结构性失用康复治疗：同评定方法，让患者进行复制几何图形、拼图、复制立体结构及家用物品组装训练。

5）穿衣失用康复治疗：治疗方法包括感受衣服质地、在语言提示下穿衣训练及穿衣方法的传授。

（六）脑卒中心理障碍康复治疗

脑卒中心理障碍康复治疗通常采用支持性心理治疗，治疗技术包括倾听、解释、保证、指导及鼓励。通过积极性的正确引导帮助脑卒中患者走出思想困境，正视自己病情，积极配合相关功能康复。

（七）传统康复治疗

脑卒中患者以运动功能障碍居多，同时伴有语言言语、吞咽及相关认知功能障碍，除了常规康复手法及物理因子治疗外，中国传统康复治疗在加快患者整体恢复进程中也发挥了重要作用。针灸疗法的头针可促进患者相应神经功能的恢复，体针治疗可提高患者肢体运动调控能力，特殊针灸治疗对于患者语言言语功能、吞咽功能的改善也有明显效果。推拿治疗可舒筋活络，促进气血运行。传统运动功法中太极拳、八段锦、五禽戏等对于改善患者姿势调控，提高整体技能都具有重要作用。

（八）日常生活活动能力训练

1）基础性日常生活活动训练：包括按照患者日常生活正常进程的翻身坐起、转移、进食、穿衣、修饰、洗澡、使用卫生间等训练。

2）工具性日常生活活动能力训练：包含患者在家庭中所处的角色为主的家务活动训练和与职业、娱乐、外界交往相关的社会活动训练。

第二节　运动功能康复

脑卒中运动功能障碍在脑卒中引起的各种功能障碍中所占比例较高，也是脑卒中患者康复治疗过程中需要付出较多时间进行的功能康复项目。脑卒中患者脑部高级中枢受损，低位中枢失去上部中枢神经的调控，出现反射亢进、异常的姿势控制及运动模式，无法利用自身肢体完成协调运动及分离运动，从而出现多种表现形式的运动功能障碍。对于患者的异常运动模式及姿势变化，需要通过全面的运动功能评定掌握功能障碍的种类、性质、范围及产生功能障碍的原因，制定运动治疗目标及运动治疗计划，而后有针对性地进行运动功能康复。

一、运动功能评定

目前脑卒中运动功能障碍常用评定方法包括 Fugl-Meyer 运动功能评定、Brunnstrom 偏瘫运动功能评定、上田敏偏瘫功能评定等。Fugl-Meyer 运动功能评定分为感觉功能评定、运动功能评定，其信度与效度较好，但程序复杂，操作费时；上田敏偏瘫功能评定内容包括上下肢、手指运动功能评定，比较便捷，但应用较局限；Brunnstrom 偏瘫运动功能评定方法分为上肢、下肢及手三个方面评定内容，比较明确地呈现了脑卒中后偏瘫肢体的肌张力变化及姿势恢复情况，能够客观反映脑卒中恢复的基本过程，同时简便易操作，并具有较高的信度与效度，应用较广泛。

（一）Fugl-Meyer 运动功能评定

Fugl-Meyer 运动功能评定包括上肢、下肢、平衡、感觉功能及关节活动度的评定，内容详细，由于过程过于烦琐，目前多采用简化 Fugl-Meyer 运动功能评定，只评定上肢、下肢运动功能，简便快捷（表 3-1）。

表 3-1 简化 Fugl-Meyer 运动功能评定量表

部位和体位	评定项目	评价标准
上肢、坐位	I. 有无反射活动	
	1. 肱二头肌肌腱 □	0 分：不能引出反射活动
	2. 肱三头肌肌腱 □	2 分：能够引出反射活动
	II. 屈肌协同运动	
	1. 肩关节上提 □	0 分：完全不能进行
	2. 肩关节后缩 □	1 分：部分完成
	3. 肩关节外展（至少 90°）□	2 分：无停顿充分完成
	4. 肩关节外旋 □	
	5. 肘关节屈曲 □	
	6. 前臂旋后 □	
	III. 伸肌协同运动	
	1. 肩关节内收和（或）内旋 □	0 分：进行
	2. 肘关节伸展 □	1 分：部分完成
	3. 前臂旋前 □	2 分：无停顿充分完成
	IV. 伴有协同运动的活动	0 分：没有明显活动
	1. 手触腰椎 □	1 分：手仅可向后越过髂前上棘
		2 分：能顺利进行
	2. 肩关节屈曲 90° □	0 分：开始时手臂立即外展或肘关节屈曲
	（肘关节位 0°）	1 分：肩关节外展及肘关节屈曲发生在较晚时间
		2 分：能顺利充分完成

续表

部位和体位	评定项目		评价标准
上肢、坐位	3. 前臂旋前、旋后 （肩关节 0°时，肘关节屈曲 90°）	☐	0 分：肘关节不能保持 90°或完全不能完成该动作 1 分：肩肘位正确时能在一定范围内主动完成该活动 2 分：完全旋前、旋后，活动自如
	Ⅴ. 脱离协同运动的活动 1. 前臂旋前 （肩关节外展 90°，肘关节 0°位）	☐	0 分：一开始肘关节就屈曲，前臂偏离方向不能旋前 1 分：可部分完成或者在活动时肘关节屈曲或前臂不能旋前 2 分：顺利完成
	2. 肩关节屈曲 90°～180° （肘关节 0°位、前臂中立位）	☐	0 分：开始时肘关节屈曲或肩关节外展 1 分：在肩部屈曲时，肘关节屈曲、肩关节外展 2 分：顺利完成
	3. 前臂旋前旋后 （肩关节屈曲 30°～90°，肘关节 0°位）	☐	0 分：前臂旋前旋后完全不能进行或肩肘位不正确 1 分：能在肩肘位正确时部分完成旋前旋后 2 分：顺利完成
	Ⅵ. 反射亢进 肱二头肌肌腱反射、指屈肌反射、肱三头肌肌腱反射	☐	0 分：至少 2～3 个反射明显亢进 1 分：一个反射明显亢进或至少 2 个反射活跃 2 分：反射活跃不超过一个并且无反射亢进
	Ⅶ. 腕稳定性 1. 腕关节背伸 （肘关节屈曲 90°，腕关节 0°）	☐	0 分：患者不能伸腕关节达 15° 1 分：可完成伸腕，但不能抗阻 2 分：有些轻微阻力仍可保持伸腕
	2. 腕关节屈伸 （肘关节屈曲 90°，腕关节 0°）	☐	0 分：不能随意运动 1 分：患者不能在全关节范围内主动活动腕关节 2 分：能平滑地、不停顿地进行
	3. 腕关节背伸 （肘关节 0°，肩关节屈曲 30°）	☐	评分同 1. 项
	4. 腕关节屈伸 （肘关节 0°，肩关节屈曲 30°）	☐	评分同 2. 项
	5. 腕环转运动	☐	0 分：不能进行 1 分：活动费力或不完全 2 分：正常完成
	Ⅷ. 手指 1. 手指联合屈曲	☐	0 分：不能屈曲 1 分：能屈曲但不充分 2 分：（与健侧比较）能完全主动屈曲
	2. 手指联合伸展	☐	0 分：不能伸 1 分：能够主动伸展手指（能够松开拳） 2 分：能充分地主动伸展
	3. 钩状抓握 （掌指关节伸展、指间关节屈曲，检测抗阻握力）	☐	0 分：不能保持要求位置 1 分：握力微弱 2 分：能够抵抗相当大的阻力抓握

续表

部位和体位	评定项目		评价标准
上肢、坐位	4. 侧捏 （所有关节伸直时，拇指内收）	☐	0分：不能进行 1分：能用拇、食指捏住一张纸，但不能抵抗拉力 2分：可牢牢捏住纸
	5. 对捏 （患者拇、食指可捏住一支铅笔）	☐	评分方法同"侧捏"
	6. 圆柱状抓握 （患者能握住一个圆筒状物体）	☐	评分方法同"侧捏"
	7. 球形抓握 （握球形物体，如网球）	☐	评分方法同"侧捏"
	IX. 协调性与速度 （快速连续进行5次指鼻试验）		
	1. 震颤	☐	0分：明显震颤 1分：轻度震颤 2分：无震颤
	2. 辨距不良	☐	0分：明显或不规则辨距不良 1分：轻度或规则的辨距不良 2分：无辨距不良
	3. 速度	☐	0分：较健侧慢6秒 1分：较健侧慢2～5秒 2分：两侧差别<2秒
下肢、仰卧位	I. 反射活动 1. 跟腱反射	☐ ☐	0分：无反射活动 2分：有反射活动
	2.（髌）膝腱反射	☐	评分同1.项
	II. 联带运动 屈肌协同运动 1. 髋关节屈曲	☐ ☐ ☐	0分：不能进行 1分：部分运动 2分：充分进行
	2. 膝关节屈曲	☐	评分同1.项
	3. 踝关节屈曲	☐	评分同1.项
	III. 伸肌协同运动 1. 髋关节伸展	☐ ☐ ☐	0分：没有运动 1分：微弱运动 2分：几乎与对侧相同
	2. 髋关节内收	☐	评分同1.项
	3. 膝关节伸展	☐	评分同1.项
	4. 踝关节跖屈	☐	评分同1.项

续表

部位和体位	评定项目		评价标准
下肢、坐位	IV. 伴有协同运动的运动		
	1. 膝关节屈曲	☐	0 分：无主动运动
			1 分：膝关节能从微伸位屈曲但不超过 90°
			2 分：膝关节屈曲＞90°
	2. 踝关节背屈	☐	0 分：不能主动背屈
			1 分：不能完全主动背屈
			2 分：正常背屈
下肢、站立位	V. 脱离协同运动的活动（髋关节 0°）		
	1. 膝关节屈曲	☐	0 分：在髋关节伸展位不能屈膝
			1 分：髋关节不屈膝能屈曲但不到 90°或在进行时髋关节屈曲
			2 分：能自如运动
	2. 踝关节背屈	☐	0 分：不能主动活动
			1 分：能部分背屈
			2 分：能充分背屈
下肢、坐位	VI. 反射亢进		
	膝部屈曲、膝腱反射、跟腱反射	☐	0 分：2～3 个反射明显亢进
			1 分：1 个反射亢进或 2 个反射活跃
			2 分：不超过 1 个反射活跃
下肢、仰卧位	VII. 协调性和速度		
	（跟膝胫试验，连续重复 5 次）		
	1. 震颤	☐	0 分：明显震颤
			1 分：轻度震颤
			2 分：无震颤
	2. 辨距障碍	☐	0 分：明显的、不规则的辨距障碍
			1 分：轻度的、规则的辨距障碍
			2 分：无辨距障碍
	3. 速度	☐	0 分：比健侧慢 6 秒
			1 分：比健侧慢 2～5 秒
			2 分：两侧相差＜2 秒
总分			

简化 Fugl-Meyer 运动功能评定包括上肢运动功能评价 33 项，下肢运动功能评价 17 项：

1. 评分原则

0 分表示不能做某一动作；1 分表示部分能做某一动作；2 分表示能充分完成某一动作。

2. 运动功能障碍分级

共 50 项，最高总积分 100 分，分值越高功能越好。总分＜50 分表示患肢严重运动障碍，50～84 分表示患肢明显运动障碍，85～95 分表示患肢中等运动障碍，96～99 分表示患肢轻度运动障碍。

（二）Brunnstrom 偏瘫运动功能评定

Brunnstrom 将脑卒中后肢体偏瘫恢复过程按照运动功能及姿势变化过程分为 6 个阶段评定，同时，此评定方法对于指导脑卒中康复治疗、评价预后都具有重要意义（表 3-2）。

表 3-2　Brunnstrom 偏瘫运动功能评定量表

阶段	上肢	手	下肢	功能评级
弛缓期	无任何运动	无任何运动	无任何运动	I
痉挛期	出现痉挛；出现联合反应，不引起关节运动的随意肌收缩	仅有极细微屈伸	出现痉挛；出现联合反应，不引起关节运动的随意肌收缩	II
协同运动	痉挛加剧，可随意引起协同运动或其组成成分	能全指屈曲，可做钩状抓握，但不能伸展，有时可由反射引起伸展	痉挛加剧：①随意引起协同运动或其组成成分。②坐位和立位时髋、膝可屈曲	III
部分分离运动	出现脱离协同运动的活动：①肩 0°肘屈 90°的情况下，前臂旋前旋后；②肘伸直肩可屈 90°，手背可触及腰骶部	能侧捏及松开拇指，手指有半随意的小范围伸展活动	痉挛开始减弱，开始脱离协同运动出现分离运动：①坐位，足跟触地，踝能背屈；②坐位时，足可向后滑动，使其背屈大于 0°	IV
分离运动	痉挛减弱，共同运动进一步减弱，分离运动增强：①肘伸直，肩外展 90°；②肘伸直，肩前屈 30°～90°时前臂旋前和旋后；③肘伸直，前臂取中间位，上肢上举过头	可做球状和圆柱状抓握，手指同时伸展，但不能单独伸展	健腿站，病腿可先屈膝后伸髋，在伸膝下作踝背屈（重心落在健腿上）	V
正常	运动协调近于正常，手指指鼻无明显辨距不良，但速度比健侧慢（<5 秒）	所有抓握均能完成，但速度和准确性比健侧差	协调运动大致正常：①立位，髋能外展超过骨盆上提的范围；②坐位，髋可交替地内外旋，并伴有踝内外翻	VI

（三）上田敏偏瘫功能评定

上田敏偏瘫功能评定是在 Brunnstrom 偏瘫运动功能评定方法的基础上，将偏瘫恢复的过程细化，分 12 个阶段进行评定，其中 0、（1、2）、（3、4、5、6）、（7、8）、（9、10、11）、12 级相当于 Brunnstrom 偏瘫运动功能评定方法的 I、II、III、IV、V、VI 级，评定方法相近。

（四）其他功能评定方法

对于脑卒中患者相关运动功能评价方法还有运动功能评定量表（moter assessment scale，MAS）、Rivermead 运动指数。

在进行整体运动评定的同时要进行针对脑卒中引起的肌张力增高，即痉挛的评定，采用改良 Ashworth 分级评定法；采用徒手肌力评定，评价患者肌力降低的程度；根据关节活动度正常角度评价关节活动范围；采用 Berg 平衡量表进行平衡功能评定；使用协调功能分级评价患者非平衡性协调功能等。

1. 痉挛的评定

目前使用最广泛的评定方法为改良 Ashworth 分级评定法，评定人员通过被动活动患侧关节，感受所受阻力进行评定。评定方法及分级标准见表 3-3。

表 3-3　改良 Ashworth 分级评定法

痉挛级别	评定标准
0 级	无肌张力增高
1 级	肌张力略微增高，受累部分被动活动时，在关节被动活动范围之末出现突然卡住然后呈现最小的阻力或释放
1$^+$ 级	肌张力轻度增高，受累部分被动活动时，在关节被动活动范围后 50%的范围内出现突然卡住，然后均呈现最小阻力
2 级	肌张力较明显增高，通过关节活动范围的大部时肌张力均较明显增高，但受累部分仍能较容易被移动
3 级	肌张力严重增高，被动活动困难
4 级	僵直，受累部分被动活动时呈现僵直状态，不能活动

2. 肌力的评定

肌力的评定通常使用 Lovett 徒手肌力评定法，通过命令患者做主动运动，在抗重、抗阻力及减重状态下观察患者的肌肉力量状况。评定方法及分级见表 3-4。

表 3-4　Lovett 徒手肌力评定法

级别	名称	分级标准	相当于正常肌力的百分比（%）
0	零	无肌肉收缩	0
1	微弱	有轻微收缩，但不能引起关节活动	10
2	差	在减重状态下能做关节全范围活动	25
3	尚可	能抗重力完成关节全范围活动，但不能抗阻力	50
4	良好	能抗重力及一定阻力完成关节全范围活动	75
5	正常	能抗重力及充分阻力完成关节全范围活动	100

3. 平衡功能的评定

脑卒中平衡功能障碍可按照平衡功能三级评定标准进行简要评定，同时 Berg 平衡功能评定量表是使用最广泛的平衡功能评定量表，通过 14 项功能检查，得出总分后评价患者的平衡功能。每项分 0~4 分，共 5 个等级，将 14 项得分相加后得出总分，判断平衡能力，总分 56 分，其中 0~20 分表明患者处于坐轮椅程度；21~40 分表明患者可辅助步行；41~56 分表明患者可独立步行。评定量表见表 3-5。

表 3-5　Berg 平衡功能评定量表

检查项目	评分	评分标准
1. 从坐位站起	4 分	不用手扶能够独立地站起并保持稳定
	3 分	用手扶着能够独立地站起
	2 分	若干次尝试后自己用手扶着站起
	1 分	需要他人少量的帮助才能站起或保持稳定
	0 分	需要他人中等或最大量的帮助才能站起或保持稳定
2. 无支持站立	4 分	能够安全站立 2 分钟
	3 分	在监护下能够站立 2 分钟
	2 分	在无支持的条件下能够站立 30 秒
	1 分	需要若干次尝试才能无支持地站立达 30 秒
	0 分	无帮助时不能站立 30 秒

续表

检查项目	评分	评分标准
3. 无靠背坐位	4 分	能够安全地保持坐 2 分钟
	3 分	在监视下能够保持坐位 2 分钟
	2 分	能坐 30 秒
	1 分	能坐 10 秒
	0 分	没有靠背支持，不能坐 10 秒
4. 从站立位坐下	4 分	最小力量用手帮助安全地坐下
	3 分	借助于双手能够控制身体下降
	2 分	用小腿的后部顶住椅子来控制身体下降
	1 分	独立地坐，但不能控制身体下降
	0 分	需要他人帮助坐下
5. 转移	4 分	稍用手扶着就能安全地转移
	3 分	绝对需要用手扶着才能够安全地转移
	2 分	需要口头提示或监视能够转移
	1 分	需要一个人帮助
	0 分	为了安全，需要两个人帮助或监视
6. 无支持闭目站立	4 分	能够安全地站 10 秒
	3 分	监视下能够安全地站 10 秒
	2 分	能站 3 秒
	1 分	闭目不能达 3 秒钟，但站立稳定
	0 分	为了不摔倒而需要两个人帮助
7. 双脚并拢无支持站立	4 分	能够独立地将双脚并拢并安全站立 1 分钟
	3 分	能够独立地将双脚并拢并在监视下站立 1 分钟
	2 分	能够独立地将双脚并拢，但不能保持 30 秒
	1 分	需要别人帮助将双脚并拢，但能够双脚并拢站立 15 秒
	0 分	需要别人帮助将双脚并拢，双脚并拢站立不能保持 15 秒
8. 站立位时上肢向前伸展并向前移动	4 分	能够向前伸出>25cm
	3 分	能够安全地向前伸出>12cm
	2 分	能够安全地向前伸出>5cm
	1 分	上肢可以向前伸出，但需要监视
	0 分	在向前伸展时失去平衡或需要外部支持
9. 站立位时从地面捡起东西	4 分	能够轻易地且安全地将鞋捡起
	3 分	能够捡起鞋，但需要监视
	2 分	伸手向下达 2~5cm 且独立地保持平衡，但不能将鞋捡起
	1 分	试着做伸手向下捡鞋的动作时需要监视，但仍不能将鞋捡起
	0 分	不能试着做伸手向下捡鞋的动作，或需要帮助免于失去平衡或摔倒

续表

检查项目	评分	评分标准
10. 站立位转身向后	4 分	从左右侧向后看，体重转移良好
	3 分	仅从一侧向后看，另一侧体重转移较差
	2 分	仅能转向侧面，但身体的平衡可以维持
	1 分	转身时需要监视
	0 分	需要帮助以防失去平衡或摔倒
11. 转身 360°	4 分	在≤4 秒的时间内，安全转身 360°
	3 分	在≤4 秒的时间内，仅能从一个方向安全地转身 360°
	2 分	能够安全转身 360°但动作缓慢
	1 分	需要密切监视或口头提示
	0 分	转身时需要帮助
12. 支持站立时将一只脚放在台阶或凳子上	4 分	能够安全且独立地站，在 20 秒的时间内完成 8 次
	3 分	能够独立地站，完成 8 次的时间>20 秒
	2 分	无须辅助具在监视下能够完成 4 次
	1 分	需少量帮助能够完成>2 次
	0 分	需要帮助以防摔倒或完全不能做
13. 一只脚在前的无支持站立	4 分	能够独立地将双脚一前一后地排列（无距离）并保持 30 秒
	3 分	能够独立地将一只脚放在另一只脚的前方（有距离）并保持 30 秒
	2 分	能够独立地迈一小步并保持 30 秒
	1 分	向前迈步需要帮助，但能够保持 15 秒
	0 分	迈步或站立时失去平衡
14. 单腿站立	4 分	能够独立抬腿并保持>10 秒
	3 分	能够独立抬腿并保持 5～10 秒
	2 分	能够独立抬腿并保持≥3 秒
	1 分	试图抬腿，不能保持 3 秒，但可维持独立站立
	0 分	不能抬腿或需要帮助以防摔倒

4. 协调功能的评定

协调功能的评定包括平衡性协调功能评定及非平衡性协调功能评定,前者采用平衡性协调试验检查,后者采用不同的试验方式检查,而后根据协调功能分级进行评价。

非平衡性协调功能评定在临床应用广泛,包括的试验有指鼻试验、指指试验、交替指鼻和指指试验、拇指对指试验、握拳试验、轮替试验、反弹试验、拍手试验、足拍地试验、跟膝胫试验、划圈试验等。试验后按照协调功能分级进行评分,其分级标准为 5 分—正常完成;4 分—轻度障碍,能完成指定活动,但较正常速度和准确性稍差;3 分—中度障碍,能完成指定活动,但动作缓慢、笨拙,不稳明显;2 分—重度障碍,仅能启动运动;1 分—不能活动。

二、脑卒中偏瘫运动疗法的基本理论

（一）脑卒中后运动功能障碍形成原因及表现形式

1. 脑卒中后运动功能障碍形成原因

人体运动的产生依靠大脑皮质至脊髓各个水平的中枢神经系统由高到低逐级控制，高级中枢神经系统在发育成熟后会对低级中枢神经系统进行严格的控制与调节，从而人体能够产生相对顺畅的随意运动。脑卒中患者由于上位高级中枢受损，失去对低级中枢的调控，致使之前受抑制的低级中枢（主要为脑干与脊髓）支配的原始反射被释放，出现异常的姿势与运动控制，主要表现为锥体系及锥体外系损害引起的中枢性运动控制障碍。

2. 脑卒中运动功能障碍的表现形式

脑卒中患者在发病早期由于锥体束存在断联休克，常常出现患侧肢体肌张力降低、腱反射减弱等弛缓性瘫痪的表现，而随着休克状态逐渐恢复，则表现为痉挛性偏瘫，同时伴有异常姿势控制、异常运动控制模式及由于调控障碍与异常肌张力、异常姿势变化引起的联合反应及协同运动等，主要表现为：

1）异常肌张力：肌张力是肌肉在静息状态下的一种不随意的、持续的、细小的收缩，是被动活动肢体及按压肌肉时感受到的阻力。正常肌张力是维持身体各种姿势及正常活动的基础，中枢神经系统受损，肌张力常常出现异常，经常以肌张力增高为主要表现形式，在不同的肌群，肌张力增高涉及部位及严重程度不完全一致。脑卒中偏瘫患者多数表现为患侧上肢屈肌张力增高，患侧下肢伸肌张力增高，从而导致患者出现异常的姿势与运动控制。

2）异常姿势控制：姿势控制包括维持姿势和保持平衡，是进行各项运动的基础，表现为肌群对姿势变化的调整、调整反应及平衡反应，人体依靠这三种调整方式维持人体姿势变化的稳定，保证人体处于安全范围内，避免人体因异常转运或姿势变化而引起不必要的损害。脑卒中患者高位中枢神经受损，使低位中枢不能得到良好的调控，产生异常的姿势控制模式，多数患者对坐、站等各种体位的保持及由卧位到坐位、由坐位到站位等姿势的变化出现不同程度的控制异常，增加了脑卒中偏瘫患者跌倒的风险。

3）运动控制障碍：运动控制指中枢神经系统通过人体感觉的反馈形成动作模式概念，进而对运动动作进行调控与管理，其主要表现为对单块肌肉及肌群的控制。脑卒中患者由于中枢神经系统受损，对肌群的调节功能出现障碍，导致异常的运动控制模式，由于脑部受损，肌肉出现肌力下降、肌张力增高以及肌肉协调性收缩功能降低等表现，不同程度影响脑卒中偏瘫患者各种功能性活动。

4）联合反应：指当身体某一部位进行抗阻力运动或主动用力时，诱发患侧肢体其他部位肌群不自主肌张力增高或出现运动的反应。联合反应是患侧肌群失去随意运动控制，伴随患侧肌群肌张力增高而出现，并且肌张力增高引起的痉挛程度越大，联合反应则越强，持续时间也越长，并随着痉挛强度下降而减弱，所以，联合反应的消失与否与痉挛的存在密切相关。脑卒中偏瘫患者在高位中枢神经系统功能障碍引起肌张力增高的痉挛期中常常出现以联合反应为主的异常表现。

5）协同运动：为异常的协同运动模式，是脊髓水平的原始粗大运动，是脊髓中支配屈肌的神经元和支配伸肌的神经元之间的交互抑制关系失衡的表现。脑卒中偏瘫患者在完成单个关节活动时，引发该肢体其他关节肌肉同时出现相同的运动，而无法完成单关节的独立随意运动，可产生屈肌协同运动模式与伸肌协同运动模式。例如，患者想要单独做伸髋的动作时，同侧下肢会同时出现伸展模式，可表现为伸膝、踝跖屈等关节运动的组合。

（二）运动疗法

1. 概念

运动疗法，又称运动治疗、治疗性训练，是按照人体生物力学、运动学、神经生理学及神经发育学的基本原理，利用躯体运动、按摩、牵引、手法操作及器械力学等因素，通过主动与被动运动使局部或整体功能得到改善，对运动功能障碍患者进行针对性训练与治疗，从而保持、重获或防止继发丧失功能的重要治疗方法。

2. 特点

脑卒中偏瘫患者运动功能障碍在所有功能障碍中所占比例最大，运动疗法则在整体康复治疗中发挥了很大作用，对于促进偏瘫患者整体功能康复具有重要意义，其具有如下特点：

1）治疗方法因人而异：脑卒中偏瘫患者由于中枢神经受损部位、病变程度、范围不同，以及患者身体素质、对待病情的观念不同，常常表现出不同的运动功能状态与较大差异的行为表现形式。在全面康复评定的基础上，针对患者所呈现的功能障碍水平与个体表现特征，制定有针对性、个体化的运动治疗方案。

2）以促进功能障碍恢复为主要目的：运动疗法的主要目的是降低偏瘫患者肌肉紧张程度，提高关节运动水平，促进正常步态恢复，增强整体姿势控制能力，最终实现功能障碍最大程度的恢复。

3）注重提高患者主动参与热情：相对于常规的康复治疗手段，治疗过程中有患者的主动配合参与其中，会在很大程度上加速康复恢复进程。脑卒中偏瘫患者进行运动治疗时患者的主动参与度尤为重要，同时运动疗法中有许多种项目都是需要患者的主动配合、主动运动才能达到标准运动要求的。在对患者进行功能康复时，康复医师与治疗师应注重提高患者的治疗积极性及主动性，促进整体运动水平的恢复。

4）治疗方法多样，形式丰富：运动疗法不仅在脑卒中偏瘫的治疗中覆盖面广，在其他神经系统损伤及各种伤病所致的功能障碍中应用范围也很广。运动疗法包括内涵丰富的理论基础和形式多样的治疗技术，在不同疾病的功能康复中发挥极大优势。

3. 治疗方法

运动疗法的治疗方法多样，治疗的针对性不同，治疗方法层次各异，主要将运动疗法分成三大类别，包括以力学和运动学原理为基础的运动治疗技术、以代偿和替代原理为基础的治疗技术、神经发育疗法和运动再学习技术。第一类方法包括肌力训练、耐力训练、关节活动度训练、牵伸训练、转移训练、平衡训练、协调训练、步行训练、呼吸训练、牵引、医疗体操等，常作为功能障碍者常规基础训练应用；第二类方法包括假肢、矫形器及其他辅助器具，经常与其他两类康复方法配合应用；第三类方法为神经发育疗法与运动再学习技术，其应用较广泛，包括 Brunnstrom 技术、Bobath 技术、Rood 技术、本体神经肌肉促进（PNF）

技术、运动再学习技术。以下主要介绍第三类方法。

（1）Brunnstrom 技术

Brunnstrom 通过对脑卒中偏瘫患者功能恢复过程的观察提出 Brunnstrom 偏瘫恢复六阶段理论，同时以此理论为前提，创立了脑部损伤运动治疗经典方法。随着人体不断发育，高位中枢对脊髓与脑干的反射得到了良好的调控，抑制异常姿势反射释放，而脑卒中使高位中枢受损，失去了对低位中枢的控制，从而患者产生发育初期才存在的运动模式，Brunnstrom 认为这些原始反射与异常的运动模式是脑卒中患者运动功能恢复过程中必经的阶段，如果在偏瘫患者恢复早期及时利用，应用患者存在的联合反应、原始反射及相应的皮肤与本体刺激引出的共同运动，促进患者产生主动参与的欲望，结合治疗师的正确指导，进而产生趋向随意运动的协同运动模式，使原有形式的协同运动慢慢被抑制，诱发出部分分离运动，逐步产生随意的分离运动。

（2）Bobath 技术

Bobath 技术是由英国物理治疗师 Berta Bobath 与其丈夫 Karel Bobath 创立，适用于各年龄段因中枢神经系统损伤导致姿势紧张、功能障碍的患者，主要通过控制身体各部位关键点、正常反应与姿势的促进、刺激本体感受器、抑制异常反应等方法促进偏瘫患者运动功能的恢复。在脑卒中与小儿脑性瘫痪领域应用广泛。

（3）Rood 技术

Rood 也是基于发育和神经生理的理论，大脑受损伤后，高位中枢失去对低位中枢的控制，出现了运动的丧失或发育初期才有的运动模式。Rood 技术通过有控制的感觉刺激，依据人体发育顺序，把握正确的刺激部位、刺激方向、刺激频率与刺激时效，利用刺激诱发有目的的运动反应。根据刺激产生运动的目的不同，将其分为促进方法与抑制方法两大类，包括触觉刺激、温度刺激、听觉刺激、视觉刺激。

（4）本体神经肌肉促进（PNF）技术

PNF 技术是通过刺激本体感受器，促进相关神经肌肉反应，以增强肌肉的收缩能力，同时通过调整感觉神经的异常兴奋，来调整肌肉张力，使之以正常的运动方式进行运动的神经生理治疗技术与训练体系。PNF 技术主要是使用并加强患者目前可做到的活动，基本治疗技术包括手法刺激、扩散与强化、言语指令、视觉辅助、牵引与挤压、牵伸；特殊治疗技术包括主动肌定向技术、拮抗肌反转技术及放松技术。

（5）运动再学习技术

将脑卒中后的运动功能恢复训练看成一种再次学习的过程，本技术以生物力学、运动学、行为学等为基础，强调患者主动参与的情况下，以任务或功能为导向，遵照科学的运动技能获得方法对患者进行再教育，从而恢复患者的运动功能。运动再学习技术将脑卒中患者功能训练分为从仰卧到床边坐起、坐位平衡、站起和坐下、立位平衡、步行功能、上肢功能、口面部功能七个方面，按照特定步骤进行相关功能的恢复。

三、脑卒中偏瘫运动治疗

（一）康复时机的选择

脑卒中偏瘫患者的恢复过程一般经历三个时期：急性期、恢复期、后遗症期。运动治疗、作业治疗、言语治疗以及相关物理因子治疗等康复疗法均提倡早期介入，尤其中枢神经系统受损患者的康复时机更要及时把握。根据中枢神经受损引起的相应肢体功能障碍以及神经系统传导特性，进行逆向康复训练，通过促进外部肢体的运动功能恢复，来提高中枢神经恢复的能力，及早进行功能锻炼，神经受损的程度可降低，功能障碍恢复的时间也可大大缩短，残损发生率也可大大降低。患者病情稳定后，通过评估患者相应的功能状态，在急性期便可进行有针对性的康复训练。

（二）急性期运动治疗

脑卒中急性期持续时间一般为2～4周，这个时期患者病情不十分稳定，主要以临床治疗为主，待病情稳定后可及早进行康复训练。急性期运动功能训练的主要目的是维持患者正常的关节活动，保持正确的体位，预防褥疮、深静脉血栓形成、肺部感染、关节挛缩等相关并发症，同时也为患者恢复期尽快进行主动活动做准备。

1. 床上正确体位训练

脑卒中偏瘫患者急性期由于断联休克常表现为弛缓性瘫痪，不能维持正确的床上卧位，长时间保持异常卧位会引起关节脱位及肢体挛缩。床上正确的体位训练对于维持良好的关节活动、预防挛缩及其他并发症尤为重要。

（1）患侧卧位

患侧在下，头部枕软枕，后背部可用软枕支撑，患侧肩部、上臂、前臂前伸，上肢各关节伸展，前臂旋后，手掌向上，患侧髋关节伸展，膝关节微屈；健侧上、下肢自由体位，健侧腿下部放置一软枕（图 3-1）。患侧卧位是脑卒中偏瘫患者经常使用的训练及摆放体位，进行训练时注意患侧肩部、髋部不要受压。

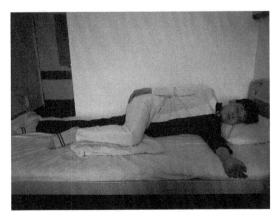

图 3-1　患侧卧位

（2）健侧卧位

健侧在下，头部枕软枕，患侧肩部、上臂、前臂前伸，上肢上举100°，各关节伸展，下部垫软枕，放置于胸前，患侧下肢屈曲向前放在软枕上，置于身体前面；健侧上下肢保持自由体位（图3-2）。健侧卧位是脑卒中偏瘫患者最舒适的体位。

（3）仰卧位

头部枕软枕，患侧肩部前伸，下部放置一软枕，防止肩胛骨后缩，肘关节伸直，腕关节背

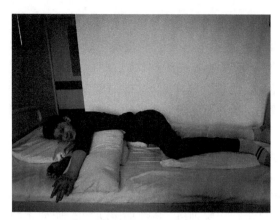

图 3-2　健侧卧位

伸，手指展开，预防上肢屈曲、内旋，患侧髋部及大腿后部垫一软枕，使骨盆前伸，预防患侧腿外旋，膝关节后部放置一小枕，使其微屈，足底避免任何物体支撑，防止刺激足底感受器而加重足下垂（图 3-3）。仰卧位不是脑卒中偏瘫患者最佳体位，很容易因摆放疏忽造成上肢屈曲挛缩、下肢髋外旋的异常姿势。

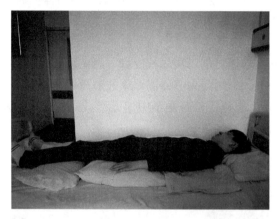

图 3-3　仰卧位

2. 床上被动翻身训练

偏瘫患者急性期通常为卧床姿势，同一体位保持时间过长会引起褥疮、关节挛缩等并发症，为避免出现此类并发症应及时进行床上翻身训练。此时应注意，每隔 2 小时需翻身一次；同时不要过分牵拉患侧肢体，以免造成不必要的损伤；患者若出现血压明显下降、呼吸不规则、全身突然痉挛等突发状况应及时停止翻身训练。

（1）被动向健侧翻身

患者取仰卧位，治疗人员一手置于患者后颈部，另一手置于患者肩背部，将患者头部及上半身旋转到健侧；放置平稳后，一手置于患侧髋部，另一手置于患侧膝部，将患侧下肢旋转到健侧并摆放成半屈位。

（2）被动向患侧翻身

患者取仰卧位，治疗人员将患侧上肢外展 90°，让患者利用健侧肢体自行转到患侧。

3. 关节被动活动训练

对于不能做主动运动的患者，为避免发生关节挛缩，应及时做关节的被动活动。关节被动活动时要注意在关节活动的正常范围内进行，避免引起患者疼痛；活动一般从近端关节开始到远端关节，条件允许各个关节都要进行；在进行远端关节被动活动时注意固定近端关节，以免出现代偿；动作要轻柔、缓慢，同时注意患者情绪变化；两侧都要进行关节活动。

4. 床上常用训练

偏瘫患者急性期的各种活动都要在床上进行，随着肢体肌力的慢慢恢复，可陆续进行助力运动、主动助力运动及主动运动，床上主动运动可提高患者主动翻身及转移能力。

（1）Bobath 握手上举训练

患者取仰卧位，双手交叉，使健侧拇指置于患侧拇指下方，其余四指按照依此顺序交叉，用健侧上肢带动患侧上肢在胸前伸手上举，然后屈肘返回，如此反复进行（图 3-4）。在训练过程中注意上举时肩胛骨要前伸，肘关节做到伸直，尽可能抬起上肢，可将上肢上举过头。

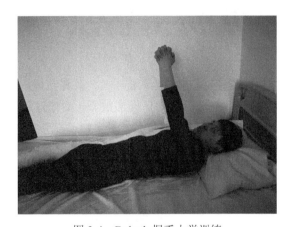

图 3-4 Bobath 握手上举训练

（2）Bobath 握手摆动训练

进行 Bobath 握手上举训练后可进行左右摆动训练，摆动时注意摆动速度均匀，摆动幅度由小到大，可慢慢增加躯干的旋转（图 3-5）。

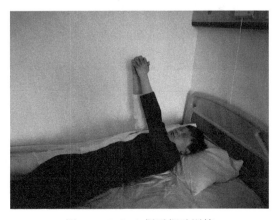

图 3-5 Bobath 握手摆动训练

（3）健侧下肢辅助抬腿训练

患者取仰卧位，健侧小腿置于患侧小腿之下，利用健侧下肢将患侧下肢抬起，慢慢抬高，注意不要使患侧下肢屈曲，然后缓慢放回床面，如此反复，有助于患者翻身能力及由卧位向坐位转移（图3-6）。

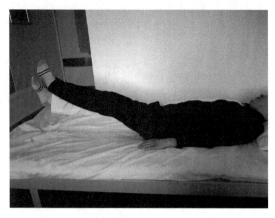

图3-6 健侧下肢辅助抬腿训练

（4）"桥式"运动

患者取仰卧位，双上肢置于身体两侧，双下肢屈曲，双脚支撑床面。嘱患者主动将臀部抬起，并逐渐保持在骨盆水平位，维持一段时间后慢慢放下。治疗过程中治疗师一只手控制患者膝部，另一只手轻拍患者臀部，刺激髋部肌肉收缩（图3-7）。若患者控制能力有提高，可增加控制难度，嘱患者将健侧腿抬起，置于患侧腿上，利用患侧腿支撑体重完成"单桥"动作（图3-8）。"桥式"运动为脑卒中运动治疗常用训练方法，它通过控制髋部肌群的收缩，来提高核心肌群的稳定性，可改善患者整体姿势控制。

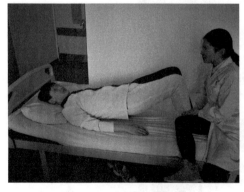

图3-7 "桥式"运动

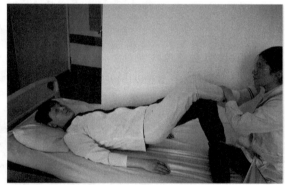

图3-8 "单桥"动作

（三）恢复期运动治疗

脑卒中患者急性期后进入恢复期，时间约为1年，而发病后1～3个月为功能恢复的最佳时期，同时也是康复介入最好的时间段。恢复期运动治疗重点在于控制痉挛、原始反射和异常运动模式，增加偏瘫患者肌肉力量，增进协调控制，改善步态，促进步行功能恢复，提高患者整体生存及生活自理能力。

1. 床上训练

恢复期患者主动运动增多，床上活动大多由自己做主动训练完成。

（1）促进分离运动训练

脑卒中偏瘫患者弛缓期过后进入痉挛期，同时会由于联合反应、协同运动等原始反射引起异常姿势与运动模式，及时进行分离运动有助于患者尽快从痉挛期过渡，提高随意运动能力。

1）上肢分离训练：患者取仰卧位，治疗师手置于患侧上肢，让患者随着治疗师辅助上肢运动的方向向前屈，并让患者做患侧手触摸下巴、鼻子、对侧肩部等动作。

2）下肢分离训练：患者取仰卧位，双上肢置于身体两侧。治疗师一手使患者踝关节背伸支撑于床面，一手控制膝关节使髋关节保持内收位，让患者足跟贴床面做髋、膝关节屈曲，再伸直下肢，反复练习。

（2）翻身训练

1）向健侧翻身：采用健侧肢体带动患侧肢体做翻身训练。患者取仰卧位，双上肢 Bobath 握手（双手交叉，使健侧拇指置于患侧拇指下方，其余四指依照此顺序交叉），肘部伸直，肩部上举使上肢与地面垂直，头部转向健侧，健侧小腿置于患侧小腿下部，提供助力。健侧上肢带动患侧上肢摆动，用力带动躯干向健侧翻，同时，健侧下肢提供辅助，使整个躯体翻向健侧（图 3-9）。

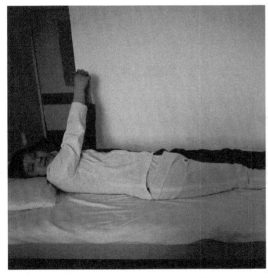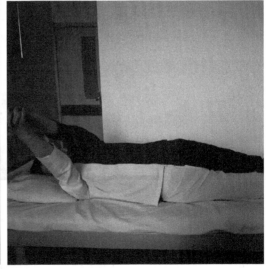

图 3-9　向健侧翻身

2）向患侧翻身：患者取仰卧位，双上肢 Bobath 握手，肘部伸直，肩部上举使上肢与地面垂直，头部转向患侧，健侧下肢屈曲。健侧上肢带动患侧上肢摆动，用力带动躯干向患侧翻，健侧下肢屈曲蹬地提供动力，进而完成向患侧翻身（图 3-10）。

2. 坐起与坐位平衡训练

患者具备主动运动能力之后，可进行相关坐位训练，通过训练有利于促进患者肌肉力量恢复，进而形成良好的姿势控制，为步行打下基础。

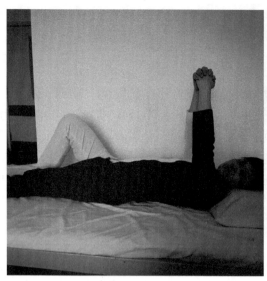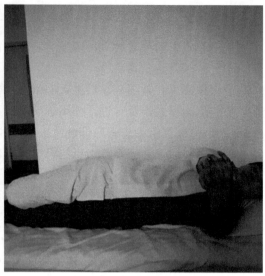

图 3-10　向患侧翻身

（1）坐起训练

患者从仰卧位翻身成健侧卧位，将患侧上肢置于腹部，健侧下肢依旧插入到患侧下肢下部，健侧先以肘关节屈曲支撑床面，慢慢过渡到肘伸直，利用手掌支撑，在上身上升的同时，健侧下肢辅助患侧下肢向床边移动，健侧手支撑床面并逐渐向身体靠近，双下肢逐渐脱离床面，垂在床沿上，身体最后上升到坐位姿势，交叉的双脚分开着地（图 3-11）。

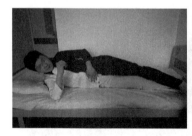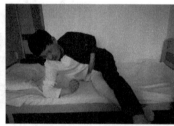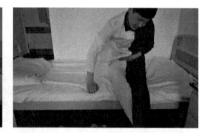

图 3-11　坐起训练

（2）坐位平衡训练

坐位平衡训练分为静态平衡训练与动态平衡训练。做静态平衡训练时，患者在没有其他人辅助的情况下静坐于床边或椅子上，足着地，两足自然分开，双手放在两腿上，髋、膝关节屈曲 90°，踝关节背伸 90°，头部正中，目视前方，保持此体位，直至向一侧倾倒，治疗师给予辅助。在患者静态平衡维持良好后，可进行自动态平衡训练与他动态平衡训练。患者保持独立坐位后，自己双手交叉，伸向前、后、左、右、上、下各个方向，并伴有身体各个方向的移动，以此训练自动态平衡；患者保持坐位，治疗师在患者患侧，突然推动或牵拉患者后立即松手，让患者控制，保持坐位，此为训练患者他动态平衡。

3. 站起与站立位平衡训练

（1）站起训练

患者取坐位，两足着地，屈髋屈膝，双手交叉，治疗师坐在患者患侧的活动凳上，膝关节抵住患侧膝关节，一手扶住患者腰部，另一手指挥患者交叉的双手，让患者双手抬起后随着治疗师的双手向前伸，同时身体向前倾，当肩关节超过双足时，让患者膝关节伸直站起，目视前方；若患者整体功能尚可，治疗师可在一旁督导保护患者独自进行站起训练（图 3-12）。

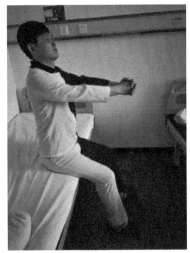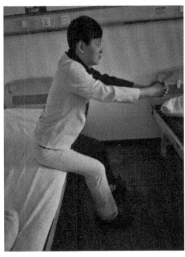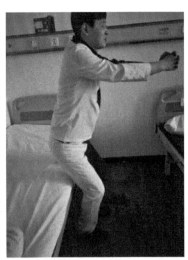

图 3-12 站起训练

（2）站立位平衡训练

站立位平衡训练分为静态平衡训练与动态平衡训练。做静态平衡训练时，患者站起后，交叉的双手松开，置于身体两侧，治疗师慢慢减少辅助，让患者保持自主站立。同时注意观察患者膝关节，不要出现膝过伸现象。当患者自主站立较好时，进行自动态平衡与他动态平衡训练。患者保持站立位，让患者身体逐渐向患侧倾，使重心向患侧转移，再回返，此为自动态平衡训练，同时也训练患者的患侧下肢负重；患者保持站立，治疗师位于患侧，推动或者牵拉患者并快速松手，让患者自主保持站立姿势，此为他动态平衡训练，在施加外力的过程中治疗师注意给予保护。

4. 步行训练

（1）迈步训练

患者取站立位，治疗师站在患侧，可给予扶持，让患者做患侧腿屈髋、屈膝、伸髋、伸膝动作，而后进行屈髋向前、伸膝、足跟点地训练，患侧腿负重情况下，健侧腿向前、向后跨步训练。

（2）辅助步行训练

治疗师可站在患侧及患者后方辅助行走。站在患侧时，一手握住患侧手，掌心向前，另一手扶住患侧腋下或腰部，帮助患者向前缓慢行走，同时纠正患者异常行走姿势；治疗师站在患者后方时，双手扶住患者髋部，让其站直，在抬起健侧腿时，辅助患侧下肢站稳，并将身体重心缓慢向前移，抬起患侧腿时，辅助患者将髋部向前移动。辅助步行训练后让患者逐渐向不依靠外界辅助的独立步行过渡。

（四）后遗症期运动治疗

脑卒中偏瘫患者后遗症期指发病后 1 年以上，此期患者会遗留不同程度的功能障碍，此期进行康复治疗的主要目的是维持现存功能水平及训练，利用残存功能，防止退化。运动治疗同样要维持并强化现有运动水平，对于功能无法再提高或恢复的部位，可利用健侧或使用矫形器等进行代偿。

第三节　失语症康复

一、概　　述

（一）定义

失语症是由于各种原因导致大脑受损引起的一种获得性语言障碍，表现为口语理解、表达、阅读理解及书写等多种语言模式障碍。所以，失语症患者不仅仅是语言表达异常，而且可表现为听、说、读、写多种功能异常。

（二）病因

失语症多是由脑部受损所致，病因可包括脑卒中、脑部肿瘤、头颅损伤、脑部神经系统感染等，其中，引起失语症最主要的病变就是脑卒中，并且脑卒中患者中失语症者所占的比例也呈逐年增高的趋势。

二、失语症的语言障碍表现

（一）听理解障碍

听理解障碍是失语症患者的常见症状，是对听到的口语理解能力下降或丧失，患者听力正常，可以听到说话的声音，但是不能理解话语所表达的意思；或者表现为能听到鸣笛声、开门声等非言语性声音，但对说话的语音像听不到一样。

1. 语音辨识障碍

患者能够听到声音，并对声音做出反应，但是不能对声音进行辨认，患者会让说话者不断重复所说的话，给人一种似乎听不见的印象。典型的障碍表现为纯词聋，但是临床少见。

2. 语义理解障碍

患者能正确辨认语音，但是对于连续性的语言存在语义理解中断现象，只能理解语句中的部分词汇，以致很难理解整段语句，语义理解障碍临床较常见。根据患者障碍严重程度，可呈现不同的语义理解特征：

1）轻度障碍：在句子冗长、语法结构复杂时不能完全理解。

2）中度障碍：可以理解常用词汇，不常用的词汇理解困难，或者可以理解名词，但动词不能理解。

3）重度障碍：对日常物品名称或日常生活词汇不能理解。

（二）口语表达障碍

口语表达障碍是患者说话、表达的能力困难，为失语症常见症状，包括：

1）发音障碍：言语失用所致，表现为咬字不清、说话含糊或发单音有困难，刻意表达不如随意表达顺畅，模仿语言不如自发语言流利。

2）说话费力：与发音障碍有关，患者表现为说话缓慢、不流畅，同时伴有全身用力、叹气以及附加手势及表情。

3）错语：包括语音错语、词义错语和新语。语音错语是音素之间的置换，如将"馅饼（xianbing）"说成"剑柄（jianbing）"，会出现辅音错误或元音错误；词义错语是词与词之间的置换，如将"勺子"说成"铲子"；新语是用无意义的词或新创造的词代替说不出的词，如将"书柜"说成"塔躲"。

4）杂乱语：指可说出流利的语言，但是别人不理解。语句中充满了大量新词，缺乏实质词，词语间无联系，缺乏实在意义，让人无法理解，如"上义整八条着拉瓜"。

5）找词困难：指患者想出准确的词时有困难，常常是说名词、形容词及动词有困难。在谈话中会出现停顿，甚至沉默或反复说结尾词、介词及其他功能词。找词困难的患者找不到恰当的词说明时常常利用其他描述性词语来解释，这种方式称为迂回现象。

6）刻板言语：是固定、重复、非随意表达的惰性言语，患者回答任何问题都以同一个词回复。可用"啦啦""卡卡""哎呀"等此类词语回复所有问题。

7）语言持续：指患者正确回答问题后，当问题已改变时仍以原来的语言来回答。如检查人员先在手中拿着一个苹果，问患者："这是什么水果"，患者回答"苹果"；当检查人员将苹果换成葡萄时，问："那这个呢，是什么水果"，患者依旧回答"苹果"。

8）模仿言语：指患者不由自主复述别人的话，同时此类患者常并存语言补充现象，即患者对于熟悉的词语虽然自己不能发起，但如果别人说出前面部分，他即可接着完成其余部分。如对于患者熟悉的诗句，检查人员说"白日依山尽"，患者会说出"黄河入海流"，而不是重复说出检查人员的话。

9）语法障碍：分为失语法与语法错乱。失语法指患者在表达时常用名词和动词直接罗列，缺少语法结构，意思表达不清，类似电报文体，故称电报式言语，如将"学生在学校里面看书"说成"学生学校看书"；语法错乱是指句子中有实意词和虚词，但用词错误、结构及关系紊乱，如将"我的手里有个苹果"说成"苹果里手个我的"。

10）言语的流畅性与非流畅性：这是失语症分类的主要鉴别点之一，按照患者说话的流利程度分为流畅性与非流畅性，"美国Benson的流畅性与非流畅性言语鉴别"从说话量、费力程度、句子长度、韵律及信息量五个方面进行分类鉴别，见表3-6。

表3-6　言语的流畅性与非流畅性鉴别

语言鉴别项目	非流畅性	流畅性
说话量	减少，50词以下每分钟	多
费力程度	增加	无
句子长度	缩短	可说长句子
韵律	异常	正常
信息量	多	少

11）复述困难：指患者不能准确复述检查者或他人说出的词语或句子。复述能力也是失语症类型的主要鉴别点之一。

（三）阅读障碍

阅读障碍指大脑受损导致的阅读出现困难，又称失读症。正常的阅读包括朗读和对文字的理解，即包含形、音、义三个方面。阅读障碍的患者会出现朗读与文字理解的分离现象。主要表现包括以下几种。

1）形、音、义失读：患者不能正确朗读和理解文字意思。表现为词与图的匹配错误，或者完全不能将词与图或实物配对。

2）形、音失读：患者不能正确朗读，但理解文字意思。表现为可以将词与图或实物配对。

3）形、义失读：患者虽能正确朗读，但不理解文字意思。

（四）书写障碍

书写能力比其他语言功能复杂，不仅涉及语言本身，还有视觉、听觉、运动觉、视空间功能的参与，因此书写障碍会出现多种表现形式，主要包括：

1）书写不能：患者写字时构不成字体，只能简单画一划或几划。

2）构字障碍：写出的字像这个字，但是存在笔画错误。

3）惰性书写：写出一个字或词后，再要求写其他字词，仍然继续写之前的字或词，表现为持续现象。

4）书写过多：写的字词中有混杂无关的字词。

5）镜像书写：笔画正确，但是字的方向相反，犹如在镜子中所见，此症状见于右手偏瘫用左手写字的患者。

6）象形书写：不会写字，只能用图画代表。

7）语法错误：与口语中的语法障碍相同。

三、失语症分类

失语症的分类至今没有完全一致的标准，我国根据失语症的临床特征及病灶部位，将其分为外侧裂周失语综合征、经皮质失语、完全性失语、命名性失语、皮质下失语、纯词聋、纯词哑、失读症及失写症。

（一）外侧裂周失语综合征

外侧裂周失语综合征是病变部位在外侧裂周围的一组失语症，包括运动性失语、感觉性失语和传导性失语，外侧裂周失语综合征患者都存在复述困难。

1）运动性失语：又称 Broca 失语，是由 Paul Broca 发现病变部位所在并提出，故将其病变所在的优势半球额下回后部的损伤区域定为 Broca 区。表现为自发语言不流畅，词量少，说话费力，呈电报式语言；听理解较好，简单句子可理解，复杂句子或指令性语句理解相对困难；复述困难，特别是对音节数较长的句子复述困难；命名有障碍，存在找词困难现象；阅读及书写有不同程度障碍。运动性失语是脑卒中失语症患者的常见失语类型，大多预后较好。

2）感觉性失语：又称 Wernicke 失语，是由 Carl Wernicke 发现并提出，病变部位在优势半球颞上回后部的 Wernicke 区。表现为自发语言流畅，说话不费力，患者说话流利，但不知自己说什么，有较多错语、新语，缺乏实质词，语言空洞，但无韵律异常；听理解障碍重，语音及语义理解均有障碍；复述严重障碍，常由听理解障碍导致；命名有障碍，存在找词困难现象；听写障碍，能书写但不知道自己写的是什么。感觉性失语大多预后不佳。

3）传导性失语：病变部位在优势半球缘上回及弓状束。表现为自发语言流畅，仅有少量语音错误；听理解较好，仅对语法结构句子理解困难；复述障碍较严重，能听懂要复述的话，但是不能准确说出；命名有语音性错语；阅读及书写能力较差。预后一般良好。

（二）经皮质失语

经皮质失语是病变部位在大脑前动脉与大脑中动脉交界区，或大脑中动脉与大脑后动脉交界区的失语症类型，包括经皮质运动性失语、经皮质感觉性失语和经皮质混合性失语。此类失语症患者复述能力相对较好。

1）经皮质运动性失语：病变部位在优势半球 Broca 区的前、上部。表现为自发语言较少，不流畅；听理解较好；复述能力相对较好；命名能力较差；阅读能力中朗读有障碍，文字理解正常；书写严重障碍，可抄写，听写及自发书写差。经皮质运动性失语预后相对较好，可恢复正常或接近正常。

2）经皮质感觉性失语：病变部位在优势半球颞、顶分水岭区。表现为自发语言流畅，但有错语；听理解较差；复述较好；命名严重障碍；阅读能力中文字理解有障碍；听写能力差。经皮质感觉性失语患者一般预后较差，有个别轻症可恢复正常。

3）经皮质混合性失语：病变部位较大，位于优势半球分水岭区多个部位。表现为自发语言严重障碍；听理解障碍；复述较好；文字理解障碍；书写困难。经皮质混合性失语预后较差，仅有少部分患者可恢复到进行日常交流水平。

（三）完全性失语

完全性失语病变部位在外侧裂周围的语言区域，受损范围较大。完全性失语患者在听、说、读、写各个方面均存在功能障碍，表现为自发语言特别少，口语理解及文字理解均有障碍，命名及复述不能。完全性失语预后较差，常常需要辅助代偿。

（四）命名性失语

命名性失语又称为健忘性失语，病变部位在优势半球颞中回后部或颞枕交界区，是以命名障碍为主的失语症类型。表现为说话找词困难，存在迂回现象，语言缺乏实质词，对人的名字也有严重的命名困难。患者除了命名功能障碍，其他语言功能都正常。命名性失语患者预后较好。

（五）皮质下失语

皮质下失语病变部位在优势半球皮质下结构，包括基底节性失语与丘脑性失语。

1）基底节性失语：病变部位在基底节，主要病灶在尾状核和壳核。表现为自发语言不流畅，语音障碍；听理解和阅读理解可能不正常，容易出现复合句子的理解障碍；复述较好；呼名轻度障碍；书写障碍明显。

2）丘脑性失语：病变部位在优势半球丘脑。表现为说话音量小、语调低，存在语音性错语，找词困难，语言扩展能力差；听理解和阅读理解有障碍；复述较好；呼名存在障碍；书写大多有障碍。

（六）纯词聋

纯词聋病变部位不明确。典型表现为听觉没有问题，但口语理解严重障碍，症状长期存在，较简单的口令理解也较困难，需要在反复思考后才能完成。纯词聋存在对语音和非语音的辨识障碍，即患者可以不理解词语的信息，但是对非语音的自然音仍能辨识，如流水声、鸣笛声等；复述严重障碍；口语表达、命名、朗读和抄写无异常。

（七）纯词哑

纯词哑病变部位不明确，一般由中央前回下部或其下的传出纤维受损所致。发病早期常表现为哑，或者仅有少量构音不清和低语调的口语，恢复后说话慢、费力、声调较低。在临床上真正的纯词哑是一种相当罕见并且独特的语言障碍综合征，此类患者口语表达严重障碍，而文字表达及理解均正常。

（八）失读症

失读症是一种语言性的阅读障碍，特指大脑解码文字过程出现的阅读障碍；而不是阅读所依赖的注意、记忆、视空间等非语言性的高级神经功能损伤引起的获得性阅读障碍，包括失读伴失写、失读不伴失写、额叶失读和失语性失读。

1）失读伴失写：又称为中央部失读症、皮质视觉性失语症、顶颞叶失读症。表现为阅读和书写能力全部或部分丧失。对字词认识困难，既不能通过视觉途径认识，也不能通过精细触觉、听觉或自己用笔画拼出字词的书写动作来理解。患者自发书写与听写常常出现障碍，抄写能力正常。

2）失读不伴失写：又称为纯失读、拼读性失读、枕叶失读。表现为不理解文字，可伴有朗读困难。患者会读出字母，但不理解；通过视觉进行理解有困难，但通过触觉或其他感觉可理解并说出此文字。患者多不伴书写障碍，常常表现为自发书写或听写能力较好，抄写能力相对较差。

3）额叶失读：病变累及额叶所致。患者可理解句子中的个别字词，多数为意义明确的动词、名词与修饰词。患者常常对检查者拼出的字母不认识，但是说出的词汇理解尚可。多数伴有惰性失读与近形错读。

4）失语性失读：指感觉性失语、传导性失语及难以进行分类的失语症所伴有的阅读障碍。表现为词义相近的共同含义词的识别障碍。

（九）失写症

失写症指脑部受损引起的书写功能出现障碍或丧失，包括失语性失写、非失语性失写和过写症。

（1）失语性失写

失语性失写包括以利手瘫痪、左手书写、书写量少、写字费力、字体笨拙、笔画少为主要表现的非流畅性书写；以书写量多、写字不费力、字形无异常，但拼写困难、缺实质性词、患者边写边大声错语样朗读的流畅性书写；其他伴有不同相关失语类型的失写症。

（2）非失语性失写

非失语性失写包括运动性失写、视空间性失写和癔症性失写。

1）运动性失写

运动过多性书写：由于锥体外系病变出现肢体震颤，写字时字体笨拙、歪斜，字间距差别大，字体时大时小。

运动过少性失写：由于锥体外系病变，书写手静止时伴不自主震颤，写字时书写缓慢，字体越写越小，笔画存在不恰当的曲折。

瘫痪性书写：中枢神经或周围神经损伤，但未出现失语症的患者，手的书写运动出现损伤，表现为书写笨拙，字体不规范，类似印刷体书写。

重复性失写：写短句、字、词的一部分时，出现自我难以控制的重复写。

2）视空间性失写：病变部位在右侧大脑颞顶枕交界处。表现为左侧空间不注意，在一张纸上书写只书写右侧一半，写字常向纸的上方或下方倾斜，同时由于复视或注意障碍，写字间隔不等，破坏了书写的空间完整性。

3）癔症性失写：存在于癔症患者中，患者书写障碍严重，但经过暗示治疗可恢复。

（3）过写症

过写症发生于两种疾病的患者。

1）人格改变患者：书写过多，常为泛泛的、空洞的过量书写内容，带有浓烈的感情色彩。

2）精神分裂症患者：书写过多，内容怪异，思维混乱。

四、失语症的评定

（一）国际常用失语症评定方法

1. 波士顿诊断性失语症测验（BDAE）

波士顿诊断性失语症测验是当今英语广泛使用的标准失语症检查方法。本检查方法由 27 个分测验组成，包括会话和自发性语言、听觉理解、口语表达、书面语言理解和书写五个大项目。该检查方法能比较全面、细致地测出语言各种模式的能力，但检查时间较长。在我国还没有通过常模测定。

2. 西方失语成套测验（WAB）

西方失语成套测验是波士顿诊断性失语症测验的较短版本，检查时间约为 1 小时，该测验可测得患者的失语商（AQ），以分辨语言正常与否。同时西方失语成套测验还可以测得操作商（PQ）和皮质商（CQ），操作商可以检查大脑的阅读、书写、结构、计算、运用、推理等能力；皮质商可以检查大脑的认知功能。

（二）国内常用失语症评定方法

1. 中国康复研究中心失语症检查法

此检查方法只适用于成年人，内容包括两个部分。第一部分：让患者回答 12 个问题，观察语言一般情况;第二部分:分 30 个分测验,9 大项目,包括听理解、复述、说、出声读、阅读理解、抄写、描写、听写和计算,大多数项目采用 6 级评分标准,同时设定了终止检查的标准。

2. 汉语失语成套测验(ABC)

汉语失语成套测验包括会话、理解、复述、命名、阅读、书写、结构与视空间、运用和计算、失语症总结十大项目,是由北京医科大学神经心理研究室参考西方失语成套测验结合我国语言环境编制。

(三)失语症严重程度评定

目前应用较多的是波士顿诊断性失语症测验中的失语症严重程度分级(表 3-7)。

表 3-7 波士顿诊断性失语症测验——失语症严重程度分级

分级	标准
0	无有意义的言语或听觉理解能力
1	言语交流中有不连续的言语表达,但大部分需要听者去推测、询问或猜测;可交流的信息乏味有限,听者在言语交流中感到困难
2	在听者的帮助下,可能进行熟悉话题交谈,但对陌生话题常常不能表达出自己的思想,使患者与检查者都感到进行言语交流有困难
3	在仅需少量帮助或无帮助下,患者可以讨论几乎所有的日常问题,但由于言语和(或)理解能力的减弱,使某些谈话出现困难或不大可能
4	语言流利,但可观察到有理解障碍,但思想和语言表达尚无明显限制
5	有极少可分辨得出的言语障碍,患者主观上可能有点困难,但听者不一定能明显觉察到

(四)常见失语症类型鉴别(图 3-13)

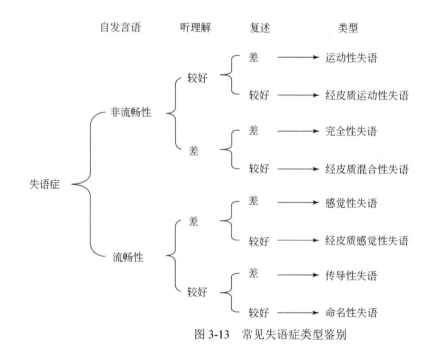

图 3-13 常见失语症类型鉴别

五、失语症的治疗

（一）脑卒中患者失语症治疗时机的选择

早期的康复治疗有助于改善脑卒中患者受损的各项功能，可减轻残损的程度，提高其生活质量。失语症的治疗同样强调早期介入，在患者病情平稳后可开展失语症的治疗，通常脑卒中患者发病后 3～6 个月是言语恢复的高峰期，因此恰当时机的语言功能训练有助于患者及时改善语言功能缺损状态。同时，注意治疗应停止的指征，在患者全身状态差、意识障碍、认知功能极差、极度拒绝治疗时应停止训练。

（二）脑卒中失语症治疗方法

脑卒中患者由于脑部受损部位及范围不同，前来康复治疗的时间也存在差异，治疗方法也因人而异。主要根据评定结果分析患者失语症的类型及明显受损的语言功能，有针对性地进行治疗。常规治疗包括基础性治疗、对症治疗和类型治疗，在进行对症治疗与类型治疗时将基础性治疗贯穿其中。

1. 基础性治疗

基础性治疗包括改善语言功能的治疗方法和改善日常生活交流能力的治疗方法。

（1）改善语言功能的治疗方法

其包括 Schuell 刺激疗法、阻断去除法和旋律治疗法。康复治疗以 Schuell 刺激疗法为主。Schuell 刺激疗法是多种失语症常用的基础治疗方法，其以对损害的语言符号系统应用强的、控制下的听觉刺激为基础，最大程度地促进失语症患者语言功能的重组和恢复。此疗法大多数以听觉作为主要刺激，其他如视觉、触觉等在听觉无法完成刺激时可采用，但最终都要过渡到听觉刺激。

Schuell 刺激疗法治疗中遵循的刺激原则包括使用一定强度的听觉刺激、适当的刺激（患者对刺激正确的反应率为 60%～80% 的刺激）、多途径的刺激、反复使用感觉刺激、刺激应引出反应和正确反应要强化以及矫正刺激，根据这六条原则进行相应的失语症的刺激治疗。治疗中要注意选择封闭、有一定环境声音控制的治疗室内进行，根据患者语言功能表现的症状与失语症的类型进行不同方式和不同强度的治疗。

利用 Schuell 刺激疗法进行治疗及患者对于刺激后出现的反应缓慢、困难或错误时，治疗师为了引出正确的反应给予提示，同时根据患者的反应调整提示的形式、方法、时间及强度。

Schuell 刺激疗法治疗过程中治疗人员还要注重患者的反馈，反馈可以巩固患者的正确反应，减少错误反应，正确应用反馈对失语症患者的恢复很重要。若患者做出正确的回答应及时予以肯定，向患者重复正答的反应过程，并将答案与其他相关概念或动作做比较，以扩展患者的正确反应；若患者做出错误的回答，应用很小的刺激进行否定，或者不去回应错误的回答，以免患者因错误产生愤怒和羞愧的反应。例如，治疗师拿着画有苹果的卡片放在患者面前，说"和我说'苹果'"，若患者说出"苹果"，则治疗师继续指着苹果的卡片，让患者重复说几次；

若患者说不出，或发音错误，则可忽略，换另一张卡片让患者跟着重复。

（2）改善日常生活交流能力的治疗方法

其包括交流效果促进疗法（promoting aphasics communication effectiveness，PACE）和代偿手段。

1）交流效果促进疗法：是在训练中利用接近实用交流的对话结构，信息在语言治疗师和患者之间交互传递，使患者尽量调动自己残存的语言能力，以获得较为实用的交流技能。具体训练方法为将若干张图片正面向下扣放在桌子上，治疗师与患者交替摸取，不让对方看见自己手中的图片。然后用各种表达方式（如呼名、描述语、手势语、指物、绘画等）将信息传递给对方，接收者通过重复确认、猜测、反复质问等方式进行适当反馈，治疗师可根据患者的能力提供适当的示范。

2）代偿手段：对于失语症重症患者，由于口语及书面交流障碍，严重影响患者的日常交流，此时需要非语言交流手段的代偿，一般包括手势语训练、图画训练、交流板训练和电脑及仪器辅助训练。

2. 对症治疗

失语症患者一般涉及听、说、读、写四种语言功能障碍，因此，表现出的症状多数存在于这四个方面。治疗方式按照语言模式和严重程度选择训练课题（表3-8），失语症轻症与中度障碍者，以改善其功能和日常生活交流能力为目标进行治疗，重度障碍者将治疗重点放在利用残存功能方面，进行代偿辅助治疗。

表3-8　不同语言模式和严重程度的训练课题

语言模式	程度	训练课题
听理解	重度	单词与画、文字匹配，是或非反应
	中度	听短文做是或非反应，判断对错，口头命令
	轻度	在中度基础上，选用的句子和文章更长，内容更复杂（文章理解等）
阅读理解	重度	画和文字匹配（常用物品，简单动作）
	中度	情景画、动作、短句、文章配合，执行简单书写命令，读短文回答问题
	轻度	执行较长文字命令，读长篇文章回答问题
口语表达	重度	复述（音节、单词、系列语），常用词命名，动作描述，读单音节词
	中度	复述短文，读短文，称呼、动作描述（动词的表现，情景画说明）
	轻度	事物描述，日常生活话题交流
书写	重度	姓名、听写（常用物品单词）
	中度	听写（单词-短文），动作描写
	轻度	听写（长文章），描述性书写，写日记

3. 类型治疗

根据常见脑卒中失语症类型选择相应的语言治疗课题（表3-9）。

表 3-9 不同失语症类型治疗课题

失语症类型	训练课题
运动性失语	构音训练——声母、韵母及组合发声；字、词和短句的口语和文字表达训练；物品命名训练；情景画描述训练
感觉性失语	字母、字、词、短句的听语复述训练，顺序为单韵母→双韵母→声母→字→词→短句；去阻滞技术应用——复述词、单独读词、按顺序把词排列在句子中；采用歌唱形式促进听觉理解
传导性失语	训练重点是字、词以及句子转换，即复述，单音节、单词、词组、短句、长句复述；看图复述；重复复述；延迟复述，如治疗师说"房子"，患者也说"房子"，继续其他治疗，间隔 5 分钟后让患者复述"房子"这个词
经皮质运动性失语	以运动性失语训练为基础，重点落在表达上，包括语音训练，如将录制好的声音（如开门声）给患者听，让其说出此声音；治疗师说出大部分词组，患者补充完整；辅助完成句子；解释表达训练；逻辑表达训练
经皮质感觉性失语	以感觉性失语训练为基础，重点落在听理解训练，包括声音辨别，名词听理解，动词听理解，短语听理解，句子听理解，短句听理解，听语记忆广度扩展，如治疗师向患者展示 6 张不同物品图片，连续说出其中 3 张物品名称，让患者指出
完全性失语	利用残存功能，治疗重点落在视觉理解、手势语、交流板等辅助交流代偿方面
命名性失语	症状轻，治疗重点放在命名功能方面，跟随治疗师复述、大声读；图片、物品、功能分类命名；完成带有名称的词组；完成带有名称的句子

（三）脑卒中失语症的训练方式

常规失语症训练方式对于脑卒中患者同样适用，包括个人训练、自主训练、小组训练和家庭训练。

1）个人训练：也称一对一训练，指治疗师与患者单独处于安静环境中进行相应的语言训练，个人训练常以刺激疗法为核心治疗，此训练方式针对性强，患者注意力集中，情绪稳定，刺激条件易控制，可及时调整。但由于交流环境及对象局限且限定，对于现实交流的促进帮助不大。

2）自主训练：个人训练后，患者自主进行相关功能的训练，由于受患者兴趣及自制力限制，应选择训练动机强、有较好的自我判断、愿意进行自主训练的患者进行。

3）小组训练：也称集体训练，指接近日常生活真实情景的训练方式，患者相互接触，减少孤独感，适合轻到中度的患者。

4）家庭训练：将评定及治疗计划介绍给家属，并可通过观摩、阅读指导手册等教会家属掌握训练技术，逐渐过渡回家庭并定期复查效果的训练方式。

第四节 构音障碍的康复

一、概 述

（一）定义

构音障碍指由于构音器官的先天性和后天性结构异常，神经、肌肉功能障碍导致的发音障碍以及虽不存在任何结构、神经、肌肉、听力障碍所导致的言语障碍。

（二）脑卒中构音障碍的形成机制

脑卒中患者由于脑部供血障碍，中枢神经受损，支配发音的神经传导通路出现异常，引起患者出现不同表现的发音问题，以运动性构音障碍症状表现为主，同时由于大脑受损部位及病程演变不同可表现出运动性构音障碍的不同类型。

二、构音障碍分类

根据病因及临床各种表现形式，可将构音障碍分为器质性构音障碍、功能性构音障碍和运动性构音障碍。

（一）器质性构音障碍

器质性构音障碍指由于构音器官的先天性、后天性结构异常所致的构音障碍，常见的构音障碍包括唇腭裂、舌系带短缩、颌面裂等。

（二）功能性构音障碍

功能性构音障碍指无任何结构、神经、肌肉、听力障碍所导致的发音不清，多存在于儿童与癔症患者。

（三）运动性构音障碍

运动性构音障碍指由于神经病变，与言语有关的肌肉麻痹、收缩力减弱或运动不协调导致的言语障碍。脑卒中患者所出现的构音障碍属于此类构音障碍。运动性构音障碍根据神经、肌肉受损部位、运动障碍性质及言语声学特点分为痉挛型构音障碍、弛缓型构音障碍、失调型构音障碍、运动过多型构音障碍、运动减少型构音障碍、混合型构音障碍。

1. 痉挛型构音障碍

1）运动障碍性质：肌张力增高，腱反射亢进，病理征阳性，中枢性瘫痪表现。

2）言语症状：说话费力，音拖长，声音不自然中断，音量急剧变化，粗糙音，鼻音过重，元音、辅音歪曲。

2. 弛缓型构音障碍

1）运动障碍性质：肌张力降低，腱反射降低，肌力减弱，肌肉萎缩。

2）言语症状：说话不恰当停顿，存在气息音，鼻音减弱，辅音错误。

3. 失调型构音障碍

1）运动障碍性质：运动力量、方向、节律不协调，肌张力降低，运动速度缓慢，震颤。

2）言语症状：发音韵律失常，声音高低强弱显得呆板，发音震颤，初始发音困难，声音大，发音明显有中断。

4. 运动过多型构音障碍

1）运动障碍性质：出现异常的不随意运动。

2）言语症状：元音、辅音歪曲，失重音，发音强弱急剧变化，存在不适当停顿，费力音，鼻音重。

5. 运动减少型构音障碍

1）运动障碍性质：运动范围和速度受限，僵硬。

2）言语症状：单一音量，单一音调，重音少，存在呼吸音或失声现象。

6. 混合型构音障碍

1）运动障碍性质：存在多种运动障碍特征。

2）言语症状：存在多种语言症状。

三、构音障碍评定

康复过程中常用的构音障碍评定方法包括汉语构音障碍评定法和改良 Frenchay 构音障碍评定法。

（一）汉语构音障碍评定法

汉语构音障碍评定法是中国康复研究中心依据日本构音障碍检查法和其他国家构音障碍评定理论，按照汉语普通话的发音特点和我国的文化特点研制的，包括构音器官检查和构音检查两部分。

（1）构音器官检查

构音器官检查包括肺（呼吸情况）、喉、口部肌肉、硬腭、腭咽机制、面部、舌、下颌、反射的检查。

1）肺（呼吸情况）检查：肺部提供发音的气息，为发音的动力。检查包括观察呼吸的频率，是胸式呼吸还是腹式呼吸。

2）喉部检查：气流通过喉部的振动产生声音。检查包括最长发音时间，发音的音质、音调、音量，是否有震颤。

3）口部肌肉检查：口部肌肉协调产生共鸣。检查包括噘嘴、咂唇、示齿、唇部力度检查。

4）硬腭检查：包括腭弓是否正常，有无高窄腭弓，有无新生物，有无黏膜下腭裂。

5）腭咽机制检查：软腭及腭咽机制的正常与否对发音共鸣有明显影响。检查包括观察软腭的高度，软腭是否对称，悬雍垂是否正常，是否有鼻漏气，鼓颊及吹气是否正常。

6）面部检查：包括颜面是否对称，是否有面瘫、面肌痉挛等。

7）舌检查：检查包括舌向各个方向的伸展情况，舌的灵活度。

8）下颌检查：包括下颌的张开与闭合检查，咀嚼检查。

9）反射检查：包括下颌反射、呕吐反射、口轮匝肌反射、缩舌反射等。

（2）构音检查

1）会话：通过与患者常规交谈观察患者发音音量、音调、清晰度的检查。

2）词组检查：准备 50 张写有不同词组的卡片，依次向患者出示，让患者读出词组，若不能读出可让检查者帮助复述。

3）音节复述检查：准备 140 个常用的音节，让患者跟着检查人员复述，在复述时观察患者发音点是否有异常，是否有异常构音运动。

4）文章水平检查：通过文章中限定的连续的言语活动中，观察患者的呼吸运动、音调、音量、韵律。

（二）改良 Frenchay 构音障碍评定法

河北省人民医院康复中心依据汉语的特点，制定改良 Frenchay 构音障碍评定法。内容包括反射、呼吸、唇的运动、下颌的位置、软腭运动、喉的运动、舌的运动、言语 8 个大项目，29 个小项目。每个分项目根据障碍严重程度由轻到重分为 a～e 5 个级别，利用 29 个分项目中评定为 a 级的项目数与总项目数（29）的比值来评定构音障碍的损伤程度（表 3-10、表 3-11）。

表 3-10　改良 Frenchay 构音障碍评定法

评定项目	内容
反射	1. 咳嗽；2. 吞咽；3. 流涎
呼吸	1. 静止状态；2. 言语时
唇的运动	1. 静止状态；2. 唇角外展；3. 闭唇鼓腮；4. 交替动作；5. 言语时
下颌的位置	1. 静止状态；2. 言语时
软腭运动	1. 反流；2. 抬高；3. 言语时
喉的运动	1. 发音时间；2. 音高；3. 音量；4. 言语
舌的运动	1. 静止状态；2. 伸舌；3. 上下运动；4. 两侧运动；5. 交替发音；6. 言语时
言语	1. 读字；2. 读句子；3. 会话；4. 速度

表 3-11　构音障碍损伤程度

评价指标	损伤程度				
	正常	轻度障碍	中度障碍	重度障碍	极重度障碍
a 级项目数/总项数	28～29/29	18～27/29	14～17/29	7～13/29	0～6/29

四、脑卒中运动性构音障碍治疗

脑卒中引起的运动性构音障碍主要表现在言语过程中的发音、韵律、气息等问题，故康复治疗重点也放在恢复言语功能，即发音、发声上。

（一）构音障碍治疗时机的选择

构音障碍的治疗同样提倡早期介入，在患者病情稳定后，评价患者可以进行构音障碍治疗，应及早进行相关训练。

（二）运动性构音障碍治疗

运动性构音障碍通常根据患者的言语表现进行治疗，不是按照分型进行治疗，一般依照检查的顺序，即呼吸至下颌运动的顺序进行治疗，同时，根据评定的结果确定哪一环节开始出现障碍，然后从这一环节按照顺序进行治疗。治疗时注意选择适当的方法和强度，治疗时间控制在 30 分钟/次。

1. 呼吸训练

呼吸是发声的动力源泉，因此呼吸训练也是改善发声的基础。首先调整患者的坐姿，在患者可以坐稳的前提下，患者保持躯干立直，双肩保持水平位，头部正中位；治疗师数 1、2、3，患者用鼻平稳吸气，然后数 1、2、3 憋气，再数 1、2，患者用口缓慢呼气。如果患者呼气时间短，气息弱，可使用辅助呼吸训练，即治疗师将双手放在患者两侧肋弓略向上的位置，然后让患者自然呼吸，在呼气末给胸部压力，使患者呼气量增多。在呼吸训练稍有改善后可进行同步发声、发音练习。

2. 改善费力音的训练

费力音指因声带过分内收，感觉喉部充满力量，声音类似挤出来的，多存在于痉挛型和运动过多型构音障碍的患者。治疗方法主要在于让患者获得较容易的发音方式，常规治疗方法是让患者练习打哈欠时发声；还可以进行头颈部为中心的放松训练；头部从前至后慢慢旋转同时发声，也是容易发声的方式。

3. 改善构音训练

改善构音训练包括下颌、唇、舌的器官训练，语音训练，减慢语速训练和音辨别训练。

（1）下颌、唇、舌的器官训练

利用下颌反射促进颌上抬，治疗师一手放在患者的颌下，一手用叩诊锤轻叩下颌，扶下颌的手随反射的出现协助下颌上举，逐渐使双唇闭合；训练唇的张开、闭合运动；训练舌的各个方向伸展运动，治疗师用指套或压舌板协助患者做运动。此外，冰块摩擦面部、口唇和舌可以促进口唇的闭合和舌的运动。

（2）语音训练

在下颌、唇、舌做不同动作之后，保持动作，先做无声的动作，之后引出相应的声音。先发元音，后发辅音。训练得到改善后，则进行元音+辅音+元音的形式训练，最后进行单词和句子的训练。

（3）减慢语速训练

使用节拍器进行控制速度训练，由慢至快，缓慢推进，若没有节拍器，治疗师也可拍桌子打节拍，患者跟随打节拍训练，随着节拍逐渐增加说话的清晰度。

（4）音辨别训练

通过治疗师口语表达或播放录音，让患者评议，声音是否正确，最后由治疗师纠正。患者准确的音辨别能力是正确发音的基础。

4. 克服鼻音化训练

鼻音化是由于软腭上抬不足，腭咽不能完全闭合而形成不适当的鼻音，明显降低发音的清晰度。治疗方法为引导气流通过口腔，让患者吹气球、吹蜡烛、吹喇叭等方法引导气流；也可以重复发"a"音，或用冰块或软毛刷直接刺激软腭促进软腭上抬。

5. 发音韵律训练

利用乐器让患者随音乐的变化训练音调和音量；使用节拍器训练发音节律。

6. 替代和补偿方法训练

此方法适用于重度构音障碍的患者，利用图画板、词板、句子板进行交流等。

第五节　吞咽障碍的康复

一、概　　述

（一）定义

吞咽障碍指由于下颌、唇、舌、软腭、咽喉、食管上括约肌或食管功能受损，不能安全有效地把食物从口腔输送到胃，包括口、咽及食管的吞咽困难。

（二）正常吞咽分期

正常吞咽的分期包括认知期、制备期、口腔期、咽期和食管期。
1）认知期：指对食物性状的认识，包含视觉、嗅觉以及触觉等。
2）制备期：指通过牙齿的咀嚼将食物研磨成食团的过程。
3）口腔期：指利用舌肌、两颊的作用将食物由口腔运送到咽部的过程。
4）咽期：指通过咽反射及相关肌群作用将食物由咽部送入食管的过程。
5）食管期：指食物在食管内下行进入胃的过程。

（三）脑卒中吞咽障碍形成机制

大脑皮质及皮质下中枢控制吞咽的随意运动，不同的脑神经核团支配吞咽相关肌群的运动。脑卒中患者大脑受损，且因受损部位不同而出现不同的口腔或咽部肌群运动障碍，同时延髓麻痹也会引起咽反射障碍而导致吞咽能力下降。

二、脑卒中吞咽障碍的临床表现

吞咽功能障碍为发生于口腔期、咽期和食管期的功能障碍，在不同分期有各自的临床表现。

（一）口腔期吞咽障碍

口腔期吞咽障碍多为食物的制备及由口腔向咽部的运送出现问题，表现为食物残留于两颊部或食物停滞于口腔其他部位；吞咽时流涎；由于食物咀嚼不完全引起呛咳。

（二）咽期吞咽障碍

咽期吞咽障碍主要包含吞咽反射减弱、吞咽瞬间鼻咽腔的闭锁及声门（喉部入口）的关闭障碍，出现咽期吞咽障碍表现为吞咽反射减弱及声门关闭不全引起的呛咳；鼻咽腔关闭不全引起的鼻腔反流；环咽肌不协调导致的吞咽过程缓慢甚至噎塞；食物残留于梨状窝等。

（三）食管期吞咽障碍

食管期进行吞咽主要利用食管平滑肌和横纹肌收缩使食物向下输送，患者食管期吞咽障碍表现为由于食管运动障碍引起的吞咽固体和液体缓慢，同时出现胸痛的症状；由于食管的机械性堵塞，如肿瘤等，可引起吞咽固体食物缓慢，同时伴有相关疾病的临床表现。

三、吞咽障碍评定

吞咽障碍是脑卒中常见并发症之一，由于脑部受损程度及范围不同，表现出的吞咽症状也不尽相同，因此脑卒中后应进行全面的吞咽功能评定。

（一）吞咽前评定

脑卒中吞咽障碍评定除收集脑卒中的发病史外还要询问患者个人史，同时对患者的一般情况进行检查。

（1）个人史

了解患者的饮食习惯、生活环境及职业特点。

（2）一般情况

一般情况包括认知功能、进食体位、呼吸状况、营养状况、感觉检查和吞咽肌群及相关结构检查。

1）认知功能：检查患者是否存在认知功能障碍，可以通过认知功能评定得知。

2）进食体位：观察患者在进食过程中是否有异常姿势存在，正常的进食体位为端坐位，躯干正中，髋、膝关节屈曲90°，双足平放地面。

3）呼吸状况：观察患者在静息状态下的呼吸状况，是否有呼吸暂停、呼吸节律混乱等易引起误吸及吞咽费力的症状。

4）营养状况：观察患者是否存在营养不良，主要观察是否有明显的肌肉萎缩。

5）感觉检查：对患者的味觉、嗅觉及口腔黏膜、面部感觉进行相应检查。

6）吞咽肌群及相关结构检查：主要对面部表情肌、下颌、唇、舌、软腭、咽、食管及牙齿的运动情况进行检查。

（二）吞咽功能评定

吞咽功能评定包括吞咽筛查、临床功能评定和仪器评定。

1. 吞咽筛查

筛查可以初步判断患者是否存在吞咽功能障碍, 吞咽的康复过程中最常用的吞咽功能筛查方法包括洼田饮水试验和反复唾液吞咽试验。

（1）洼田饮水试验

由日本人洼田俊夫在 1982 年设计, 检查方法为患者取端坐位, 让其一口喝下 30ml 的温水, 观察患者的吞咽情况并记录时间, 分级标准见表 3-12。

表 3-12 洼田饮水试验分级标准

分级	标准
1 级	顺利 1 次喝下, 无呛咳
2 级	分 2 次以上喝完, 无呛咳
3 级	能 1 次喝完, 但有呛咳
4 级	分 2 次以上喝完, 有呛咳
5 级	频繁呛咳, 不能完全咽下

注: 评价标准为正常: 1 级, 5 秒以内; 可疑: 1 级, 5 秒以上或 2 级; 异常: 3~5 级

（2）反复唾液吞咽试验

检查方法为患者取坐位或仰卧位, 检查人员将食指放在患者喉结或甲状软骨上缘, 让患者尽量快速反复吞咽唾液, 观察患者喉结和舌骨随着吞咽动作上升经过食指再下降的次数, 30 秒内完成 3 次为正常。若患者口腔干燥无法进行吞咽动作, 可以先在舌面上滴几滴水以促进吞咽。

2. 临床功能评定

临床功能评估可进一步确定功能障碍程度及性质, 使评定结果更细致, 包括吞咽器官及相关功能检查和摄食检查。

（1）吞咽器官及相关功能检查

1）吞咽器官检查: 包括唇、下颌、软腭、舌等肌肉运动、肌肉力量及感觉检查。

2）吞咽相关反射检查: 包括咽反射、咳嗽反射、呕吐反射。

3）喉部功能检查: 包括音质、音量的控制, 主动咳嗽, 喉部清理, 吞咽时喉部是否关闭。

4）以何种方式进食: 口、鼻饲管或其他方式。

5）气道状况: 是否有气管插管、是否使用呼吸机等。

6）一般运动检查: 吞咽时姿势的保持、相关上肢的功能、耐力情况。

（2）摄食检查

直接观察患者进食时的状态来评估吞咽功能。

1）对食物的认识: 将食物拿到患者面前, 观察患者的反应。用食物触碰患者口唇, 观察是否有张口的意识。

2）进食时的姿势: 正常的进食体位为端坐位, 躯干正中, 髋、膝关节屈曲 90°, 双足平放地面。

3）放入口的位置: 放入口部不同位置后观察患者的舌运动及相关肌群运动。

4）一口量: 正常摄入一口量约为 20ml。

5）摄食吞咽的时间：观察患者从食物进入口中，开始咀嚼，进行吞咽的时间。

6）呼吸情况：在咀嚼的过程中，用鼻呼吸；吞咽过程中咽期食物通过咽部的瞬间呼吸需要暂停 0.3~0.5 秒。若患者在咀嚼过程中呼吸急促或用口呼吸、食物经过咽部气道未完全关闭，则会引起误吸、呛咳。检查者注意观察患者的呼吸节律，咀嚼时用口呼吸还是用鼻呼吸，吞咽时呼吸的情况等。

7）适合患者安全吞咽的食物性状：在进行患者适用食物的性状观察时，一般选择如下食物。流质：如水、清汤；半流质：如稀粥；糊状食物：如米糊、浓粥等；半固体：如烂饭；固体：如正常的米饭。由于糊状食物具有柔软、有一定弹性、容易变形等特点，开始进食时用糊状食物，之后摄入流质、半流质食物，再到半固体、固体食物。进食的食物量由少到多增加，一般从 1/4 茶匙开始，观察整个过程中患者可吞咽哪些性状的食物。

8）分泌物的情况：观察痰液与唾液的分泌情况。

9）口腔残留物情况：观察患者舌部及两颊部是否有残留食物。

10）观察患者是否有吞咽失用：吞咽失用指让患者进行进食吞咽时，患者有意识要进行吞咽的动作，但是无法启动或无法完成整个吞咽动作；而患者在没有任何吞咽有关的动作指令下，给予患者吃饭的工具和食物，患者却能正常地拿起工具进食，吞咽也没有问题。在进行整个吞咽功能评定时也要进行吞咽失用的检查。

3. 仪器评定

仪器的检查能够直观了解到患者的吞咽功能障碍的所在部位，对咽期、口腔期、食管期的问题可进行较好的评估，从而形成确定性的康复诊断。仪器检查包括吞咽造影录像检查、吞咽纤维内镜检查等。

（1）吞咽造影录像检查（VFSS）

VFSS 是在 X 线透视下，对口腔期、咽期、食管期的不同部位吞咽运动进行造影检查。吞咽造影录像检查是目前公认的最可靠、最有价值、最全面的吞咽检查方法，是评价吞咽障碍的"金标准"。检查方法为嘱患者吞咽钡剂（50g 硫酸钡加 100ml 水调成糊状），在 X 线透视下，每次吞咽 5ml，通过 X 线录像观察患者吞咽的钡剂从口腔进入经过咽部到食管的整个过程，较准确地了解吞咽是否安全、有效。可观察患者是否有吞咽启动困难，是否有食物滞留、残留、溢出，是否有渗漏、误吸以及环咽肌是否有功能障碍。进行检查时患者必须意识清醒，能够听懂检查者的指令，并且能够维持长时间的姿势控制。患者检查完成后，根据吞咽造影录像检查吞咽功能障碍程度评分进行评价，具体评分标准见表 3-13。

表 3-13 吞咽造影录像检查吞咽功能障碍程度评分

时期	评分	程度
口腔期	0	不能把口腔内食物送入咽喉，从口唇流出，或者仅能依靠重力作用送入咽
	1	不能形成食团，只能把食物形成零碎状流入咽
	2	不能一次把食物完全送入咽喉，一次吞咽动作后，部分食物残留在口腔内
	3	一次吞咽就可把食物送入咽喉
咽期	0	不能引发喉上抬与软腭弓上抬闭合，吞咽反射不充分
	1	在会厌谷和梨状隐窝存有多量的残渣
	2	少量潴留残渣，且反复几次吞咽可把残渣全部咽入咽喉下
	3	一次吞咽就可把食物送入食管

续表

时期	评分	程度
食管期	0	大部分误咽，但无呛咳
	1	大部分误咽，但有呛咳
	2	少部分误咽，无呛咳
	3	少量误咽，有呛咳
	4	无误咽

注：评分标准为 10 分：正常；7 分~9 分：轻度异常；2~3 分：中度异常；0 分：重度异常

（2）吞咽纤维内镜检查（FEES）

在喉镜下可观察平静呼吸、用力呼吸、咳嗽、说话和吞咽过程中鼻、咽部、喉部、会厌、杓状软骨和声带等功能状况；可观察到进食时食物积聚的位置及留滞量，判断患者是否存在误吸。附带的视频显示可以将内镜观察到的内容录制，以供反复观看和详细分析。纤维内镜在吞咽障碍评价方面较吞咽造影录像检查应用范围小。同时由于内镜导管与黏膜接触，可能导致局部黏膜损伤，有明显出血的患者应慎用或禁用。

四、吞咽障碍治疗

吞咽障碍对于患者进食及营养保障均产生不同程度的影响，长期的吞咽障碍还会引起患者情绪变化，产生抑郁、焦虑的心理，因此吞咽障碍的治疗无论对于脑卒中患者还是其他疾病患者来说都很重要。

（一）脑卒中吞咽障碍治疗时机的选择

脑卒中患者若存在吞咽功能障碍，应及早进行吞咽障碍康复治疗。由于患者出现吞咽障碍会存在一定的呛咳、误吸，容易引起肺部感染，导致患者病情恶化，因此在患者病情稳定并且患者意识清醒时提倡吞咽康复早期介入，及时进行吞咽障碍的相关治疗。

（二）脑卒中吞咽障碍治疗

对于吞咽障碍的治疗多采用间接训练与直接摄食训练相结合，以及电刺激治疗、经颅磁刺激疗法、针灸治疗等相关治疗方式共同进行治疗。

1. 间接训练

间接训练是吞咽功能障碍康复的基础训练，包括吞咽器官的训练、促进吞咽反射训练、感觉训练。

（1）下颌训练

主要目的为增加下颌的控制、缓解下颌的紧张。

1）张口、闭口训练：让患者尽量张口，维持 5 秒，然后合嘴。

2）下颌向两侧移动训练：让患者做下颌向左侧移动，维持 5 秒，放松，再向右侧移动，维持 5 秒，放松，如此反复练习。

3）放松下颌肌训练：轻轻按摩咬肌，使其放松；将软硬适中的物体放入患者切齿间令其咬住，逐渐牵张下颌关节使其张口。

4）咬牙胶训练：准备不同厚度的牙胶，让患者进行下颌肌肉力量训练，可在单侧、双侧进行咬牙胶训练。

（2）面部训练

主要目的为改善面部肌肉力量，促进面部肌群的协调控制。

1）鼓腮训练：紧闭双唇，鼓腮，保持5秒，放松，再做将口腔内气体快速在左右面颊内转移训练，重复做10次。

2）张口笑训练：张口夸张笑，保持5秒，放松，如此反复。

（3）唇部训练

主要目的为增强唇部肌肉力量及协调控制，提高吞咽能力。

1）咬紧牙齿发"yi"音，保持5秒，放松，反复5次。

2）嘴唇缩成圆形发"wu"音，保持5秒，放松，反复5次。

3）发"yi"音随即发"wu"音，放松，反复10次。

4）紧闭双唇，保持5秒，放松，反复10次。

5）重复发"ba"音10次。

6）重复发"ma"音10次。

7）紧闭双唇，然后发"pa"音，反复10次。

8）吹气、吹泡泡、吹蜡烛等。

9）让患者紧闭双唇，检查者在上下唇部向张开嘴的方向用力，嘱患者用力保持双唇紧闭，训练双唇的闭合力量。

（4）舌部训练

主要目的为加强舌的运动控制、促进舌部肌肉力量恢复、增强舌肌的协调控制，进而为吞咽过程中口腔期、咽期完成良好的吞咽打基础。

1）将舌头从口部伸出，保持5秒，然后回缩，放松，反复进行10次。

2）控制舌头尽量贴近硬腭向后缩回口腔内，保持5秒，放松，反复进行10次。

3）舌头快速伸缩练习，反复进行10次。

4）口张开，舌尖抬起到门牙背面并伸出，保持5秒，放松，反复进行10次；口张开，舌尖抬起到门牙背面，贴硬腭向后卷，连续做10次。

5）舌尖伸向左唇角，保持5秒，再转向右唇角，保持5秒，放松，反复进行10次；舌尖在唇周绕一圈，反复进行10次。

6）舌头伸出，用压舌板压向舌尖，与舌尖抗力，保持5秒，反复进行10次；舌头伸出，舌尖向上，用压舌板向下压舌尖，保持5秒，反复进行10次；舌尖伸向左唇角，压舌板向右压向舌尖，保持5秒，随即舌尖伸向右唇角，压舌板向左压向舌尖，保持5秒，然后放松，反复进行10次。

7）反复发"da"音10次；反复发"ka"音10次；反复发"la"音10次；反复发"da、ka、la"音10次。

（5）腭咽闭合能力训练

腭咽的完整闭合是决定吞咽顺利进行的重要因素之一，若软腭闭合不够，则会导致误吸、呛咳。腭咽闭合训练的目的为提高腭咽的敏感性，为促进正常吞咽打下良好基础。

1）用冰棉棒刺激腭咽弓，同时让患者发"a"音，可促进腭咽弓上抬，同时增加腭咽对食物的敏感度。

2）口中含住一根吸管，口外的一端封闭，让患者做吸吮的动作，促进腭咽弓上提。

（6）声门闭锁-声带内收训练

训练目的为保证食物经过咽部吞咽的瞬间喉部入口即声门保持关闭，防止食物进入气管引起误吸，避免由于吞咽障碍引起肺感染。训练方法为患者坐于椅子上，深吸气后屏气，维持5秒，同时双手掌向椅面用力推压，胸廓固定，声门闭锁；然后突然松手，呼气发声。反复训练5～10次。

（7）促进吞咽反射训练

治疗对象为口中有食物但不能产生吞咽运动的患者，训练方法为上下摩擦甲状软骨至下颌下方的皮肤促进吞咽反射进行。

（8）呼吸训练

主要目的为通过调节呼吸来控制吞咽时的呼吸，减少误吸，同时，练习腹式呼吸为接下来进行咳嗽训练打基础。训练方法包括腹式呼吸训练和缩口呼吸训练。

1）腹式呼吸训练：患者取仰卧位，髋、膝关节屈曲，治疗师把手放在患者上腹部，嘱患者鼻吸气、嘴呼气，呼气结束时治疗师的手向上方膈部加压保持，再让患者在这种加压状态下吸气。仰卧位改善后可练习坐位腹式呼吸，并逐渐增加压力。

2）缩口呼吸训练：缩口呼吸有助于增加肺部压力，加大一次换气量。训练方法为患者用鼻吸气，缩口呼气，反复练习。

（9）咳嗽训练

吞咽障碍患者出现误吸后若咳嗽力量减弱，吸入的食物则无法完全咳出，导致气管发生异常甚至引起肺部感染。咳嗽训练既能促进误吸的食物排出，又能够改善声门的闭锁能力。在腹式呼吸训练改善后可继续进行咳嗽训练，训练方法为按照腹式呼吸的施压方式，先鼻吸气，在口呼气时咳嗽，转化成咳嗽动作。

（10）冷刺激与空吞咽训练

训练方法为用冰棉棒蘸水轻刺激患者软腭、腭弓、舌根与咽后壁，冷刺激可促进相关肌群收缩，然后嘱患者做空吞咽动作，促进患者吞咽动作的进行。

2. 直接摄食训练

直接摄食训练指对患者整个进食过程参与的活动的训练，包括进食体位、进食姿势变化、食物的选择、食物入口位置、一口量、进食速度调整、吞咽辅助技术、吞咽前后口腔清洁、排痰训练。

（1）进食体位

良好的进食体位是患者整个吞咽过程顺利进行的前提，由于不同患者吞咽障碍的时期不同、程度不同，故进行吞咽障碍的训练体位也不尽相同。开始训练一般从安全体位开始，处于卧位的患者体位为躯干30°仰卧位，头前屈，偏瘫侧肩部用枕头垫起，辅助者站在健侧；可以保持坐位的患者，需维持安全坐姿。由于患者存在不同类型的吞咽障碍，故需进行吞咽姿势的调整。

（2）进食姿势变化

吞咽障碍的患者在将食团从咽部送入食管时可出现不同形式的吞咽困难,因此利用吞咽时头颈部的不同姿势变化可促进吞咽顺利进行。

1）点头样吞咽:部分患者存在食物在口中运送到咽部时程长的现象,可利用点头样吞咽进行训练,方法为先让患者头部后仰,食物由于重力因素从口腔下降到舌根部,然后作低头姿势进行吞咽。

2）低头吞咽:适用于食物到达咽部,吞咽启动延迟、舌根后缩不足及喉部入口关闭不全的患者。当食物运送到咽部时,让患者颈部前屈,低头,此时喉部入口变窄,会厌后移,为食物通过咽部提供较大空间,从而保证吞咽顺利进行。

3）侧方吞咽:适用于一侧环咽肌肌力降低的患者,此类患者在吞咽时会出现易将食物落入瘫痪侧梨状窝的现象。侧方吞咽时让患者头歪向健侧,挤压患侧梨状窝,使内部残留食物去除,保证咽部吞咽完整进行。

4）转头吞咽:适合一侧咽部肌群瘫痪,食物易留在患侧梨状窝的患者。嘱患者转头向患侧,关闭患侧梨状窝,进而食团移向健侧,进行吞咽。转头吞咽还有利于关闭患侧声门,预防误吸的发生。

5）交互吞咽与空吞咽:部分患者咽部存在食物残留,若继续进食,则残留的食物增多,易导致误咽,故在患者进食吞咽后,应反复做几次空吞咽,使食团全部咽下,然后再继续进食;或在进食吞咽后饮 1～2ml 的水来诱发吞咽反射,同时还可以去除咽部残留的食物。上述方法称为交互吞咽。

（3）食物的选择

进行食物吞咽训练应选择先易后难的食物。首先吞咽的食物必须是最安全的,应具备如下特性:①柔软、密度及性状均一;②有适当的黏性、不易松散;③易于咀嚼,经咽及食管时易变形;④不易在黏膜上滞留等。食物类别中糊状食物最符合以上特性,故首先选择糊状食物进行吞咽训练,之后按照摄入流质→半流质或半固体→固体的顺序进行吞咽食物训练。

（4）食物入口位置

舌部、口腔感觉障碍的患者对食物送入口腔的位置有要求,因此,在进行吞咽训练时,将食物放在患者口腔对食物较敏感的位置,方便食物的咀嚼与输送,一般将食物置于健侧舌后部或健侧颊部,以促进食物吞咽。

（5）一口量

正常人的每次入口量约为 20ml,在进行吞咽训练时先以少量试之（1～4ml）,根据效果酌情增加入口量。

（6）进食速度调整

进行此项训练时应根据患者情况及入口量进行相应调整,若患者存在咽缩肌无力,或入口的食物相对偏多,患者进食的速度则慢,此时应减慢进食速度。一般尽量将进食的时间控制在45 分钟以内。

（7）吞咽辅助技术

吞咽辅助技术包括声门上吞咽、超声门上吞咽、门德尔松吞咽法。

1）声门上吞咽:适用于吞咽反射延迟及声门关闭不全的患者。方法为患者深吸一口气后屏气,屏气的同时吃一口食物,吞咽,而后呼气,呼气后立即咳嗽,再做一次空吞咽,之后正常呼吸。

2）超声门上吞咽：该技术的训练目的是让患者吞咽前或吞咽时，将杓状软骨向前倾到达会厌软骨底部，同时让假声带闭合，进而促使呼吸道入口主动关闭。方法为患者吸气后屏气，用力向下压。吞咽时维持屏气，并且向下压，吞咽结束时马上咳嗽。

3）门德尔松吞咽法：该技术的目的是增强喉部上抬的幅度和时长，进而增加环咽肌的开放宽度和开放时长，改善吞咽的协调运动。对于喉部上抬无力和喉部可以上抬的患者采取不同的操作方法。

喉部上抬无力患者：在患者吞咽时，喉部开始抬高，治疗师用拇指和食指放在环状软骨下方，轻捏并向上推动喉部，让患者感受到喉部有上抬，然后固定，让患者注意保持上抬的位置。

喉部可以上抬的患者：让患者吞咽唾液，吞咽时感觉到喉上提时，让患者用舌顶住硬腭，屏气，保持 5～10 秒，并且让患者将食指放在甲状软骨上方，中指放在环状软骨上方，自己感受喉结上抬的感觉。

（8）吞咽前后口腔清洁

吞咽障碍患者无论是口腔期的问题还是咽期的问题，都会有不同程度的食物残留，因此应做吞咽前后的口腔清洁，防止食物在口腔残留时间过长造成无意间误吸。

（9）排痰训练

吞咽障碍患者由于存在误吸与呛咳，容易引起肺部感染，导致痰量增多，同时患者喉部功能障碍，存在痰不易咳出现象，应及时做排痰训练，患者可进行主动咳嗽训练或者辅助咳嗽训练。

3. 电刺激治疗

常用电刺激治疗方法为神经肌肉电刺激。目前普遍使用的神经肌肉电刺激方法为低频神经肌肉电刺激疗法，治疗过程为将神经肌肉电刺激治疗仪电极置于颈部吞咽肌群对应的皮肤处，通过电流产生电刺激，收缩吞咽相关肌群，促进肌群肌力的提高，加快运动速度，从而提升喉部功能，改善吞咽能力。

4. 经颅磁刺激疗法

此疗法为通过强电流产生的磁场透过颅骨进入大脑皮质，在相应的大脑皮质形成微小的局部感应电流，刺激运动皮质，同时通过不同的频率调节皮质的兴奋性，进而达到改善吞咽运动的目的。

5. 针灸治疗

中国传统康复治疗的针灸疗法对于改善不同疾病引起的吞咽障碍效果明显，尤其对于脑卒中吞咽障碍治疗效果显著。通过对患者不同吞咽时期的障碍应用各种不同的针灸穴位及针刺方法治疗，能够不同程度地提高脑卒中吞咽障碍患者的吞咽能力。

第六节 感觉障碍的康复

一、概 述

（一）定义

感觉障碍指机体对各种形式的刺激（如痛觉、温觉、触觉、压觉、位置觉、运动觉等）无感知、感知减退或异常的一组综合征。

（二）脑卒中感觉功能障碍形成机制

人体正常感觉包括躯体感觉、内脏感觉及视、听、嗅等特殊感觉，各种感觉一般由感受器接受刺激，经过神经传导最终上升到大脑皮质感觉中枢，从而产生感觉。脑卒中患者由于中枢神经系统失去正常的信号接收及识别能力，进而产生不同种类的感觉功能障碍。

二、感觉障碍的症状学

（一）抑制性症状

感觉传导通路被破坏时功能受到抑制，出现感觉减退或缺失。某部位某种感觉障碍而其他感觉保存者称为分离性感觉障碍。当一神经分布区有自发痛，同时又存在痛觉减退者，称为痛性麻痹。

（二）刺激性症状

感觉传导通路兴奋性增高时出现刺激性症状，可分为以下几种。

1. 感觉过敏

感觉过敏指在正常人中无不适或仅有轻微感觉的刺激，而在患者中却引起非常强烈的不适。

2. 感觉过度

感觉过度常发生在感觉障碍的基础上，具有以下特点：潜伏期长、兴奋阈增高、扩散性、延时性。

3. 感觉倒错

感觉倒错指对刺激产生的错误感觉，如冷的刺激产生热的感觉，触觉刺激或其他刺激误认为痛觉等。

4. 感觉异常

感觉异常指在没有外界刺激的情况下，患者感到某些部位有异常感觉，而客观检查无障碍。

5. 疼痛

疼痛指感觉纤维受刺激时的躯体感受。临床上常见的疼痛可有局部疼痛、放射性疼痛、扩散性疼痛、牵涉性疼痛、幻肢痛、灼性神经痛。

三、脑卒中感觉功能障碍临床表现

（一）脑卒中大脑皮质受损

由于大脑皮质的感觉中枢位于中央后回、中央旁小叶和部分中央前回，范围较大，故脑卒中患者皮质感觉区局部受损后只影响躯体某一部分，通常会出现深感觉和复合感觉障碍，浅感觉正常或轻度障碍。

（二）脑卒中内囊受损

内囊收集对侧肢体及面部感觉，故脑卒中内囊受损会引起对侧偏身感觉减退甚至缺失，远端肢体感觉减退程度较近端重。

（三）脑卒中丘脑受损

丘脑是感觉传导通路的第三级神经元所在位置，受损时引起病灶对侧偏身深、浅感觉减退甚至缺失，一般上肢比下肢感觉障碍重，肢体远端比近端感觉障碍重，并时常伴有自发性疼痛或感觉过度。

（四）脑卒中脑干受损

脑卒中延髓外侧受损，而只波及脊髓丘脑束和三叉神经脊束核时，会引起病灶对侧颈以下半身和同侧面部痛温觉缺失，呈现交叉性感觉障碍。脑卒中延髓旁正中部位受损，只影响内侧丘系时，会引起病变对侧深感觉障碍和感觉性共济失调。脑卒中脑桥上部、中脑的脊髓丘脑束、内侧丘系以及脑神经的感觉纤维已聚集在一起，受损害时会产生对侧偏身包括面部各种深、浅感觉障碍。

四、感觉障碍的诊断

感觉障碍与运动系统受损引起的症状表现不同，主要根据患者的主观叙述，以及患者的精神状态、语言表达等情况，结合一定的客观查体进行判定。

几种临床常见的感觉障碍综合征如下。

（一）多发性神经病

多发性神经病指四肢远端对称性感觉障碍，可呈手套-袜套样分布，可伴有运动和反射的异常。

（二）三叉神经痛

三叉神经痛指面颊部、上下颌、舌部等部位，发作性、短暂性电击样、针刺样、刀割样疼痛。

（三）腕管综合征

腕管综合征指桡侧 3 指麻木、疼痛等异常感觉。

（四）肘管综合征

肘管综合征指无名指和小指感觉障碍。

（五）脊髓空洞症

脊髓空洞症指病变处呈短上衣样分离性感觉障碍，病变节段支配区域自发性疼痛，深感觉相对保留。

（六）丘脑痛

丘脑痛指对侧偏身麻木或者烧灼样疼痛或者其他痛觉过敏等感觉异常的表现。

对于患者主诉或检查所发现的感觉障碍，根据感觉障碍的区域和分布特点确定部位，根据病史和辅助检查进一步确定病因。

五、感觉功能评定

脑卒中导致的感觉异常往往是躯体感觉受损，因此检查脑卒中患者感觉功能多是检查躯体感觉功能，包括浅感觉评定、深感觉评定和复合感觉评定。

（一）浅感觉评定

浅感觉包括痛觉、温度觉、轻触觉、压力觉，故进行浅感觉检查时对以上四种感觉进行检查。检查时患者必须意识清醒，同时检查人员应注意判断患者感觉障碍波及的肢体部位、范围和障碍严重程度。

（1）痛觉

让患者闭上眼睛，检查人员用大头针尖端轻刺患者检查部位的皮肤，询问患者有无疼痛，并让患者指出疼痛的具体部位，同时给予不同部位刺激，询问患者不同部位疼痛程度是否有差异。进行检查时，对痛觉减退的患者要从有障碍部位向正常部位检查，对痛觉过敏的患者则要从正常部位向有障碍部位检查。

（2）温度觉

让患者闭上眼睛，检查人员准备一支装有热水（40～45℃）、一支装有冷水（5～10℃）的试管分别置于患者皮肤上 2～3 秒，让患者说出"热"或"冷"的感觉。注意两侧对称检查。

（3）轻触觉

让患者闭上眼睛，检查人员用小毛刷依次轻刷患者不同部位的皮肤，让患者回答有无轻痒的感觉。注意两侧对称检查。

（4）压力觉

让患者闭上眼睛，检查人员用手指按压患者肢体，询问患者有无被按压的感觉。此时注意瘫痪的患者压力觉检查从有障碍部位向正常部位检查。

（二）深感觉评定

深感觉包括运动觉、位置觉、震动觉。检查时也从这三个方面进行检查。在检查时患者意识需清醒，同时应处于放松的状态。

1. 运动觉评定

让患者闭上眼睛，检查人员被动活动患者的肢体或关节，上下移动 5°左右，让患者说出肢体运动的方向。先用拇指和食指轻握患者手指或脚趾做轻微的被动屈伸，若患者感觉不明显可加大活动范围或者测试较大关节。

2. 位置觉评定

让患者闭上眼睛，检查人员将患者肢体移动并固定在某一位置，让患者说出肢体的位置或用另一侧肢体模仿相同的位置。

3. 震动觉评定

让患者闭上眼睛，给患者戴上耳机，检查者将震动的音叉置于患者身体的骨突部，询问患者有无震动感。

（三）复合感觉评定

复合感觉包括皮肤定位觉、两点辨别觉、实体觉、图形觉、重量觉、材质觉等，故从以上几个方面进行评价。

（1）皮肤定位觉评定

让患者闭上眼睛，检查人员用棉签轻触患者要检查的皮肤，让患者用手指出被触碰的肢体部位。正常人手部不超过 3.5mm 误差，躯干部不超过 1cm 误差。

（2）两点辨别觉评定

让患者闭上眼睛，检查人员用分开双脚的圆规，在患者检查的皮肤上以两点相同压力的形式置放，询问患者能否感觉到两点，若患者可以感受出两点，逐渐缩小两点间距离，连续询问，直到患者感觉为一个点为止，记录此时两脚间距离。正常人体感受为一个点的范围：指尖为 3～6mm；手掌、足底为 15～20mm；手背、足背约为 30mm；胫骨前缘为 40mm；背部为 40～50mm。

（3）实体觉评定

让患者闭上眼睛，检查人员将患者日常熟悉的物品放在患者手中，让患者识别物品大小及名称。

（4）图形觉评定

让患者闭上眼睛，检查人员用手指在患者手心画各种图形，让患者回答所画的是什么图形。

（5）重量觉评定

让患者闭上眼睛，检查人员将两个大小、形状相同但重量不同的物品放在患者手上，让患者区别两个物品的轻重。

（6）材质觉评定

让患者闭上眼睛，检查人员将患者熟知的两种材质不同的物品放在患者手上，让患者区别材质。

六、感觉功能障碍康复治疗

（一）脑卒中感觉功能障碍康复时机的选择

脑卒中感觉功能障碍的康复同样遵循早期介入的原则，在患者病情稳定并且意识及认知正常的情况下及早进行感觉障碍的康复。

（二）脑卒中感觉功能障碍康复治疗

脑卒中患者感觉功能障碍由中枢神经系统受损导致相应的感觉减退或缺失所致，故进行感觉功能障碍康复治疗时多从患者感觉障碍的部位及分布特征结合临床诊断确定脑部受损的定位，以此进行整体康复治疗。

1. 浅感觉训练

先在患者睁眼注视的情况下进行各种感觉刺激，然后逐渐过渡到让患者闭眼感受刺激。先轻拍患者皮肤，感觉改善后改为轻轻抚摸患者皮肤，让其体会感觉；短时间冰敷或温水试管刺激，让患者体会感觉；用毛刷轻刷患侧皮肤，提高感觉敏感度。

2. 深感觉训练

1）关节挤压刺激：让患者看着自己需要治疗的上肢，治疗师对患侧各关节进行挤压刺激，主要目的是改善深感觉。

2）关节牵拉刺激：患者同样注视需要治疗的上肢，治疗师对患侧各关节进行被动牵拉，同时询问患者有无被牵拉的感觉。

3）负重刺激：患者取坐位，治疗师辅助患侧上肢外展、外旋、伸肘，手支撑在体侧床面上，然后帮助患者将身体重心移向患侧，让患侧上肢负重。之后治疗师在肩部沿上肢长轴方向施加压力，也可辅助患者在负重下稍微屈伸肘关节。

4）位置觉训练：治疗师将患侧肢体被动置于一定位置并保持，让患者看到后要求患者将健侧肢体放置于同样的位置，先睁眼训练，然后闭眼训练。

5）运动觉训练：与运动觉评定相似，患者闭眼，被动运动患侧肢体某一关节，让患者感受并说出该关节的运动方向，治疗师先被动活动较大关节同时做较大幅度被动运动，再慢慢减小幅度，改善后再做小关节被动活动。

6）震动觉训练：患者闭眼，将音叉置于患侧骨突处，让患者感觉并判断音叉振动的有无和位置。

3. 复合感觉训练

训练方法与评定方法相近。

1）皮肤定位觉训练：先让患者睁眼，注视着治疗师用棉签轻触的皮肤位置，同时让患者加以感受，在反复数次后，让患者闭眼，治疗师再次轻触患侧皮肤，此时再让患者指出轻触位置。反复练习。

2）两点辨别觉训练：先让患者睁眼，注视着治疗师用双脚圆规放置于患侧皮肤的两点，让其感受并逐渐减少两脚间距离，改善后再让患者闭眼，感觉是否为两点，而后逐渐减小距离训练。

3）实体觉与图形觉训练：先让患者睁眼，治疗师在患者手上画图形或放置熟悉的物品让患者看到并感受，然后让患者闭眼，再让患者回答治疗师再一次所画的图形或物品。

4）重量觉训练：先让患者睁眼，让其注视治疗师放置在患者手中的物品（标明重量），患者感受，然后闭眼训练。

5）材质觉训练：让患者先睁眼感受握在手中物品的材质，再闭眼感受。

由于脑卒中导致的感觉功能受损特征多为偏身感觉功能障碍，常表现为病灶同侧深感觉（本体感觉）障碍，病变对侧浅感觉障碍，因此应同时治疗患者各种浅感觉障碍与深感觉障碍。

4. 针灸治疗

中国传统针灸治疗对于脑卒中引起的感觉功能障碍具有良好效果，根据大脑损伤定位，采用针灸随证选穴及不同配穴方式加以调节，结合感觉功能训练，常可有效加快患者的感觉功能恢复。

5. 经颅磁刺激疗法

此疗法为通过强电流产生的磁场透过颅骨进入大脑皮质在相应的大脑皮质形成微小的局部感应电流，刺激感觉皮质，同时通过不同频率调节皮质的兴奋性，进而达到提高感觉功能的效果。

第七节 脑卒中认知功能障碍的康复

一、认知功能障碍概述

（一）认知相关概念

1）认知：广义的认知是人类认识和了解事物的总过程，包括感知、识别、记忆、概念形成、思维、推理及表象过程。

2）狭义的认知：指中枢神经系统加工信息所用的方法，包括注意、组织、吸收和利用信息。

3）感知功能：表现为知觉领域，指人对客观事物各部分或属性的整体反映，是对事物的整体认识或综合属性的判别。

4）认知障碍：广义的认知障碍指脑损伤造成大脑解决问题时在摄取、储存、重整和处理信息的基本功能方面出现异常。障碍表现为认知（狭义）障碍与感知障碍。

5）狭义的认知障碍：是因脑损伤而致的信息加工障碍，包括注意障碍、记忆障碍、执行功能障碍等。

6）感知障碍：表现为知觉障碍，指在感觉传导完整的情况下，大脑皮质联合区的特定区域对感觉刺激的认识和整合出现异常，包括躯体构图障碍、视空间关系障碍、失认症、失用症。

（二）脑卒中认知功能障碍

认知功能障碍是脑卒中常见的功能障碍类型，可导致患者注意力、记忆力、执行能力、感知能力下降，可不同程度影响患者的日常生活。由于脑卒中病变部位不同，相应病灶导致的大脑高级功能受损的情况也不同。

二、注意障碍康复

（一）注意的概念

注意指在指定时间内关注某种特定信息的能力，注意是一切认知活动的基础，在注意的基础上才能够加以记忆以及进行其他相关思维活动。

（二）注意障碍的评定

注意障碍表现为觉醒能力低下、注意范围缩小、保持注意障碍、选择注意障碍、转移注意障碍、分配注意障碍。进行功能评定从以上几个方面出发进行检查。

1. 特定评定

（1）反应时检查

检查人员首先告诉患者听到叫他名字时转头，随后检查者在患者身后叫其名字，若听到名字后患者转过头，则记录从叫名字到患者转过头的时间。

（2）注意广度检查

嘱患者跟着检查人员复述数字串，先从两位数开始，检查人员以 1 位数/秒的速度说出，若患者复述正确增加 1 位数，如此逐级进行，一般每一水平只允许患者测试 2 次，若 2 次均未通过，则停止测试，记录此时患者复述数字串长度。或者检查人员说出数字串然后患者倒数复述，记录检查结果。正常人复述正序数字串长度为 7±2，倒数复述数字串长度为 6±2。

（3）注意持久性检查

1）视觉持久性检查——视跟踪测验：检查人员打开手电筒让患者注视手电筒打出光的位置，向前、后、左、右四个方向移动，让患者依次注视 4 个方向。每个方向 1 分，总分 4 分，若患者对某一方向失去注视则减 1 分。

2）听觉持久性检查——听跟踪测验：要求患者闭上眼睛，检查人员在患者的前、后、左、右和头上 5 个方向摇铃，让患者指出位置。每个位置记 1 分，总分 5 分，漏指一处减 1 分。

3）字母划销试验：患者面前放置一张印有 6 行随机排列的字母的纸，每行有 52 个字母，每行有 18 个要划销的字母，让患者用最快的速度把需要划销的字母划掉。记录正确划销数、错误划销数及划销时间。

4）连续减 7 试验：让患者连续计算 100 - 7，一直减 5 次，观察结果。

（4）注意选择性检查

1）声识认测试：给患者播放各种提前录制好的声音，如开门声、火车鸣笛声、流水声、鸟叫声等，让患者在听到火车鸣笛声时举手，火车鸣笛声出现 5 次，若举手少于 5 次则为异常。

2）听认字母测试：检查人员在 60 秒内以每秒一个字母的速度念出无规则的字母列，其中有 10 个为指定的同一字母，要求患者听到这个字母时举手，举手 10 次为正常。

3）斯特鲁普色–词测验：测验有 4 页，第一页是用黑体字书写的关于颜色的文字，第二页是不同颜色的色块，第三页和第四页是使用不同于字意颜色所书写的关于颜色含义的文字（如用粉色的笔写"绿"字），呈现的刺激包含着两种信息（文字意思和书写它的颜色）。第一页要求患者尽快读出这页的文字，第二页要求患者读出色块的颜色，第三页要求患者尽快读出这页的文字，第四页要求患者尽快读出文字所用的颜色。记录患者读出的时间。第二页是在无字意干扰的状况下测定对颜色的识别速度，第四页是在有字意干扰的状况下测定对颜色的识别速度。

（5）注意转移的检查

1）形状临摹测试：在患者面前放置画有垂线、正方形、圆形及 A 字形的图，让患者临摹，观察患者画出的数量，每个图 1 分。

2）连线测验：将一张印有标注着 1～25 的 25 个小圆圈纸张放在患者面前，让患者按照数字顺序以最快时间将 25 个小圆圈连在一起。

3）同步听觉系列加法测验：测试时让患者将 60 对随机数字做前后相加。如检查人员列出下列数字"3-7-5-2-8……"，患者在"7"后面就开始做加法，即将后面的一个数加前面一个数并写下和，正确的反应是"10-12-7-10……"。数字由检查人员提前录制好播放，数字呈现的速度有 4 种：每 1.2 秒、1.6 秒、2.0 秒、2.4 秒呈现一个数。每种速度均呈现 61 个数字，出现一个正确反应得 1 分，故每种速度的总分是 60 分。

（6）注意分配的检查

让患者同时做两件事情，如边画画边背古诗，若患者存在注意障碍则两件事情不能同时完成。

2. 注意障碍的行为观察

通过与患者接触，观察患者日常行为有无注意力障碍，如与患者交谈时，注意患者的谈话和行为，注意力不集中的患者时常说话偏离主题，整体交谈内容不连贯；让患者阅读短文时出现阅读不经心，常常观察其他事物等。

（三）注意障碍的康复治疗

（1）猜测游戏

准备两个杯子和一个弹球，让患者注意看，治疗师将其中一个杯子反扣在弹球上，让患者指出球在哪个杯里，反复数次，若无误差，改用两个以上杯子并增加球的颜色，增加难度，让患者分别指出各种颜色的球在哪个杯子里。

（2）删除作业

治疗师在白纸上写汉字或画图形，让患者用笔删去指定的汉字或图形，反复多次无误后增加汉字行数及图形复杂度等继续训练。

（3）时间感训练

让患者按照治疗师指令开启秒表，看着秒表在 10 秒时自动按下停止。以后延长至 1 分钟，当误差小于 1～2 秒时改为不让患者看表，开启后心中默数至 10 秒停止，然后时间可延长至 2 分钟，当每 10 秒误差不超过 1.5 秒时，改为一边与患者讲话，一边让患者进行训练，要求患者尽量不要受说话者干扰分散注意力。

（4）数目顺序训练

让患者按顺序说出或写出 0～10 的数字，或看数字卡片，让其按顺序排好，反复数次，成功后改为按奇数、偶数或逢 5 的规律说出或写出一系列数字。

（5）代币法

治疗师用简单的方法在 30 分钟的治疗中，每 2 分钟 1 次记录患者是否注意治疗任务，连记 5 日作为行为基线。每当患者能注意治疗时就给予代币，每次治疗中患者得到的代币数要达到给定值才能换取喜爱的食物，注意力若改善可提高奖励值。

（6）电脑辅助训练

电脑游戏软件色彩丰富的画面有助于提高患者的注意，通过丰富的色彩、各种不同模拟声音及使用鼠标、键盘来训练患者的注意力。

三、记忆障碍康复

（一）记忆的概念

记忆是过去事物在人脑的反映。根据记忆保持的时间不同分为瞬时记忆（1～2 秒）、短时记忆（1 分钟以内）和长时记忆（1 分钟以上）。记忆的过程包括识记、保持、回忆三个环节，回忆又包括再认和再现两种方式。

（二）记忆障碍评定

记忆障碍表现为识记、保持与回忆三个环节受损，产生记忆减退、遗忘和记忆错误三种不同程度记忆受损类型。

1. 瞬时记忆评定

（1）数字广度测试

嘱患者跟着检查人员复述数字串，先从两位数开始，检查人员以 1 位数/秒的速度说出，若患者复述正确则增加 1 位数，如此逐级进行，一般每一水平只允许患者测试 2 次，若 2 次均未通过，则停止测试，记录此时患者复述数字串的长度。正常人复述数字串长度为 7±2，低于 5 个数字串为感觉记忆障碍。

（2）词语复述测试

检查人员说出 4 组没有联系的词，如小鸟、汽车、游泳、扫地等，速度为每秒 1 个，让患者立刻复述。正常时能复述 3～4 个词，复述 5 遍患者仍不正确，则为感觉记忆障碍。

（3）视觉图形记忆测试

检查人员将 4 个简单图形卡片放在患者面前，让患者注视 2 秒后，将卡片扣下，然后让患者根据记忆画出卡片中的图形，若画出的图形不完整或位置错误则为记忆障碍。

2. 长时记忆评定

（1）情节记忆测试

让患者回忆自己经历的事件或众人所知的事件，包括事件的时间、地点、内容及相关人物等。

（2）语义记忆测试

其包括常识测验、词汇测验、分类测验、物品命名及指物测验等，如提问患者"一周有几天？"，"干净是什么意思？"，或让患者进行物品分类等。

（3）程序性记忆测试

其指关于行为技能、认知技能及运算法则的能力检查。让患者完成指定操作，如泡面、装订、依照给出的图画填颜色等。

3. 标准化成套记忆测验

韦氏记忆量表：是评价记忆障碍广泛应用的量表。测试内容共 10 项，其中长时记忆测试 3 项：包含个人经历、时间空间定向记忆、数字顺序关系；短时记忆测试 6 项：包含视觉再生、视觉再认、图片回忆、联想学习、触摸测验、理解记忆；瞬时记忆测试 1 项：包含顺背数字和倒背数字。将 10 项内容评价完成后进行分析，经过相关计算方式得出患者的记忆商，根据记忆商评价患者的记忆力等级，若记忆商低于标准水平说明存在记忆障碍。记忆力等级评价见表 3-14。

表 3-14 记忆力等级评价

记忆商	记忆力等级
≥130	极超常
120～129	超常
110～119	高于平常
90～109	平常
80～89	低于平常
70～79	边界
≤69	记忆缺损

（三）记忆障碍的康复治疗

1. 联想法

（1）视觉想象

治疗师教会患者将要记住的信息在脑中形成有关的视觉形象来记忆，例如，要记住"190178"这串数字，想象成"19 岁的男孩和 17 岁腰细的女孩肩并肩走"。

（2）兼容技术

教会患者将要记住的信息和已知的事情联系记忆，例如，患者知道今天是星期六，让患者去取 6 个苹果，让患者将要取得的苹果数和今天是周几相对应记忆。

（3）自身参照

教会患者将要记住的信息与自身联系，例如，患者若要买 5 个鸡蛋，告诉患者买的时候看自己的一只手有几个手指就买几个。

2. 背诵法

反复大声背诵或默诵自己要记住的信息。

3. 分解-联合法

由简单程序向复杂程序记忆，先一步步练习，最后联合。

4. 提示法

适当给予患者言语或视觉提示。

5. 记忆技巧法

（1）首词记忆法

将要记住的信息头一个词变成熟悉好记的一个短语或句子。例如，要记住的词组为"日照、月光、生活、辉煌"，则可用"日月生辉"来记忆。

（2）PQRST 法

P（Preview）——预习或浏览自己要记住的文字内容。

Q（Question）——向自己提问该段的目的或意义。

R（Read）——仔细阅读材料。

S（State）——用自己的话陈述从段落中得到的信息。

T（Test）——用回答问题的方法检验自己的记忆。

（3）编故事法

将要记住的信息编成熟悉的故事来记忆。

6. 常规化建立恒定的日常生活活动程序

定时吃饭、睡觉，固定穿衣顺序等。

7. 记忆辅助工具

（1）日记本

对有读写能力的患者进行日记练习，开始每 15 分钟为一段记事，患者记忆力提高后逐渐延长记录时间。

（2）时间表

教会患者将每日活动制成大而醒目的时间表贴在常见的位置。

（3）学习并使用绘图

用于空间、时间定向障碍患者，用大地图、大罗马字和鲜明的路线标明常去的地点和顺序，方便使用。

（4）闹钟、手表、电子用品

辅助设定时间。

（5）记忆提示工具

1）清单：治疗师或家属为患者列出要记住的事情清单，患者按照清单完成任务。

2）标签：在家中患者日常需要使用的衣柜、抽屉等用便签做成标签，标出里面装有什么东西及所放位置，辅助记忆。

3）记号：在日历上做标记，提醒患者记住比较重要的事。

四、执行功能障碍康复

（一）执行功能的概念

执行功能指人独立完成有目的、控制自我的行为所必需的一组技能，包括计划、判断、决策、有目的行为的启动与控制、不适当行为的抑制、反应转移、动作行为的序列分析、问题解决等心智操作。

由于脑卒中患者病变部位不同，呈现的执行功能障碍类型也不同。眶额叶受损表现为不能抑制不恰当行为、情绪及人格障碍。背外侧额叶受损表现为计划、决策障碍，启动障碍，持续状态，注意及短时记忆障碍，抽象概念形成障碍以及问题解决能力障碍等一组执行功能障碍综合征。

（二）执行功能障碍评定

执行功能障碍患者可表现为计划障碍、决策障碍、启动障碍、进行功能活动时持续重复同一种动作、问题解决能力障碍，评定则从以上问题进行。

1. 启动功能评定

让患者在 1 分钟内说出以"大"为开头的词或短语，正常人一分钟之内可以说出 8～9 个，如大人、大山、大海、大地、大会、大声、大约、大概、大车、大小、大船等。观察患者说出词组或短语的数量，或者观察患者能否说出。

2. 变换能力评定

（1）视觉变换

检查人员伸出 1 根手指时，让患者伸出 2 根手指，检查人员伸出 2 根手指时，让患者伸出 1 根手指，如此反复进行 10 次，观察患者的转换能力，若患者只模仿检查人员的动作，说明存在异常。若一直重复一个动作可能为持续状态。

（2）听觉变换

患者闭眼，检查人员敲击桌子 1 下，让患者伸出 1 根手指，检查人员敲 2 下时，患者不动，如此反复进行 10 次，观察患者的转换能力，若患者只模仿检查人员的动作，说明存在异常。若一直重复一个动作可能为持续状态。

（3）交替变化检查

检查人员在患者面前摆放一张画着由方波和三角波交替并连续组成的图形的纸张，让患者按照图画出图形。处于持续状态的患者表现为一直画一个方波或三角波而不交替画（图 3-14）。

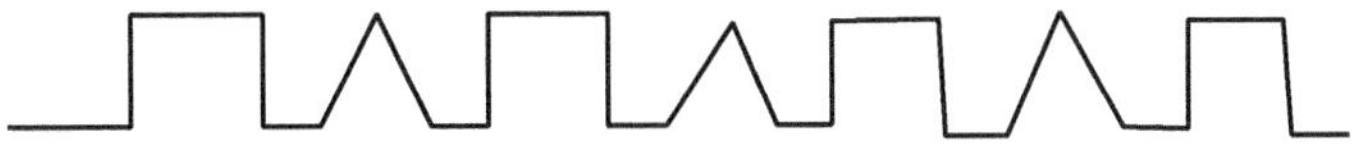

图 3-14　交替变化检查

（4）交替运动检查

检查人员教患者做一手握拳，同时另一只手的五指伸开的动作，然后左右手动作颠倒过来做，让患者按照检查人员所做的完成动作交替变化，处于持续状态的患者表现为一直保持一只手握拳另一只手伸展的动作而不交替变化。

（5）动作连续性检查

Luria 三步连续动作检查，让患者连续做三个不同的动作，如日常的"石头-剪刀-布"。观察患者三个动作的连贯程度。

（6）日常生活活动能力检查

在无运动功能障碍的前提下，让患者实际操作日常生活中常见的动作，如洗脸、刷牙等，观察患者是否反复进行一部分动作，一直持续做部分动作和不能完成者为异常。

3. 解决问题能力的评定

（1）成语及谚语的解释

选择与患者文化水平和生活背景相适应的成语或谚语，解释它们的引申意义，如"南辕北辙"、"坐井观天"、"只要功夫深，铁杵磨成针"、"如履薄冰"等。如只是做字面解释为 0 分；能用通俗的话反映其中暗含的道理为 1 分；能正确解释其寓意为 2 分，0 分说明被检查者的抽象概括能力存在障碍。

（2）类比测验

其分为相似性检查和差异性检查两种，相似性检查是要求患者说出一对事物或物品的相同之处，差异性检查是指出不同之处。如检查人员将一个苹果和一个梨放在患者面前，让患者指出相同之处与不同之处。

4. 推理测验

（1）言语推理

其让患者对检查人员提供的文字进行推理，选择正确的选项。

例如，有关于下面短文的描述，哪项是正确的？

在旅游者途经和逗留的地方构成接待群体的居民，有权得到旅游者对他们的习俗、宗教和文化的理解及尊重，因为这些都属于人类的共同遗产，他们有权自由地使用自己的旅游资源，同时通过他们的态度和行为，使他们的自然和文化环境得到尊重。也就是说，旅游者应该尊重接待群体的习俗、传统和宗教的做法，在当地构成接待群体的居民，也应使旅游者受到好客、礼貌和尊重的接待，这是为和谐的人际和社会关系的发展所必不可少的。

这段文字中，划线部分的"他们"指代的是（　　）。

A. 旅游地居民

B. 旅游者

C. 旅游资源

D. 人类遗产

（2）非言语性推理

如数字推理，给患者呈现一列数，让患者在后面位置填上正确的数：1，4，8，13，19，<u>?</u>。

（三）执行功能障碍康复治疗

执行功能障碍的康复治疗与其康复评定方法相似，即运用康复评定的方法也可进行康复治疗。根据康复评定的启动能力、变换能力、解决问题能力及推理能力的情况进行针对性的康复治疗。

五、躯体构图障碍康复

（一）躯体构图的概念

躯体构图指本体感觉、触觉、视觉、肌肉运动知觉以及前庭觉传入信息整合后形成的神经性姿势模型，其中包含了对身体各部分及其相互间关系以及人体与环境关系的认识（即自身在空间中的定位特征）。

（二）躯体构图障碍评定及康复治疗

躯体构图障碍包括单侧忽略、左右分辨障碍、躯体失认、疾病失认、手指失认。脑卒中为其常见的病因。

1. 单侧忽略的康复

（1）单侧忽略的概念

单侧忽略指患者的各种初级感觉正常，但不能对大脑病灶对侧的身体或空间呈现的刺激（视觉、听觉、躯体感觉以及运动觉刺激）做出反应。表现为以体轴为中心，离体轴越远忽略越严重。单侧忽略病灶常常位于右侧大脑顶叶，因此患者常常出现左侧单侧忽略。

（2）单侧忽略的临床表现（以左侧单侧忽略为例）

单侧忽略分为单侧空间忽略和单侧身体忽略。单侧空间忽略有知觉性单侧空间忽略和再现性单侧空间忽略两种表现形式。

1）单侧空间忽略

知觉性单侧空间忽略：表现为患者吃饭时只吃右边一半食物，左边的剩下；洗漱时不使用放在左边的物品；使用轮椅或行走时会撞到左边的门框或柜子；交谈时不关注坐在左边交谈的人，但是可以听见及听懂谈话；阅读文章时只读页面右面一半的内容，左边不阅读。

再现性单侧空间忽略：表现为让患者想象自己走在一条熟悉的街道上时，能够准确地描述位于右边的建筑物，却不能想起位于左边的建筑物；当让患者想象原路返回时，患者仍然只能描述目前返回街道场景中此时位于右边的建筑物。

2）单侧身体忽略：表现为患者坐位时身体明显向健侧倾斜；吃饭时不使用患侧上肢，患侧手可能在不注意的情况下放到左边的饭碗里；穿衣服时只穿健侧一半，患侧不穿；梳头发或刮胡子时只梳右半边或只刮右半边，左边的不整理。

（3）单侧忽略的评定

1）划销测验：患者坐位，在患者面前正中放置一张 26cm×20cm 的白纸，白纸上有 40 条线段，每条长 2.5cm，线段排列貌似随机，实质则分为 7 个纵行，中间一个纵行有 4 条线段，其余每行有 6 条线段，分别分布在中间行的两侧（图 3-15）。要求患者划掉所看到的线段，最后分析未被划销的线条数目及偏向情况。正常人可划掉所有线段。有左侧忽略的患者，左侧线段划销少，甚至不划。

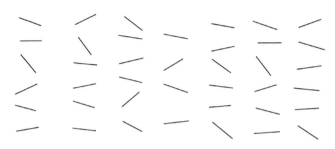

图 3-15 划销测验

2）二等分线段测验：患者坐位，在患者面前正中放置一张白纸，白纸上平行排列三组水平线段，每组有 6 条线段，长度分别为 10cm、12cm、14cm、16cm、18cm、20cm。最上端及最下端正中各有 1 条 15cm 的线段作为示范，不作为结果统计（图 3-16）。让患者用笔在每条线段中点做一标记，等分为二。提醒患者注意每一条线段，不要遗漏。每条线上只能画一个标记。最后计算出患者的平均偏离百分数。切分点偏移距离超出全长 10%，或与正常组对照，偏离大于 3 个标准差为异常。左侧忽略患者，切分点常向右偏移。

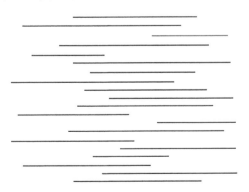

图 3-16 二等分线段测验

3）临摹测验：患者坐位，在患者面前正中出示一张已经画好的房子的纸张，要求患者按照图画进行临摹。单侧忽略的患者只画出图形的一半，另一侧（左侧）缺失，或临摹的图画显著偏置在纸的右侧（图 3-17）。

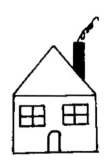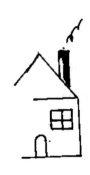

图 3-17 临摹测验参考图案与患者临摹图案

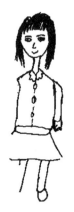

图3-18 单侧忽略患者的自由画

4）自由画检查：患者坐位，在患者面前正中放置一张白纸，让患者自己画一个人，左侧单侧忽略的患者在画的时候，表现为左侧部分缺失、左半侧身体较瘦，或身体的某些部分歪斜向右侧（图 3-18）。

5）双侧同时刺激检查：首先进行患者单侧感觉（视觉、听觉、触觉）刺激反应检查，然后双侧同时给予刺激，观察患者的反应。单侧忽略症状较轻或处于恢复阶段者，仅给患者病灶对侧感觉刺激时可以出现反应，但双侧同时给予刺激则表现大脑损伤灶同侧有反应但对侧不能反应或不能快速反应。

6）功能检查：包括让患者阅读、写字及给放在视野中线上的物品命名等。检查单侧肢体忽略时，可让患者根据指令指出或移动指定肢体部位。

（4）单侧忽略康复治疗

1）视扫描训练：即让患者双眼在视野范围内不断变换注视点，寻找并且追踪目标的训练，通过增加眼睛移动的范围来加强对忽略侧的注意，包括划销指定的字母、数字、文字、形状等，训练由简到难，从小范围到大范围，划销的数目逐渐增多。

2）感觉刺激：日常生活中尽量给予忽略侧各种感觉刺激。对忽略侧皮肤进行冷、热、触觉等浅感觉刺激；对忽略侧肢体进行被动活动等深感觉刺激；使用铃铛提醒患者将注意力放在患侧。

3）病灶同侧眼睛遮蔽：在保证患者活动在安全范围的前提下，将患者病灶同侧的眼睛遮蔽，提高患者对病灶对侧（患侧）的注意程度。

4）交叉促进训练：训练患者越过中线进行相关活动。

5）躯干旋转训练：训练患者在坐位下练习躯干向患侧旋转，促进对患侧的注意。

6）姿势镜训练：训练患者尽早使用姿势镜进行站立位、坐位、转移、驱动轮椅及步行练习，在改善患者平衡及基本动作发挥的同时提高患者兴趣，增强对患侧的注意。

7）阅读训练：阅读时给予视觉暗示，在忽略侧用彩色线条标出或手指指出做标记。书写时给予运动暗示，在桌面或膝上间接移动患侧手。

8）代偿及环境适应训练：对于障碍较轻的患者，环境调整措施为与之讲话时站在忽略侧，生活常用物品放在忽略侧引起其注意；对于障碍较重的患者，环境调整措施为将常用物品放在可以注意到的空间范围内，书本、餐桌或楼道左侧用醒目的颜色标记，忽略侧的轮椅车闸柄加长并做标记、忽略侧脚托涂上鲜艳的颜色标记，重度单侧忽略患者在进行站立、步行训练时注意使用腰带保护，防止跌倒。

2. 左右分辨障碍

（1）左右分辨的概念

左右分辨指理解、区别和利用左右概念的能力，包括理解自身的左与右或对面检查者的左与右。

（2）左右分辨障碍评定

左右分辨障碍的患者不能理解和应用左右的概念，不能命名或指出自身、他人及环境的左右侧。

1）按指令完成动作检查：评定广泛使用的是 Benton 左右定向检查，检查人员发出含有左右词汇的指令，让患者完成，完成正确得 1 分，错误得 0 分，该检查方法共 20 项，满分 20 分，得分<17 分提示患者存在左右分辨障碍。检查方法及评分见表 3-15。

表 3-15　**Benton 左右定向检查**

序号	检查项目	评分
1	伸出你的左手	1　0
2	指你的右眼	1　0
3	触摸你的左耳	1　0
4	伸出你的右手	1　0
5	用你的左手触摸你的左耳	1　0
6	用你的左手触摸你的右眼	1　0
7	用你的右手触摸你的右膝	1　0
8	用你的左手触摸你的左眼	1　0
9	用你的左手触摸你的右耳	1　0
10	用你的右手触摸你的左膝	1　0
11	用你的右手触摸你的右耳	1　0
12	用你的右手触摸你的左眼	1　0
13	指我的左眼	1　0
14	指我的左腿	1　0
15	指我的左耳	1　0
16	指我的右手	1　0
17	用你的右手触摸我的左耳	1　0
18	用你的左手触摸我的左眼	1　0
19	把你的左手放在我的右肩上	1　0
20	用你的右手触摸我的右眼	1　0
总分		

2）动作模仿检查：检查人员做一个动作，让患者模仿。如检查人员将右手放在左侧耳朵，观察患者是否存在镜像模仿。

（3）左右分辨障碍康复治疗

1）改善功能训练：让患者注视，持续给予一侧肢体触觉和本体感觉刺激；反复使用含左右的口令或让患者进行与左右相关的活动。

2）功能适应性训练：在患者身上佩戴具有标志性的饰物，如手表、戒指等，或在衣服袖子上或鞋上贴彩色胶带帮助患者区别左右。日常生活避免使用带有"左"和"右"的词语。

3. 躯体失认

（1）躯体失认的概念

躯体失认指识别自己和他人身体各部位的能力缺乏。患者最初可表现为否认偏瘫肢体是自己的，认为自己的肢体没有问题，之后可能承认偏瘫的肢体，但仍坚持是长在别人身上；患者有时会表示肢体不在自己身上，可能在其他的地方。

（2）躯体失认的评定

1）行为观察：观察患者如何摆放偏瘫的肢体，怎样看待自己的偏瘫肢体，如是否表示自己的肢体是其他人的，是否认识到自己偏瘫肢体存在功能障碍。

2）依照指令指出身体的部位：让患者在正常时间范围内准确说出身体部位的名称，如"指出你的鼻子"，注意不要用"左"或"右"这样的字词，因为躯体失认的患者可以表现为左右分辨障碍，而左右分辨障碍的患者可以辨别身体各部位。

3）回答问题：在合理的时间内回答与身体有关的问题（表3-16）。

表3-16　回答与身体有关问题检查

序号	检查项目
1	一般来说，一个人的牙齿是在嘴的里面还是外面？
2	你的腿是在胃的下面吗？
3	你的脚和胃，哪一个离鼻子远？
4	你的嘴是在眼睛的上方吗？
5	你的脖子和肩膀，哪一个离嘴近？
6	你的手指是在肘和手之间吗？
7	你的手指是在胳膊肘和手之间吗？
8	你的脚后跟和胳膊肘，哪一个离脚尖远？
9	你的胳膊和腿，哪一个离头近？
10	在你的头顶上有头发还是眼睛？
11	你的背是在身体的前面还是后面？
12	你的胃是在身体的前面还是后面？
13	你的胳膊肘在肩的上方还是下方？
14	你的鼻子在脖子的上方还是下方？

4）画人体部位图：给患者准备纸和笔，让其画一张人体结构图，包括 10 个部位，头、

躯干、双臂、双手、双腿和双脚，每个部位1分，共10分。得分10分为正常，6~9分为轻度障碍，不足5分为重度障碍。

（3）躯体失认康复治疗

1）感觉-运动法：将感觉输入与特定的运动反应结合起来，如让患者用粗糙的布去擦拭治疗师所指的患者自己身体的部位并说出这个部位的名称。

2）强化辨识训练：强化患者对自己身体各部位及相互关系的认识，让患者按指令做动作，如"触摸你的手臂"。

3）神经发育疗法：用手法和运动给予触觉及运动刺激，在活动时鼓励患者用双侧肢体或患侧肢体，建立正常的姿势体位及运动模式，重建正常的身体模型。

4）功能适应性训练：在日常生活中正确地给予提示。如患者知道自己的器官功能但是不能辨认器官，也不知道各个器官间的关系时给予暗示，如让患者举手时说"请举起你拿钥匙的手"。

5）确定失认部位及对功能的影响，告知患者家属注意事项及代偿方式。

4. 疾病失认

（1）疾病失认的概念

疾病失认指患者否认、忽视或不知道瘫痪侧肢体的存在及其程度，表现为对瘫痪侧肢体漠不关心或完全否认。

（2）疾病失认评定

1）躯体感觉检查：对患者进行系统躯体感觉检查，包括浅感觉、深感觉及复合感觉等，有助于协助诊断。

2）行为观察：观察患者是否意识到自己瘫痪的存在；对于瘫痪是否漠不关心；怎样解释自己胳膊不能动的原因。如果患者否认肢体瘫痪的存在或者编造各种理由来解释肢体为何不能正常活动时，均提示存在疾病失认。

（3）疾病失认康复治疗

1）双侧肢体功能性活动：在患者进行相关功能活动时让患者双侧肢体共同完成，引起患者对瘫痪侧的关注。

2）日常生活提醒：在进行相关日常生活活动时，提醒患者注意患侧肢体，并尝试使用患侧肢体，引起对患侧的注意。如患者吃饭时，让其尝试用患侧拿勺。

5. 手指失认康复

（1）手指失认的概念

手指失认指在感觉存在的情况下患者不能按照指令识别自己和他人的手指，包括不能命名或指出被触及的手指，最常见于脑卒中患者。

（2）手指失认评定

进行检查前患者必须知道各个手指的名称，然后进行相关概念评定。

1）手指图辨认：给患者呈现一张手指图，让患者手掌向下放在桌子上，检查人员触碰患者某一根手指，让其在手指图中指出被触碰的手指，睁眼和闭眼情况下分别指5次，然后进行比较。

2）手指命名：检查人员说出手指的名称，让患者从自己、检查人员和手指图上分别进行指认，共检查 10 次。

3）动作模仿：检查者做指关节弯曲和对指动作，要求患者模仿。

4）画手指图：给患者纸和笔，让患者画一张手指图，观察各手指排列及分布。

（3）手指失认康复治疗

1）手指感觉-运动训练：让患者练习弹琴、打字等活动，增强对手指及指腹的感觉刺激。

2）对手指刺激体会：给予患者手指一定强度的刺激，先让患者睁眼体会，再闭眼给予手指刺激，让患者说出手指名称。

3）患者抓握物品时需要给一定的压力，压力大小取决于物品的轻重。

4）摩擦感：抓握物品时可移动手中的物品，使之产生摩擦感，有利于刺激大脑皮质。

六、视空间关系障碍康复

（一）视空间关系障碍相关概念

视空间关系能力反映在认知功能领域为空间知觉，指物体的空间特性如形状、大小、远近、方位在人脑中的反映，主要包括形状知觉、大小知觉、深度知觉、方位知觉。

（二）视空间关系障碍评定及康复治疗

视空间关系障碍表现为图形背景分辨困难、空间定位障碍、空间关系障碍、地形定向障碍及距离与深度知觉障碍等。

1. 图形背景分辨困难

（1）相关概念

1）图形背景知觉：指从背景中区别前景和不同形状的能力。

2）图形背景分辨困难：指不能忽略无关的视觉刺激和选择必要的对象，从而不能从背景中区别不同的形状，不能从视觉上将图形与背景分开。患者可表现为不能从自己的抽屉中找到自己需要的物品，不能从床单上找到与之颜色相同的衣服等。

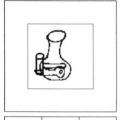
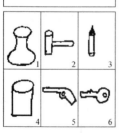

图 3-19 辨认重叠图形

（2）图形背景分辨困难的评定

1）Ayres 图形-背景测试：给患者出示一张将三种物品重叠在一起的图片，然后要求患者说出或用手指出所见物品的名称，让患者在 1 分钟内辨认完成（图 3-19）。

2）功能检查：从日常生活环境中进行观察，让患者在白床单上拿起白衬衫；穿衣服时观察患者能否找准袖口、扣眼及领口等；观察患者能否在没有分类摆放的抽屉里面找到钥匙等自己需要的东西。

（3）图形背景分辨困难的康复治疗

1）让患者按照指令指出放置于桌面上的物品，摆放物品的数量随着训练难度的增加而增多。

2）让患者描述如何根据任务特征设法完成动作的，并启发患者使用同样的方法完成类似日常活动。如患者能够根据钥匙的某些特征从抽屉中将其找出，让患者利用同样的方法进行背景的区分。

3）使用专门设计的电脑软件进行训练。

4）对于障碍较重的患者通过改变生活环境来配合患者生活需要，如患者抽屉中的物品分类摆放，尽量减少桌面及各种台面上放置物品的数量。

2. 空间定位障碍

（1）相关概念

空间定位知觉即方位知觉，指对物体的上、下、前、后、左、右、内、外、东、南、西、北等方位概念的认识。空间定位障碍的患者不能理解和判断物体与物体之间的方位关系。

（2）空间定位障碍的评定

1）画图测验：将一张画有一只盒子的纸放在患者面前，让患者在盒子的下方或上方画一圈。

2）图片测试法：将几张印有同样物品但摆放方位不同的图片放在患者面前，让患者描述图片中物品的位置。

3）功能检查：将日常用品摆放在患者面前，让患者按照指令完成相应的动作，如"把勺子放到碗里"、"把枕头放到床上"等。

3. 空间关系障碍

（1）相关概念

空间关系知觉指对两个或两个以上的物体之间以及对自身与物体之间的相互位置关系的认识。

不能判断两物体间的空间位置关系以及物体与自身之间的位置关系时称为空间关系功能障碍。患者可表现为穿衣服分不清里外，戴眼镜时上下反戴，杯子倒扣着倒水等。

（2）空间关系障碍评定

1）十字标检查：检查人员在一张示范卡的不同位置画上十字标，让患者按照检查人员所画卡片中十字的位置准确无误地画在另一个卡片上，如果患者不理解指令，检查人员应给患者示范。

2）点阵图连接检查：给患者出示一张相同点阵的纸，左边各点之间用线连接形成一个图案，让患者按照左侧图的形状，将右侧的点连接成与左侧一样的图案。

3）结构性运用检查：准备好碗、勺子、筷子、水杯等餐具，让患者摆放在餐桌的合适位置上，观察摆放是否合理；或让患者画钟表图案，观察画面的布局、表盘内数字的分布情况。

4）日常生活活动能力检查：在患者穿衣服时观察是否有里外穿反、袖口是否当作领口穿衣；刷牙时观察患者牙缸与牙刷的位置摆放；吃饭时观察餐具的位置摆放等。

（3）空间定位及空间关系障碍康复治疗

1）完成具有空间成分的活动，如"把桌子后面的椅子搬过来"。

2）嘱患者将几种物品放置于房间不同位置，离开房间然后返回，再指出或说出他们的准确位置并将物品一一取回。

3）使用专门设计的软件进行治疗。

4）在患者生活环境中将常用的物品摆在相对固定的位置，易混的物品贴标签，方便寻找。

4. 地形定向障碍

（1）相关概念

地形定向指判断两地之间的关系的能力。

地形定向障碍指不能理解和记住两地之间的关系，在形成空间地图并规划到达目的地的路线或解决有关地形问题上出现障碍。表现为患者无论是否使用地图均无法从一地到达另一地，即使是熟悉的环境也无法到达。

（2）地形定向障碍评定

1）日常行为询问：询问家属，患者在生活中是否有经常迷路的现象，让患者描述自己以往熟悉的环境特征，或让患者画出路线图，观察患者是否理解并记住两地之间的关系。

2）地图理解检查：检查患者能否根据地图确定目的地线路，是否能够描述或画出过去熟悉环境的路线图。若患者不能完成以上行为，则患者存在地形定向障碍。

（3）地形定向障碍康复治疗

1）根据评定的结果决定患者存在的功能障碍，告知患者及家属问题所在，嘱患者出门时携带住址及电话的便签，以防迷路。

2）环境改造及环境适应：教会患者辨认整条路上的标志物，可用图片、路边标牌及相关文字作为标志物。

5. 距离与深度知觉障碍

（1）相关概念

距离与深度知觉障碍指对物体距离与深度的判断出现错误。患者可表现为取桌子上的书本时会出现伸手过度或没有到达书本位置就开始抓取；站立位坐下的时候不能准确坐到椅子上；由于楼梯高度判断不准确上下楼梯十分小心、缓慢。

（2）距离与深度知觉障碍评定

1）距离知觉检查：将钥匙、水杯等常用物品放在桌上，让患者伸手去拿，正常人可以找到位置抓取；将一物品悬吊在患者前面，让患者去抓取，正常时可以抓到。距离知觉障碍的患者会超过正常位置抓取或抓取不到。

2）深度知觉检查：让患者倒一杯水，观察水是否会从杯中溢出；让患者上下阶梯，观察患者是否在反复确认、动作缓慢，或者是否具有不安全感。

（3）距离与深度知觉障碍康复治疗

1）鼓励患者使用触觉，如取桌子上的钥匙或水杯时先去触碰，感受到之后再拿取；上下楼梯前先用脚去试探。

2）在患者进行相关活动时给予语言提示。

3）使用专门设计的软件进行训练。

4）环境改造，在生活环境中设置提示性设施，如在楼梯台阶上贴颜色醒目的标记条，提示深度及高度。

七、失认症康复

（一）相关概念

失认症指在特定感觉（视觉、听觉、浅感觉、深感觉等）正常的情况下，由于大脑损伤，患者不能通过相应的感官感受和识别熟悉的事物，但仍可以利用其他感觉途径对其识别的症状。

（二）失认症的评定及康复治疗

失认症包括视觉失认、听觉失认、触觉失认等。

1. 视觉失认

（1）相关概念

视觉失认指在没有语言、智力、视觉障碍等情况下，患者不能通过视觉认识原来熟悉物品的质、形和名称。

（2）视觉失认的评定及康复治疗

视觉失认表现为物体失认、面容失认、颜色失认及同时失认。

1）物体失认

A. 相关概念：物体失认指在视力和视觉传导正常的情况下，不能通过视觉识别常用物品，但可通过其他感觉来识别。患者可表现为能看到出示的物品，但是不能识别出物品是什么。如拿一本书出示给患者，问患者"看到了吗"可回答"看到了"，问"这是什么"，患者不认识，但是让患者去触摸，可以回答是本书。

B. 物体失认评定

指物呼名或按口令指物：让患者对常用物品或照片命名，对物品的特征用途进行描述。检查人员说出物品名称，由患者在实物或照片中指出，如果看后不能指出，但触摸后可正确指出或说出，则患者存在物体失认。

相同物品配对：将钥匙、铅笔、橡皮各两个混放在患者面前，让患者把相同的物品放在一起。

提示性视觉分辨：将常用的物品，如手表、钥匙、钢笔、水杯等物品放在患者面前，检查人员进行物品描述，让患者将物品挑选出来。如"用来看时间的物品""用来喝水的物品"，观察患者的挑选情况。

C. 物体失认康复治疗：对日常必需品、功能特定的物品通过反复实践进行辨认，如经常用水杯喝水，增强辨别能力；提供非语言的感觉–运动指导，如使用梳子梳头来辨认梳子；鼓励患者在日常生活活动中多运用感觉，如听觉、触觉等；对于重度物体失认的患者可使用标签等提示患者辅助识别。

2）面容失认

A. 相关概念：面容失认指视力保留，能认识面孔，也能分辨面部表情不同，但不能通过面容识别熟悉的人，却能通过声音、步态、行为等识别。可表现为患者无论在现实中还是在照片上都不能识别熟悉的人，甚至不能从镜子中认出自己。

B. 面容失认评定

面部识别与命名：给患者出示其本人、家属、熟人的照片，或让患者照镜子，要求患者说出人物的名字和面部特征；将相同的照片混杂在诸多照片中，要求其挑选出相同的照片。面容失认的患者可从诸多照片中找到相同的照片，但是不能叫出照片中熟悉人的名字。

利用声音、步态、行为进行辨认，面容失认的患者可以通过以上特征辨认熟人。

C. 面容失认康复治疗：将某人的照片按照年龄的顺序进行排列，帮助患者辨认；让患者在不同角度、不同场景、与不同人合影的照片中找到熟悉的人；教会患者根据人的声音、行走方式、身高、发型等特征进行辨认。

3）颜色失认

A. 相关概念：颜色失认指能通过视觉区别各种颜色的不同，但不能辨认颜色的种类，不能将颜色的名称与颜色进行匹配。

B. 颜色失认评定

颜色命名与辨认：将不同颜色的物品或卡片放在患者面前，让患者说出物品或卡片的颜色，或检查人员说出某种颜色，让患者指出来。颜色失认患者上述活动均不能完成。

颜色辨别：将两种不同颜色的卡片放在一起，要求患者回答是否相同，颜色失认患者可以辨别不同颜色。

颜色分类匹配：检查人员指定一种颜色，让患者从色卡或物品中挑出指定的颜色，或在许多色卡中匹配相同颜色。颜色失认患者不能按指令对颜色进行分类匹配，但可以将同种颜色的卡片或物品放在一起。

非颜色视觉检查及应用检查：向患者提问，如玉米是什么颜色的？葡萄是什么颜色的，然后给患者出示常见物品的无色图案，让患者用彩笔涂上相应的颜色，如葡萄、香蕉、苹果等。颜色失认患者能视觉性回答物品颜色，可回答出"玉米是黄色的""葡萄是紫色的"等，但无法给轮廓图涂上相应的颜色。

C. 颜色失认康复治疗：反复进行颜色分类匹配训练；用色卡对患者进行反复的命名与辨别颜色训练；物品轮廓着色练习。

4）同时失认

A. 相关概念：同时失认指不能一次感知一个以上的事物。虽然每一部分的视知觉都正常，但不能把握部分和部分之间的关系，因而不能了解事物的整体意义，是视觉信息的整合障碍。患者可表现为进行绘画临摹时能将整幅画的主要细节画下来，但是不能将各个部分整合成一幅完整的画。

B. 同时失认评定

数点检查：在患者面前正中放置一张印有小圆点的纸张，让患者数纸张上的圆点数，若仅注意整张纸某一部分的圆点，可考虑患者存在同时失认。

描述或复制图画：要求患者描述或复制一幅常见的情景画，如果仅描述情景画的具体细节而不能作整体描述者，或只复制一部分细节而不复制整体画面者，可考虑存在同时失认。

C. 同时失认康复治疗：同时失认的康复治疗以改善功能训练为主，以评定的方法进行治疗，让患者进行反复数点或数其他图形训练，图形数量逐渐增多，提高训练难度；复制图画训练，先从简单情景画画起，逐渐增加情景内容，提高难度。

2. 听觉失认

（1）相关概念

听觉失认指没有听力下降或丧失，能判断声音的存在，即可以听到声音，但不能识别和肯定原本熟悉的声音的意义。表现为非言语性声音失认和言语性声音失认。

（2）听觉失认评定

1）非言语性听觉检查：检查人员给患者播放几段录音，如拍手、敲门、猫叫声等，询问患者听到的是什么声音。

2）言语性听觉检查：检查人员朗读一段话，或播放提前准备好的讲话录音，让患者复述或听写。

（3）听觉失认康复治疗

1）对于非言语性听觉失认的患者可进行反复听声指物训练；言语性听觉失认的患者可与失语症听理解障碍同步训练。

2）听觉失认很难纠正的患者可用其他感官代偿，如门铃处安装提示灯。

3. 触觉失认

（1）相关概念

触觉失认指触觉、温度觉、本体感觉以及注意力均正常，却不能通过触摸来识别熟悉的物品，不能说出物品的名称，也不能说明和演示物品的功能等。

（2）触觉失认评定

1）形态觉辨认检查：让患者闭眼，触摸一块几何图形进行辨认；然后睁眼从几块几何图形中寻找出与刚才触摸的相同图形。

2）辨质觉辨认检查：让患者闭眼，触摸粗砂纸、细砂纸、纸张、布品等，然后进行辨认。

3）实体觉辨认检查：让患者闭眼，桌子上放钥匙、钢笔、书、手机、餐叉等，用手触摸其中一件物品，然后放回桌面，说出触摸物品的名称，让患者睁开眼睛，从中挑出刚刚触摸的物品。

4）语义相关性检查：让患者闭眼，用手触摸三种物品（如筷子、餐叉、钥匙），从中选出两个语义相关的物品（筷子和餐叉），两手分别进行检查。

（3）触觉失认康复治疗

1）用粗糙物品沿患者手指向指尖移动，等患者有感觉后用同样方法反复刺激。

2）完成感觉成分多的作业时，告诫患者要始终集中注意力，避免损伤，如钉钉子。

3）利用其他感觉或健侧感觉帮助患侧体会感觉。

4）让患者闭眼用手感觉和分辨不同材质的物品，强调注意力集中在体会物品特征上，如纸张、棉布、丝绸等。

5）让患者了解触觉失认在日常生活中的潜在危险性，避免损伤。

八、失用症康复

（一）相关概念

失用症是指在无运动和感觉障碍的情况下，由于大脑皮质受损，患者不能正确地运用后天习得的运动技能进行有目的运动的运用障碍，以脑卒中患者多见。

（二）失用症的评定及康复治疗

失用症可分为意念性失用、运动性失用、意念运动性失用、结构性失用、穿衣失用等。

1. 意念性失用

（1）相关概念

动作意念或概念的形成包含了对物品功能的理解、对动作的理解和对动作顺序的理解。

意念性失用是动作意念或概念的形成障碍。患者表现为简单的动作可正确进行，复杂动作完成困难，在做复杂动作时，时间、顺序及动作的组合发生错误，可以正确完成活动中的每一个分解动作，但不能将各分解动作按照一定的逻辑顺序排列成为一套顺畅、协调的功能活动，也不能描述复杂活动的实施步骤。

（2）意念性失用评定

1）系列动作检查：让患者进行刷牙、冲咖啡、寄信等系列动作。意念性失用患者会表现出动作顺序错乱，只能完成系列活动中简单、孤立的成分。

2）工具使用检查：在餐桌上放置筷子、钢笔、梳子，让患者吃饭，观察是否能正确选择和使用工具。意念性失用患者会出现工具选择和使用错误，可出现选择钢笔或梳子吃饭。

（3）意念性失用康复治疗

1）故事图片顺序排列训练：在患者面前摆放若干张图片，让患者按正确的情节或故事顺序将图片依次排列，并逐渐增加图片数量及故事内容的复杂程度，增强训练。

2）将复杂活动分解成几个步骤进行，逐渐串联成一套系列动作。如把冲咖啡分解为取出咖啡包、打开咖啡包、将咖啡倒入杯中、倒入热水、搅拌 5 个步骤依次进行训练。

3）先让患者大声说出动作步骤，逐渐变成低声，最后至默念。

4）先闭眼想象动作步骤，然后睁眼完成。

5）环境适应训练：对于障碍较重、康复效果不理想的患者在生活中尽量简化动作的步骤，如使用弹力鞋带、使用松紧腰带裤等。

2. 运动性失用

（1）相关概念

运动性失用是对运动记忆的丧失，指在无麻痹、共济失调、感觉障碍、异常反射等运动功能障碍的情况下，不能按要求进行有目的的运动。以一侧上肢和舌的功能障碍多见。患者可表现为无论动作复杂与否，患者均运动困难，或表现为动作缓慢、笨拙、低下等。

（2）运动性失用评定

1）手指或足尖敲击试验：让患者用一只手的手指连续快速敲击桌面，或用一只脚的脚尖连续快速敲击地面。

2）手指轮替试验：让患者进行前臂快速旋前旋后运动，观察患者动作的完成情况。

3）手指屈曲试验：令患者做快速食指屈曲运动，观察动作完成情况。

4）快速集团屈伸试验：患者快速进行手指的集团屈曲和伸展抓握运动。

5）手指模仿试验：检查人员用手演示常见日常动作，如翻书、洗脸等，让患者进行模仿。

（3）运动性失用康复治疗

1）进行特定的作业活动前给予肢体触觉、本体感觉、运动觉刺激，如刷牙动作前活动手指。

2）在活动中给予暗示、提醒或亲手教，待患者功能有所提高后逐渐减少暗示与提醒，逐渐加大动作难度。

3）在进行功能活动时，尽量减少口头指令。

3. 意念运动性失用

（1）相关概念

意念运动性失用指动作概念与行动之间联系中断，是储存运动记忆的左半球顶下小叶与负责制定运动计划的运动前皮质之间联系中断导致动作的计划、编排和输出障碍。患者可表现为不能按口头指令执行运动，不能模仿他人动作，但没有给予指令的情况下可以下意识完成该动作。

（2）意念运动性失用评定

采用 Goodglass 法进行评定，该评定方法也可用作意念性失用、运动性失用的评定及包含意念运动性失用在内的三种失用的鉴别。主要评定顺序为先让患者按指令完成动作；若不能完成，再模仿检查人员做动作；若仍然不能完成，再提供实物进行实物操作。

1）评定方法

执行动作口令检查：让患者根据口令在无实物的情况下用手势演示一个动作，或根据口令演示使用工具的动作，如"做一个梳头发的动作"。

动作模仿检查：让患者看检查人员示范手的操作、身体运动或各种姿势，然后令患者模仿。

实物操作检查：将实物交给患者，观察患者使用实物完成动作的情况。

2）Goodglass 法：评定动作包括颜面部动作、肢体动作和全身动作，通过不同部位的动作检查来判断失用症所累及的身体部位。

3）评价结果

意念性失用：执行动作口令时不能完成动作，实物操作可表现为动作顺序错乱或工具挑选和使用错误，但可以很好地模仿各种简单动作。

运动性失用：执行动作口令、动作模仿、实物操作均不能完成，表现为动作缓慢、笨拙、低下。

意念运动性失用：执行动作口令、动作模仿不能完成，但在给予实物时，可下意识完成动作，动作的准确性明显提高。

（3）意念运动性失用康复治疗

1）在治疗前与治疗过程中给患肢触觉、本体感觉及运动觉刺激，加强正常运动模式和运动计划的输出。

2）在功能活动中出现动作异常或笨拙尽量不使用语言来纠正，要握住患者的手帮助其完成，随着患者功能的提高逐渐减少帮助。

3）在进行功能活动前先想象动作或观看动作流程，在脑中形成正确、流畅的动作顺序后再进行相应活动。

4）训练尽量在相应的日常生活环境中进行。

4. 结构性失用

（1）相关概念

结构性失用指不能将各个不同的部件按正常空间关系组合成一体化的结构，不能将物体各个部分连贯成一个整体，是以空间失认为基础的组合和构成活动障碍。患者可表现为不能自发地根据指令用图画、积木或其他物品制作或组装出二维结构和三维结构，虽然认识每一个组成部分，但不能将他们正确地组合在一起。临摹、绘制和构造二维或三维图形或模型有困难。

（2）结构性失用评定

1）复制几何图形：在患者面前放置一张绘有二维或三维几何图形的纸，让其复制。

2）复制图画：让患者按照给出的图画进行模仿绘画，内容包括房子、空心十字、花朵、小猫、立方体等。

3）复制模型：对积木、火柴棒或木钉盘构成的模型设计进行复制。

4）拼图：给患者出示简单的拼图图案，令其拼图。

5）日常用品组装检查：让患者对日常生活中常用物品进行组装，组装衣架、书架等，观察功能活动情况。

（3）结构性失用康复治疗

1）复制几何图形训练：先让患者复制简单的二维图形，功能改善后逐渐增加图形复杂程度，慢慢练习复制三维图形或结构更复杂的图形。

2）用积木复制结构训练：从2~3块积木开始，逐渐增加积木的数量以及模型的结构复杂度。

3）用小木棍、几何拼图进行拼图复制训练，由易到难进行。

4）日常生活训练：组装简单家具及摆餐具、做饭等训练。

5. 穿衣失用

（1）相关概念

穿衣失用指并非肢体功能障碍引起的，患者丧失了习惯而熟悉的穿衣操作能力，不能自己穿衣服。由视空间关系障碍引起的穿衣失用表现为不知从哪个部位开始穿，或前后、里外反穿，或将领口当袖口，两条腿同时穿进一条裤腿中等；由躯体失认引起的穿衣失用表现为把上衣当裤子穿；单侧忽略患者会忽略穿身体一侧的衣服。

（2）穿衣失用评定

让患者给模特、娃娃及自己穿脱衣服，观察患者情况，出现上述障碍表现者可确诊为穿衣失用。

（3）穿衣失用康复治疗

1）让患者穿衣服前用手感受衣服的质地、重量等。

2）练习穿衣服的过程中给予语言和视觉提示，若卡在某个步骤上可重新给予提示。

3）教会患者一套固定的穿衣方法，让患者反复练习进而掌握。

4）用不同的颜色或标志标出衣服的上下、前后、里外等。

第八节　脑卒中心理康复

一、脑卒中心理障碍表现

脑卒中患者患病后会出现残疾人心理变化的过程，从对自身病情不了解的无知期；到刚得知自身出现障碍后情感麻木状态的震惊期；而后经过精神打击出现反对自身障碍的否认期；到意识自身障碍严重情况心理防线瓦解后的抑郁期；到情绪稳定，但行为开始倒退的反对独立期；以及对自己病情不再过分担心并配合治疗的适应期。大多数患者会经历整个心理过程变化，但部分患者在精神受到打击之后持续处于抑郁状态，导致今后很难进行康复评定及治疗。

还有部分患者在经过以上心理变化过程后，开始积极投入康复治疗，但进步的程度达不到自身期待的标准，长此以往，患者同样会出现情绪低落、焦虑、冷漠、行为变化甚至抑郁。

二、心理障碍评定

用于脑卒中患者心理障碍的评定包括观察法、访谈法及心理测验法。

（一）观察法

观察患者表情、穿着；与人沟通时是否主动，是否容易接触；说话时语言流畅性，语言是否切题，说话是赘述还是简洁；动作是否怪异，是否有刻板动作；是否愿意与人交流，对交谈对象的态度如何；面对困难事情的态度及处理方式如何等。

（二）访谈法

访谈法是心理评估人员运用词语或非词语语言与患者进行有目的的沟通与交流，从而深入了解患者心理状况的评估方法。在进行词语交流时评定人员应适当融入手势、姿势、表情、动作等，也可适当变化语速、语调等观察患者在交流时的反应。

（三）心理测验法

1. 汉密尔顿焦虑量表（HAMA）

1）评定方法：本评定量表适用于有焦虑症状的成年人，脑卒中焦虑患者适用。HAMA评定患者最近1周内的情况，采用两位专业评定人员与患者进行交谈以及观察的方式进行联合检查，检查结束后两位评定人员分别独立评分，之后取得算数平均数为患者得分。

2）评定内容：包括患者呈现的表情、部分器官系统的状况及行为表现等，具体评定项目见表 3-17。

表 3-17　汉密尔顿焦虑量表（HAMA）

评定项目	具体表现
焦虑心境	担心、担忧，感到最坏的事情将要发生，容易激惹
紧张	紧张感、易疲劳、情绪反应、易哭、颤抖、感到不安
害怕	害怕黑暗、陌生人、一人独处、动物、乘车或旅行及人多的场合
失眠	难以入睡、易醒、睡得不深、多梦、梦魇、夜惊、睡醒后感到疲倦
记忆或注意障碍	注意力不能集中，记忆力差
抑郁心境	丧失兴趣、对以往爱好的事物缺乏快感、忧郁、早醒、昼重夜轻
肌肉系统症状（躯体性焦虑）	肌肉酸痛、活动不灵活、肌肉经常抽动、牙齿打颤、声音发抖
感觉系统症状	视物模糊、发冷发热、软弱无力感、浑身刺痛
心血管系统症状	心动过速、心悸、胸痛、血管跳动感、昏倒感、心搏脱漏
呼吸系统症状	时常感到胸闷、窒息感、叹息、呼吸困难
胃肠道症状	吞咽困难、嗳气、食欲不佳、消化不良、肠鸣、腹泻、体重减轻、便秘
生殖泌尿系统症状	尿意频繁、尿急、停经、性冷淡、过早射精、勃起不能、阳痿
自主神经系统症状	口干、潮红、苍白、易出汗、易起"鸡皮疙瘩"、紧张性头痛、毛发竖起
会谈时行为表现	①一般表现：紧张、忐忑不安、咬手指、紧握拳、面肌抽动、不停顿足、手发抖、皱眉、表情僵硬、肌张力高、叹息样呼吸、面色苍白；②生理表现：吞咽、频繁打呃、安静时心率快、呼吸加快、腱反射亢进、震颤、瞳孔放大、眼睑跳动、易出汗、眼球突出

3）评分标准：0 分——无症状；1 分——轻，有轻微症状；2 分——中等，有确定症状，但不影响生活与活动；3 分——重，需要处理，或者已经影响到了生活和活动；4 分——极重，严重影响生活。得分＜7 分表示无焦虑症状；得分＞7 分但≤14 分表示可能有焦虑；得分＞14分但≤21 分表示肯定有焦虑；得分＞21 分但≤29 分表示有明显焦虑；得分＞29 分表示可能为严重焦虑。其中以 14 分为分界划分患者是否有焦虑。

2. Zung 焦虑自评量表（SAS）

1）评定方法：本量表是患者根据主观感受选择项目的程度分级。首先患者要明白量表中每一项含义是什么，若不了解，评定人员需要进行讲解。而后告诉患者表中的 20 项内容，请仔细阅读每一项，弄清楚意思后，在每一项后面有 4 个方框，代表的意思分别是没有或很少时间有（过去 1 周内出现此类情况的时间不超过 1 天）、少部分时间有（过去 1 周内出现此类情况的时间有 1～2 天）、相当多时间有（过去 1 周内出现此类情况的时间有 3～4 天）、绝大部分时间或全部时间有（过去 1 周内出现此类情况的时间有 5～7 天）。请根据自己最近 1 周的实际情况在对应的方框内划"√"，并且每一项只划一个"√"。

2）评定内容：包括患者在生活中自觉不适的心理感受与躯体感受共 20 项内容，具体评定项目见表 3-18。

表 3-18　Zung 焦虑自评量表(SAS)

序号	评定项目	没有或很少时间有	少部分时间有	相当多时间有	绝大部分时间或全部时间有
1	我觉得比平常容易紧张和着急（焦虑）	□	□	□	□
2	我无缘无故地感到害怕（害怕）	□	□	□	□
3	我容易心里烦乱或觉得惊恐（惊恐）	□	□	□	□
4	我觉得我可能将要发疯（发疯感）	□	□	□	□
5	我觉得一切都很好，也不会发生什么不幸（不幸预感）	□	□	□	□
6	我手脚发抖打颤（手足颤抖）	□	□	□	□
7	我因为头痛、颈痛和背痛而苦恼（躯体疼痛）	□	□	□	□
8	我感觉容易衰弱和疲乏（乏力）	□	□	□	□
9	我觉得心平气和，并且容易安静坐着（静坐不能）	□	□	□	□
10	我觉得心跳很快（心慌）	□	□	□	□
11	我因为一阵阵头晕而苦恼（头昏）	□	□	□	□
12	我有晕倒发作或觉得要晕倒似的（晕厥感）	□	□	□	□
13	我呼气吸气都感到很容易（呼吸困难）	□	□	□	□
14	我手脚麻木和刺痛（手足刺痛）	□	□	□	□
15	我因为胃痛和消化不良而苦恼（胃痛或消化不良）	□	□	□	□
16	我常常要小便（尿意频数）	□	□	□	□
17	我的手常常是干燥温暖的（多汗）	□	□	□	□
18	我脸红发热（面部潮红）	□	□	□	□
19	我容易入睡并且一夜睡得很好（睡眠障碍）	□	□	□	□
20	我做噩梦	□	□	□	□

3）评分标准：评定量表中：没有或很少时间有为 1 分；少部分时间有为 2 分；相当多时间有为 3 分；绝大部分时间或全部时间有为 4 分。20 项评分项目中第 5、9、13、17、19 项是用正性词陈述的，按 4～1 顺序反向计分；其余 15 项是用负性词陈述的，按上述 1～4 顺序评分。将 20 项得分相加，得出粗分，用粗分乘以 1.25 后取整数部分，得到标准分，进而可知焦虑程度。按照中国常模结果，SAS 标准分的分界值为 50 分，其中 50～59 分表示轻度焦虑，60～69 分表示中度焦虑，70 分以上表示重度焦虑。

3. 汉密尔顿抑郁量表（HAMD）

1）评定方法：HAMD 是临床应用最广泛的抑郁评定量表。本评定方法评价患者最近 1 周内的情况，采用两位专业评定人员与患者进行交谈以及观察的方式进行联合检查，检查结束后两位评定人员分别独立评分，之后取算数平均值为患者得分。

2）评定内容：本量表包括焦虑感、体重、认知障碍、睡眠障碍、绝望感等 24 项内容，具体评定项目见表 3-19。

表 3-19 汉密尔顿抑郁量表（HAMD）

项目	评分标准
1）抑郁情绪	①只在问到时才诉述 ②在访谈中自发地表达 ③不用言语也可从表情、姿势、声音或欲哭中流露出这种情绪 ④患者的自发言语和非语言表达（表情、动作）几乎完全表现为这种情绪
2）有罪感	①责备自己，感到自己已连累他人 ②认为自己犯了罪，或反复思考以往的过失和错误 ③认为目前的疾病是对自己错误的惩罚，或有罪恶妄想 ④罪恶妄想伴有指责或威胁性幻觉
3）自杀	①觉得活着没有意义 ②希望自己已经死去，或常想到与死有关的事 ③消极观念（自杀念头） ④有严重自杀行为
4）入睡困难	①主诉入睡困难，上床半小时后仍不能入睡（注意患者平时入睡的时间） ②主诉每晚均有入睡困难
5）睡眠不深	①睡眠浅，多噩梦 ②半夜（晚12点钟以前）曾醒来（不包括上厕所）
6）早醒	①有早醒，比平时早醒1小时，但能重新入睡（应排除平时的习惯） ②早醒后无法重新入睡
7）工作和兴趣	①提问时才诉述 ②自发地直接或间接表达对活动、工作或学习失去兴趣 ③活动时间减少或成效下降，住院患者每天参加病房劳动或娱乐不满3小时 ④因目前的疾病而停止工作，住院者不参加任何活动或没有他人帮助便不能完成病室日常事务（注意不能住院就打4分）
8）阻滞（思想和言语缓慢，注意力难以集中，主动性减退）	①精神检查中发现轻度阻滞 ②精神检查发现明显阻滞 ③精神检查进行困难 ④完全不能回答问题（木僵）
9）激越	①检查时有些心神不宁 ②明显心神不宁或小动作多 ③不能静坐，检查中曾起立 ④搓手、咬手指、扯头发、咬嘴唇
10）精神性焦虑	①问时诉述 ②自发地表达 ③表情和言语流露出明显忧虑 ④明显惊恐

续表

项目	评分标准
11）躯体性焦虑（包括口干、腹胀、腹泻、打嗝、腹绞痛、心悸、头痛、过度换气和叹气、尿频和出汗）	①轻度 ②中度，有肯定的躯体性焦虑症状 ③重度，躯体性焦虑症状严重，影响生活或需要处理 ④严重影响生活和活动
12）胃肠道症状	①食欲减退，但不需他人鼓励便自行进食 ②进食需他人催促或请求和需要应用泻药或助消化药
13）全身症状	①四肢、背部或颈部沉重感，背痛、头痛、肌肉疼痛，全身乏力或疲倦 ②症状明显
14）性症状（指性欲减退、月经紊乱等）	①轻度 ②重度 ③不能肯定，或该项对被评者不适合（不计入总分）
15）疑病	①对身体过分关注 ②反复考虑健康问题 ③有疑病妄想 ④伴有幻觉的疑病妄想
16）体重减轻	①按病史评定：A.患者诉述可能有体重减轻；B.肯定体重减轻 ②按体重记录评定：A.1 周内体重减轻超过 0.5kg；B.1 周内体重减轻超过 1kg
17）自知力	①知道自己有病，表现为忧郁 ②知道自己有病，但归咎于伙食太差，环境问题，工作过忙，病毒感染或需要休息 ③完全否认有病
18）日夜变化	若症状在早晨或傍晚加重，先指出哪一种，然后按其变化程度评分 ①早晨变化：A. 轻度变化；B. 重度变化 ②晚上变化：A. 轻度变化；B. 重度变化
19）人格解体或现实解体（指非真实感或虚无妄想）	①问及时才诉述 ②自然诉述 ③有虚无妄想 ④伴幻觉的虚无妄想
20）偏执症状	①有猜疑 ②有牵连观念 ③有关系妄想或被害妄想 ④伴有幻觉的关系妄想或被害妄想
21）强迫症状（指强迫思想或强迫行为）	①问及时才诉述 ②自发诉述

续表

项目	评分标准
22）能力减退感	①仅于提问时方引出主观体验 ②病人主动表示有能力减退感 ③需鼓励、指导和安慰才能完成病室日常事务或个人卫生 ④穿衣、梳洗、进食、铺床或个人卫生均需他人协助
23）绝望感	①有时怀疑"情况是否会好转"，但解释后能接受 ②持续感到"没有希望"，但解释后能接受 ③对未来感到灰心、悲观和失望，解释后不能解除 ④自动地反复诉述"我的病好不了啦"诸如此类的情况
24）自卑感	①仅在询问时诉述有自卑感（我不如他人） ②自动地诉述有自卑感 ③病人主动诉述"我一无是处"或"低人一等"，与评2分者只是程度上的差别 ④自卑感达到妄想的程度，如"我是废物"或类似情况

3）评分标准：在 HAMD 中第 1）、2）、3）、7）、8）、9）、10）、11）、15）、19）、20）、22）、23）、24）项采用 0~4 分的 5 级评分法。评分标准为 0 分——无症状；1 分——轻度；2 分——中度；3 分——重度；4 分——极重度。第 4）、5）、6）、12）、13）、14）、16）、17）、18）、21）项采用 0~2 分的 3 级评分法，评分标准为 0 分——无症状；1 分——轻度；2 分——重度。将 20 项评定得分相加得出总分后，根据总分评价患者抑郁程度，其中得分<8 分表示无抑郁症状；8~20 分表示轻度抑郁；20~35 分表示肯定有抑郁；>35 分表示严重抑郁。20 分为评价患者是否有抑郁的分界。

4. Zung 抑郁自评量表（SDS）

1）评定方法：让患者根据自己近 1 周内的实际情况自行填表，患者首先要明白量表中每一项含义是什么。然后告诉患者表中的 20 项内容，请仔细阅读每一项，弄清楚意思后，在每一项后面有 4 个方框，代表的意思分别是没有或很少时间有、少部分时间有、相当多时间有、绝大部分时间或全部时间有。请根据自己最近 1 周的实际情况在对应的方框内划"√"，并且每一项只划一个"√"。

2）评定内容：包括患者自觉生理及心理状况共 20 项内容，具体评定项目见表 3-20。

3）评分标准：没有或很少时间有为 1 分；少部分时间有为 2 分；相当多时间有为 3 分；绝大部分时间或全部时间有为 4 分。20 项评分项目中第 2、5、6、11、12、14、16、17、18、20 项是用正性词陈述的，按 4~1 顺序反向计分；其余 10 项是用负性词陈述的，按上述 1~4 顺序评分。将 20 项得分相加，得出粗分，用粗分乘以 1.25 以后取整数部分，得到标准分，按照中国常模结果，SDS 标准分的分界值为 53 分，其中 53~62 分为轻度抑郁，63~72 分为中度抑郁，73 分以上为重度抑郁。

表 3-20　Zung 抑郁自评量表（SDS）

序号	评定项目	没有或很少时间有	少部分时间有	相当多时间有	绝大部分时间或全部时间有
1	我觉得闷闷不乐，情绪低沉（忧郁）	□	□	□	□
2	我觉得一天中早晨最好（晨重夜轻）	□	□	□	□
3	一阵阵哭出来或觉得想哭（易哭）	□	□	□	□
4	我晚上睡眠不好（睡眠障碍）	□	□	□	□
5	我吃得跟平常一样多（食欲减退）	□	□	□	□
6	我与异性密切接触时和以往一样感到愉快（性兴趣减退）	□	□	□	□
7	我发觉我的体重在下降（体重减轻）	□	□	□	□
8	我有便秘的苦恼（便秘）	□	□	□	□
9	心跳比平常快（心悸）	□	□	□	□
10	我无缘无故地感到疲乏（易倦）	□	□	□	□
11	我的头脑和平常一样清楚（思考困难）	□	□	□	□
12	我觉得经常做的事情并没有困难（能力减退）	□	□	□	□
13	我觉得不安而平静不下来（不安）	□	□	□	□
14	我对未来抱有希望（绝望）	□	□	□	□
15	我比平常容易生气激动（易激惹）	□	□	□	□
16	我觉得做出决定是容易的（决断困难）	□	□	□	□
17	我觉得自己是个有用的人，有人需要我（无用感）	□	□	□	□
18	我的生活过得很有意思（生活空虚感）	□	□	□	□
19	我认为如果我死了，别人会生活得更好（无价值感）	□	□	□	□
20	平常感兴趣的事我仍然感兴趣（兴趣丧失）	□	□	□	□

三、心理障碍康复治疗

对于脑卒中患者常采用的心理治疗方法为支持性心理治疗，是治疗人员利用劝导、启发、鼓励、说服等方法，帮助障碍人员发挥其潜在能力，克服困难，从而促进其身心健康。主要治疗技术包括倾听、解释、保证、指导及鼓励。

（一）倾听

治疗过程要求治疗人员必须热情、诚恳，倾听时给予恰当的回应，或适当重复患者的话，面部表情也应随之变化。交谈时语气温和，让患者感觉很友好，同时患者在吐露心声时，治疗人员应注意保护其隐私。

（二）解释

在对患者的基本情况进行详细了解后，治疗人员要向患者提出符合实际、真实的解释，帮助患者树立正确的观念，进而形成解决问题的正确途径。解释过程中注意避免使用专业术语，同时结合患者的实际情况进行有针对性的解释。

（三）保证

在患者处于多疑及情绪紧张时对患者进行保证，有助于消除患者的疑虑，这种保证应建立在全面了解患者病情及心理变化的基础上，使患者更容易建立战胜疾病的信心。

（四）指导

在患者对治疗人员产生信任并开始正视自己之后，给予患者正确的指导，为患者提供目前患者所需学习的知识，引导患者改变自身错误的观念，进而减轻或消除烦恼。脑卒中患者在看到自己观念进步缓慢时容易产生错误的认识，认为自己的障碍无法消除或改善，此时治疗人员应积极引导患者，从提高整体形式入手，改变患者的错误观念。同时，治疗人员注意不要将自己的想法强加到患者身上，要让患者自己做出合理的决定。

（五）鼓励

适当鼓励有助于提高患者主动应对困难的信心，治疗人员的鼓励应建立在充分了解患者病情的基础上，灵活进行，逐渐帮助患者走出低落的心境，进而达到增强患者信心的目的。

第九节　脑卒中中医传统康复治疗

一、中医传统康复的特点及优势

中医传统康复方法以整体观、辨证论、功能观为理论基础，强调正气为主，注重治标与治本、内治与外治、医疗与自疗、治疗与调养相结合。其具有的特点及优势在于整体康复与辨证康复相结合、预防与临床康复相结合、形体康复与精神康复相结合、自然康复与自疗康复相结合，同时传统康复疗法简便廉验并得天独厚。

二、脑卒中中医传统康复治疗

脑卒中的康复注重早期介入，中医传统康复治疗也遵循及早治疗的理念。在患者病情稳定的情况下即可开始中医康复治疗。脑卒中中医传统康复治疗包括内治、外治以及中国传统运动疗法。内治以口服中药为主，在脑卒中中医临床阶段便开始应用；外治包括针灸、推拿、熏蒸等；中国传统运动疗法包括太极拳、八段锦、五禽戏、易筋经、六字诀等方法，对于脑卒中患者的功能恢复起到积极的促进作用。中医传统康复疗法与现代康复技术优势互补、相互配合，共同提高脑卒中偏瘫患者的整体功能。

（一）针灸治疗

针灸具有开窍醒神、疏经通络、调气行血的作用，针对脑卒中患者病后的不同表现形式可选择不同的针灸手法进行治疗，分为体针针刺、头针针刺和艾灸手法。

1. 体针针刺

脑卒中，中医称为中风，患者可表现为四肢运动不利、口角㖞斜、言语不清及不同程度的认知功能障碍，故针灸治疗主要从以上几个方面入手，通常以手足阳明经腧穴为主，以手足太阳经脉、手足少阳经脉为辅。主穴上肢可选肩髃、臂臑、曲池、手三里、外关、合谷等；下肢可选环跳、阳陵泉、足三里、血海、髀关、悬钟、解溪、昆仑等；口角㖞斜可选颊车、地仓、内庭、合谷、太冲等；言语不利及吞咽困难可选廉泉、金津、玉液等；出现认知功能障碍可选四神聪、百会、印堂、涌泉等。软瘫期患者采用平补平泻手法，通常加入电针治疗，选取疏波或疏密波；痉挛期患者采用泻法，加入电针时选取疏密波治疗，刺激拮抗肌收缩，可连接肩髃与臂臑形成一组，刺激肩关节外展、抵抗肩关节内收；前臂手三里与外关连接一组，刺激前臂外侧旋后肌和肘肌收缩，拮抗前臂肌收缩；仰卧位刺激下肢，连接髀关与血海形成一组，刺激股四头肌，维持膝关节稳定；侧卧位用电针将承扶与委中连成一组，刺激屈曲侧股二头肌收缩，抵抗下肢伸肌痉挛模式；将悬钟与阳陵泉连成一组，刺激踝背伸的胫前肌，抵抗踝跖屈造成的尖足姿势。无论是软瘫期电针还是痉挛期电针，刺激强度均以患者可耐受为度，时长30分钟/次。

2. 头针针刺

根据脑卒中患者的功能障碍表现及病变部位选择相应的头部分区进行针刺，即患者存在运动功能障碍选择大脑运动区进行针刺；存在感觉障碍选择感觉区针刺；下肢感觉运动障碍选择足感区针刺；存在失语表现时，运动性失语选择言语一区针刺，感觉性失语选择言语三区针刺，命名性失语选择言语二区针刺，完全性失语选择整个言语区针刺；认知障碍失用症选择运动区针刺。也可根据于氏头针七区划分法进行头穴丛刺长留针。进行头针针刺操作时，通常针与头皮成15°平刺，到达帽状腱膜下层，使刺手手指下产生适当吸针感，后快速捻转2~3分钟，留针30分钟。头穴丛刺长留针可持续留针6~8小时，其间间断捻转若干次，在患者长留针期间可进行相关功能训练，以达到促进功能恢复的目的。

3. 艾灸

灸法可温经散寒、消瘀散结，对于脑卒中偏瘫运动功能障碍患者的康复有一定作用，通过艾灸的温热作用可以缓解肌肉痉挛，降低肌张力，有效改善脑卒中患者因痉挛引起的疼痛及异常运动模式。

（二）推拿治疗

推拿治疗可舒筋活络、理筋整复、行气活血，作用于肢体可促进气血循环、通畅肢体，对于软瘫期的脑卒中患者可预防肌肉萎缩，对于痉挛期脑卒中患者可降低肌肉紧张度，缓解肌肉痉挛，达到改善疼痛、防止关节挛缩、提高整体运动功能的作用。通常选取手、足阳明经及腧穴进行推拿治疗。软瘫期采用兴奋性推拿手法，刺激肌肉收缩，增强肌肉紧张感可行𢱢法、揉法、搓法、推法及拍法等，行手法操作时，若为改善并发症可按由远及近的顺序进行，注意对患侧下肢及时推拿，有助于促进血液流通，减轻肿胀，进而达到减缓疼痛及预防压疮和静脉炎症的作用；若为促进功能恢复则按由近及远的顺序进行。在推拿完成后进行相关现代康复方法，如关节的被动运动等，有利于促进肢体主动运动恢复。痉挛期采用抑制类推拿手法，动作需和缓，操作要轻柔，达到放松的作用，可行揉法、捏法、**㨰法**、拿法、抹法等，治疗时间宜长，使肌肉在缓慢操作的过程中逐渐松弛，痉挛程度逐渐减轻。推拿过后可行适当主动运动，促进肢体的随意运动。

根据病变部位不同可行不同的推拿手法操作。

1. 头面部

自印堂逐次至阳白、睛明、四白、迎香、下关、颊车、地仓及人中等穴位行一指禅推法，进行 1～2 次往返推拿。从百会至两侧耳廓上往返拇指推，强度逐渐增大，以患者微感酸胀为度。口眼㖞斜患者，从瘫痪侧地仓抹至颊车、下关，后按揉迎香、地仓、牵正、下关、颊车等。

2. 上肢

按照从患侧肩部到腕部的顺序依次进行㨰法，包括上肢外侧、后侧及前侧，往复推 2～3 次，操作后结合相关关节被动活动；再从患侧肩部至腕部行拿法，主要在肩关节及肘关节部，促进肩关节外展及伸肘；按揉肩髃、臂臑、曲池、尺泽、手三里及合谷等穴位，力度逐渐加大，以患者耐受为度；轻摇肩、肘、腕关节，配合伸展上肢各关节以抵抗异常模式；从肩部至腕部行搓法 2～3 次；后对指间关节行拔伸法，捻患侧各手指。

3. 腰背及下肢后侧

先在督脉与膀胱经至骶尾部行手法操作，按自上而下的顺序推 2～3 次；对天宗、肝俞、胆俞、肾俞进行按揉；沿脊柱两侧向下至臀、大腿后部、小腿后部行㨰法 2～3 次；按揉患侧八髎、环跳、承扶、委中、承山以及跟腱，力度逐渐增大，每个穴位按揉 1～2 分钟，注意在环跳按揉时让患者尽量做下肢内旋、内收及屈曲动作；最后轻拍腰背部。

4. 下肢前侧及外侧

从患侧臀部向下沿大腿外侧经过膝至小腿外侧行㨰法，侧重施术部位为髋和膝，行㨰法时长约为 5 分钟；患侧髂前上棘沿大腿前向下至足踝与足背行㨰法 2～3 次，时长约为 5 分钟，之后进行下肢各关节的被动运动；在患侧髀关、伏兔、阴市、膝眼、阳陵泉、足三里、解溪等穴位行按揉手法，每个穴位按揉 1 分钟；在大腿内侧中部及膝关节周围行拿法 5 次；轻摇髋、膝、踝关节，同时配合做髋关节外展和踝关节背伸来抵抗异常模式；后对下肢行搓法，捻五趾。

（三）传统运动疗法

传统运动疗法古代又称"导引按跷"，是我国古代劳动人民在与衰老及疾病长期斗争的实践过程中，逐渐认识、创造和总结的自我身心锻炼的健身方法。此方法讲究"三调"，即调身、调息、调心。调身指练功时肢体运动、自我按摩；调息指呼吸吐纳、调整鼻息以练气；调心指调定心神、排除杂念。同时注重脏腑之间的协调统一，气血精津的运行畅通，形与神之高度统一及动与静的有机结合。在训练时要做到松静自然、准确灵活，并循序渐进、持之以恒。对于脑卒中的预防及脑卒中轻症患者的功能改善均有良好的效果，运动疗法包括太极拳、八段锦、易筋经、五禽戏、六字诀，其中太极拳、八段锦及五禽戏是患者普遍练习的，也是比较好掌握的功法项目。

1. 二十四式简化太极拳

太极拳不仅可以防病保健、提高身体素质，而且对于脑卒中患者产生的姿势及运动控制异常都有良好的纠正及改善作用，同时可以运行气血、荣养四肢，促进整体功能的提高。具体动作如下：

（1）起势

1）身体自然直立，两脚尖向前；两臂自然下垂，两手放在大腿外侧；意存丹田，眼睛向前平视。

2）两臂慢慢向前平举，两手与肩同高、同宽，手心向下。

3）上身保持正直，两腿屈膝下蹲；同时两手轻轻向下按，两肘下垂与两膝相对；两眼平视前方；两脚全脚掌着地（图3-20）。

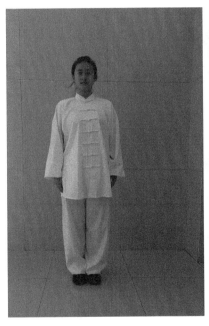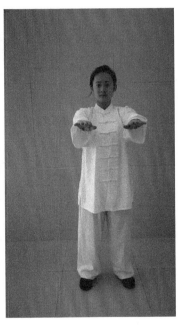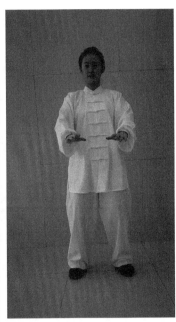

图 3-20 起势

（2）左右野马分鬃

1）上身微向右转，身体重心移到右腿上；同时右臂收在胸前平屈，手心向下，左手经身体前方向右下划弧放在右手下，手心向上，两手心相对呈抱球状；左脚随即收到右脚内侧，脚尖点地；眼看右手。

2）上身微向左转，左脚向左前方迈出，右脚跟向后蹬，右腿自然伸直，成左弓步；同时上身继续向左转，左右手随转体慢慢分别向左上、右下分开，左手高与眼平（手心斜向上），肘微屈；右手落在右胯旁，肘也微屈，手心向下，指尖向前；眼看左手。

3）上身慢慢向后坐，身体重心移至右腿，左脚尖翘起，微向外撇，随后脚掌慢慢踏实，左腿慢慢前弓，身体左转，身体重心再移至左腿；同时左手翻掌向下，左臂收在胸前平屈，右手向左上划弧放在左手下，两手心相对呈抱球状；右脚随即收到左脚内侧，脚尖点地；眼看左手。

4）右腿向右前方迈出，左腿自然伸直，成右弓步；同时上身右转，左右手随转体分别慢慢向右上、左下分开，右手高与眼平（手心斜向上），肘微屈；左手落在左胯旁。肘也微屈，手心向下，指尖向前；眼看右手。

5）上身慢慢向后坐，身体重心移至左腿，右脚尖翘起，微向外撇，随后脚掌慢慢踏实，右腿慢慢前弓，身体右转，身体重心再移至右腿；同时右手翻掌向下，右臂收在胸前平屈，左手向右上划弧放在右手下，两手心相对呈抱球状；左脚随即收到右脚内侧，脚尖点地；眼看右手。

6）左腿向前方迈出，右腿自然伸直，成左弓步；同时上体左转，左右手随身体分别慢慢向右下、左上分开，左手高与眼平（手心斜向上），肘微屈；右手落在右胯旁。肘也微屈，手心向下，指尖向前；眼看左手（图3-21）。

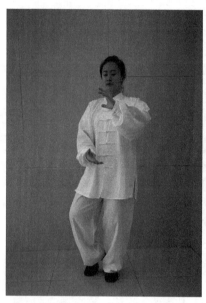
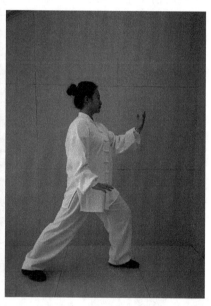

图 3-21　左右野马分鬃

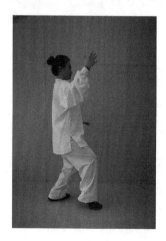

图 3-22　白鹤亮翅

（3）白鹤亮翅

1）上身微向左转，左手翻掌向下，左臂平屈胸前，右手向左上划弧，手心转向上，与左手呈抱球状；眼看左手。

2）右脚跟进半步，上身向后坐，身体重心移至后腿，上身先向右转，面向右前方，两臂同时随身体向右上方摆动，右手摆至右前方，与额同高，掌心朝上，左手折臂摆至右腹前方，掌心朝下，眼看右手；然后左脚稍向前移，脚尖点地，成右虚步，同时上身再微向左转，面向前方，右手上提停于斜外侧，与额同高，左手落于左胯前，手心向下，手指尖向前；眼睛平视前方（图3-22）。

（4）左右搂膝拗步

1）右手从身体前方下落，由下向后上方划弧至右肩外，手与耳同高，手心斜向上；左手由左下向上，向右下划弧至右胸前，手心斜向下；同时上身先微向左，再向右转；左脚收至右脚内侧，脚尖点地，眼看右手。

2）上身向左转，左脚向左前方迈出成弓步；同时屈右臂，右手由耳侧向前推出，与鼻尖同高，左手向下由左膝前搂过落于左胯旁，指尖向前；眼看右手手指。

3）右腿慢慢屈膝，上身向后坐，身体重心移至右腿，左脚尖翘起向外撇，随后脚掌慢慢踏实，左腿前弓，身体左转，身体重心移至左腿，右脚收到左脚内侧，脚尖点地；同时左手向外翻掌，由左后向上划弧至左肩外侧，肘微屈，手与耳同高，手心斜向上；右手随转体向上，向左下划弧落于左胸前，手心斜向下；眼看左手。

4）上身向右转，右脚向右前方迈出成弓步；同时屈左臂，左手由耳侧向前推出，与鼻尖同高，右手向下由右膝前搂过落于右胯旁，指尖向前；眼看左手手指。

5）左腿慢慢屈膝，上身向后坐，身体重心移至左腿，右脚尖翘起向外撇，随后脚掌慢慢踏实，右腿前弓，身体右转，身体重心移至右腿，左脚收到右脚内侧，脚尖点地；同时右手向外翻掌，由右后向上划弧至右肩外侧，肘微屈，手与耳同高，手心斜向上；左手随转体向上，向右下划弧落于右胸前，手心斜向下；眼看右手。

6）上身向左转，左脚向左前方迈出成弓步；同时屈右臂，右手由耳侧向前推出，与鼻尖同高，左手向下由左膝前搂过落于左胯旁，指尖向前；眼看右手手指（图3-23）。

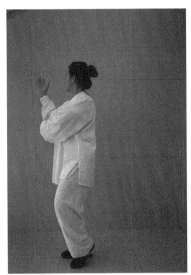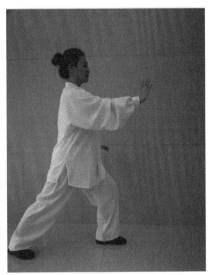

图3-23　左右搂膝拗步

（5）手挥琵琶

右脚跟进半步，上身向后坐，身体重心转至右腿上，右腿微屈，上身半面向右转，左脚略提起移向前，变成左虚步，脚跟着地，脚尖翘起，膝部微屈；同时左手由下向上挑举，与鼻尖同高，掌心向右，臂微屈；右手收回放在左臂肘部里侧，掌心向左；眼看左手食指（图3-24）。

（6）左右倒卷肱

1）上身向右转，右手翻掌使手心向上，经腹前由下向后上方划弧平举，臂微屈，左手随即翻掌向上；眼的视线随着向右转体先向右看，再转向前方看左手。

2）右臂屈肘折向前，右手由耳侧向前推出，手心向前，左臂屈肘后撤，手心向上，撤至左肋外侧；同时左腿轻轻提起向后偏左位置退一步，脚尖先着地，然后全脚慢慢踏实，身体重心移到左腿上，成右虚步，右脚随转体以脚掌为轴扭正；眼看右手。

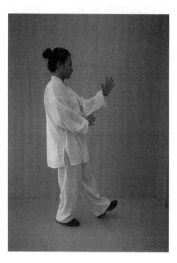

图 3-24　手挥琵琶

3）上身微向左转，同时左手随转体向后上方划弧平举，手心向上，右手随即翻掌，掌心向上；眼随转体先向左看，再转向前方看右手。

4）左臂屈肘折向前，左手由耳侧向前推出，手心向前，右臂屈肘后撤，手心向上，撤至右肋外侧；同时右腿轻轻提起向后偏右位置退一步，脚尖先着地，然后全脚慢慢踏实，身体重心移到右腿上，成左虚步，左脚随转体以脚掌为轴扭正；眼看左手。

5）上身微向右转，同时右手随转体向后上方划弧平举，手心向上，左手随即翻掌，掌心向上；眼随转体先向右看，再转向前方看左手。

6）右臂屈肘折向前，右手由耳侧向前推出，手心向前，左臂屈肘后撤，手心向上，撤至左肋外侧；同时左腿轻轻提起向后偏左位置退一步，脚尖先着地，然后全脚慢慢踏实，身体重心移到左腿上，成右虚步，右脚随转体以脚掌为轴扭正；眼看右手。

7）上身微向左转，同时左手随转体向后上方划弧平举，手心向上，右手随即翻掌，掌心向上；眼随转体先向左看，再转向前方看右手。

8）左臂屈肘折向前，左手由耳侧向前推出，手心向前，右臂屈肘后撤，手心向上，撤至右肋外侧；同时右腿轻轻提起向后偏右位置退一步，脚尖先着地，然后全脚慢慢踏实，身体重心移到右腿上，成左虚步，左脚随转体以脚掌为轴扭正；眼看左手（图 3-25）。

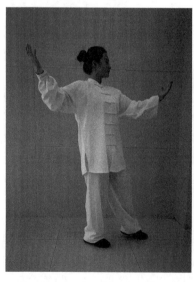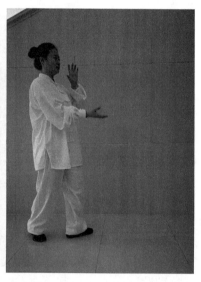

图 3-25　左右倒卷肱

（7）左揽雀尾

1）上身微向右转，同时右手随转体向后上方划弧平举，手心向上，左手放松，手心向下；眼看左手。

2）身体继续向右转，左手自然下落，逐渐翻掌经腹前划弧至右肋前，手心向上，右臂屈肘，手心转向下，收至右胸前，两手相对呈抱球状；同时身体重心落在右腿上，左脚收到右脚内侧，脚尖点地；眼看右手。

3）上身微向左转，左脚向左前方迈出，上身继续向左转，右腿自然蹬直，左腿屈膝，成左弓步；同时左臂平呈弓形，用前臂外侧和手背向前方推出，与肩同高，手心向后；右手向右下落放于右胯旁，手心向下，指尖向前；眼看左前臂。

4）身体微向左转，左手随即前伸翻掌向下，右手翻掌向上，经腹前向上向前伸至前臂下方；然后两手下捋，即上体向右转，两手经腹前向后上方划弧，直至右手手心向上，与肩同高，左臂平屈于胸前，手心向后；同时身体重心移至右腿；眼看右手。

5）上身微向左转，右臂屈肘折回，右手附于左手腕里侧（相距约5cm），上身继续向左转，双手同时向前慢慢挤出，左手心向后，右手心向前，左前臂要保持半圆；同时身体重心逐渐前移变成左弓步；眼看左手腕。

6）左手翻掌，手心向下，右手经左手腕上方向前、向右伸出，与左手同高，手心向下，两手左右分开，与肩同宽；然后右腿屈膝，上身慢慢向后坐，身体重心移至右腿上，左脚尖翘起；同时两手屈肘回收至腹前，手心均向前下方；眼向前平看。

7）上式不停，身体重心慢慢前移，同时两手向前、向上按出，掌心向前；左腿前弓成左弓步；眼平看前方（图3-26）。

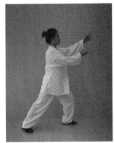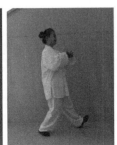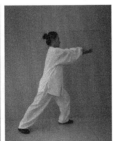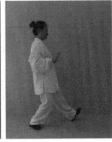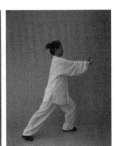

图3-26 左揽雀尾

（8）右揽雀尾

1）上身向后坐并向右转，身体重心移至右腿，左脚尖里扣；右手向右平行划弧至右侧，然后由右下经腹前向左上划弧至左肋前，手心向上；左臂平屈胸前，左手掌向下与右手呈抱球状；同时身体重心再移至左腿上，右脚收至左脚内侧，脚尖点地；眼看左手。

2）上身微向右转，右脚向右前方迈出，上身继续向右转，左腿自然蹬直，右腿屈膝，成右弓步；同时右臂平屈呈弓形，用前臂外侧和手背向前方推出，与肩同高，手心向后；左手向左下落放于左胯旁，手心向下，指尖向前；眼看右前臂。

3）身体微向右转，右手随即前伸翻掌向下，左手翻掌向上，经腹前向上向前伸至前臂下方；然后两手下捋，即上体向左转，两手经腹前向后上方划弧，直至左手手心向上，与肩同高，右臂平屈于胸前，手心向后；同时身体重心移至左腿；眼看左手。

4）上身微向右转，左臂屈肘折回，左手附于右手腕里侧，上身继续向右转，双手同时向前慢慢挤出，右手心向后，左手心向前，右前臂要保持半圆；同时身体重心逐渐前移变成右弓步；眼看右手腕。

5）右手翻掌，手心向下，左手经右手腕上方向前、向左伸出，与右手同高，手心向下，两手左右分开，与肩同宽；然后左腿屈膝，上身慢慢向后坐，身体重心移至左腿上，右脚尖翘起；同时两手屈肘回收至腹前，手心均向前下方；眼向前平看。

6）上式不停，身体重心慢慢前移，同时两手向前、向上按出，掌心向前；右腿前弓成右弓步；眼平看前方（图3-27）。

（9）单鞭

1）上身向后坐，身体重心逐渐移至左腿上，右脚尖里扣；同时上身向左转，两手（左高右低）向左弧形运转，直至左臂平举，伸于身体左侧，手心向左，右手经腹前运至左肋前，手心向后上方；眼看左手。

2）身体重心再渐渐移至右腿上，上身向右转，左脚向右脚靠拢，脚尖点地；同时右手向右上方划弧（手心由里转向外），至右侧上方时变成勾手，臂与肩平；左手向下经腹前向右上划弧停于右肩前，手心向里；眼看左手。

3）上身微向左转，左脚向左侧迈出，右脚跟后蹬，成左弓步；在身体重心移向左腿的同时，左掌随上体的继续左转慢慢翻掌向前推出，手心向前，手指与眼齐平，臂微屈；眼看左手（图3-28）。

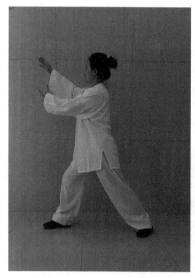 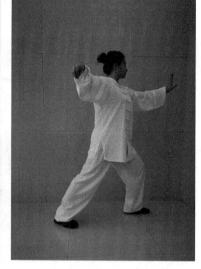

图3-27 右揽雀尾　　　　　　图3-28 单鞭

（10）云手

1）身体重心移至右腿上，身体渐向右转，左脚尖里扣；左手经腹前向右上划弧至右肩前，手心斜向后，同时右手变掌，手心向右前；眼看左手。

2）上身慢慢向左转，身体重心随之逐渐左移；左手由脸前向左侧运转，手心渐渐转向左方；右手由右下经腹前向左上划弧至左肩前，手心斜向后；同时右脚靠近左脚，成小开步（两脚距离为10～20cm）；眼看右手。

3）上身再向右转，同时左手经腹前向右上划弧至右肩前，手心斜向后；右手由脸前向右侧运转，手心渐渐翻转向右；随之左腿向左横跨一步；眼看左手。

4）与步骤2）动作相同。

5）与步骤3）动作相同。

6）与步骤2）动作相同。

左右云手分别进行 3 次（图 3-29）。

（11）单鞭

1）上身向右转，右手随之向右运转，至右侧上方时变成勾手；左手经腹前向右上划弧至右肩前，手心向内；身体重心落在右腿上，左脚尖点地；眼看左手。

2）上身微向左转，左脚向左侧迈出，右脚跟向后蹬，成左弓步；在身体重心移向左腿的同时，上身继续左转，左掌慢慢翻转向前推出，呈"单鞭"势（如图 3-30）。

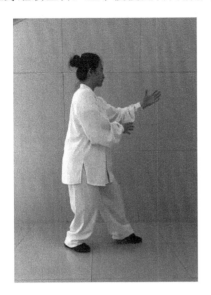 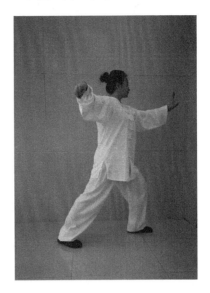

图 3-29　云手　　　　　　　　　图 3-30　单鞭

（12）高探马

1）右脚跟进半步，身体重心逐渐后移至右腿上；右勾手变成掌，两手心翻转向上，两肘微屈；同时身体微向右转，左脚跟渐渐离地；眼看左前方。

2）上身微向左转，面向前方；右掌经右耳旁向前推出，手心向前，手指与眼同高；左手收至左侧腰前，手心向上；同时左脚微向前移，脚尖点地，成左虚步；眼看右手（图 3-31）。

（13）右蹬脚

1）左手手心向上，前伸至右手腕背面，两手相互交叉，随即向两侧分开并向下划弧，手心斜向下；同时左脚提起向左前侧迈步（脚尖略外撇）；身体重心前移，右腿自然蹬直，成左弓步；眼看前方。

2）两手由外圈向里圈划弧，两手交叉合抱于胸前，右手在外，手心均向后；同时右脚向左脚靠拢，脚尖点地；眼平看右前方。

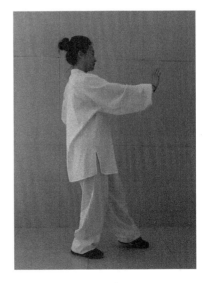

图 3-31　高探马

3）两臂左右划弧分开平举，肘部微屈，手心均向外；同时右腿屈膝提起，右脚向右前方慢慢蹬出；眼看右手（图 3-32）。

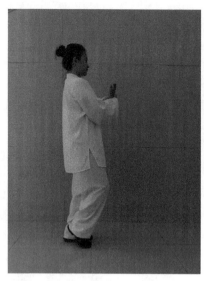 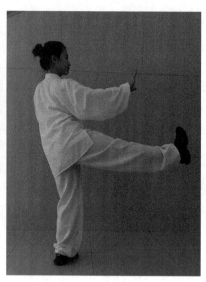

图3-32 右蹬脚

（14）双峰贯耳

1）右腿收回，屈膝平举，左手由后向上、向前下落至身体前方，两手心均翻转向上，两手同时向下划弧，分落于右膝盖两侧；眼看前方。

2）右脚向右前方落下，身体重心渐渐前移，成右弓步，面向右前方；同时两手下落，慢慢变拳，分别从两侧向上、向前划弧至面部前方，呈钳状，两拳相对，与耳同高，拳眼都斜向内下（两拳中间距离为10～20cm）；眼看右掌（图3-33）。

（15）转身左蹬脚

1）左腿屈膝后坐，身体重心移至左腿，上身左转，右脚尖里扣；同时两拳变掌，由上向左右划弧分开平举，手心向前；眼看左手。

2）身体重心再移至右腿，左脚收到右脚内侧，脚尖点地；同时两手由外圈向里圈划弧合抱于胸前，左手在外，手心均向

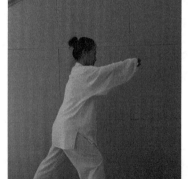

图3-33 双峰贯耳

后；眼平看左方。

3）两臂左右划弧分开平举，肘部微屈，手心均向外；同时左腿屈膝提起，左脚向左前方慢慢蹬出；眼看左手（图3-34）。

（16）左下势独立

1）左腿收回平屈，上身向右转；右掌变成勾手，左掌向上、向右划弧下落，立于右肩前，掌心斜向后；眼看右手。

2）右腿慢慢屈膝下蹲，左腿从内向左侧偏后位置伸出，成左仆步；左手下落向左下顺左腿内侧向前穿出；眼看左手。

3）身体重心向前移，以左脚跟为轴，脚尖尽量向外撇，左腿前弓，右腿后蹬，右脚尖里扣，上身微向左转并向前起身；同时左臂继续向前伸出（立掌），掌心向右，右勾手下落，勾手尖向后；眼看左手。

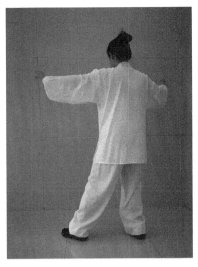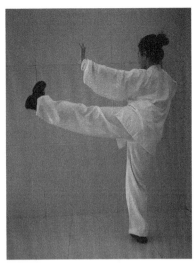

图 3-34　转身左蹬脚

4）右腿慢慢提起平屈，呈左独立势；同时右勾手变成掌，并由后下方顺右腿外侧向前弧形摆出，屈臂立于右腿上方，肘与膝相对，手心向左；左手落于左胯旁，手心向下，指尖向前；眼看右手（图 3-35）。

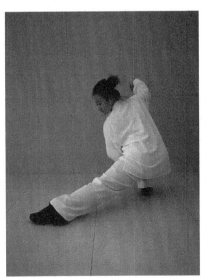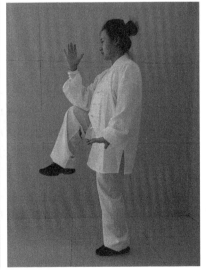

图 3-35　左下势独立

（17）右下势独立

1）右脚下落于左脚前，脚掌着地，然后左脚前掌为轴，脚跟转动，身体随之左转；同时左手向左前平举变成勾手，右掌随着转体向左侧划弧，立于左肩前，掌心斜向后；眼看左手。

2）左腿慢慢屈膝下蹲，右腿从内向右侧偏后位置伸出，成右仆步；右手下落向右下顺右腿内侧向前穿出；眼看右手。

3）身体重心向前移，以右脚跟为轴，脚尖尽量向外撇，右腿前弓，左腿后蹬，左脚尖里扣，上身微向右转并向前起身；同时右臂继续向前伸出（立掌），掌心向左，左勾手下落，勾手尖向后；眼看右手。

4）左腿慢慢提起平屈，呈右独立势；同时左勾手变成掌，并由后下方顺左腿外侧向前弧形摆出，屈臂立于左腿上方，肘与膝相对，手心向右；右手落于右胯旁，手心向下，指尖向前；眼看左手（图 3-36）。

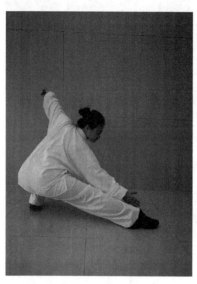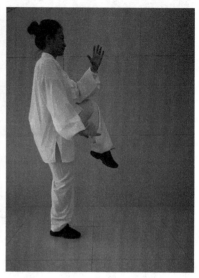

图3-36　右下势独立

（18）左右穿梭

1）身体微向左转，左脚向左前落地，脚尖外撇，右脚跟离地，两腿屈膝呈半坐盘势；同时两手在左胸前呈抱球状（左上右下）；然后右脚收到左脚的内侧，脚尖点地；眼看左前臂。

2）身体右转，右脚向右前方迈出，屈膝弓腿，成右弓步；同时右手由脸前向上举，并翻掌停在右额前，手心斜向上；左手先向左下再经体前向前推出，与鼻尖同高，手心向前；眼看左手。

3）身体重心略向后移，右脚尖稍向外撇，随即身体重心再移至右腿，左脚跟进，停于右脚内侧，脚尖点地；同时两手在右胸前呈抱球状（右上左下）；眼看右前臂。

4）身体左转，左脚向左前方迈出，屈膝弓腿，成左弓步；同时左手由脸前向上举，并翻掌停在左额前，手心斜向上；右手先向右下再经体前向前推出，与鼻尖同高，手心向前；眼看右手（图 3-37）。

（19）海底针

右脚向前跟进半步，身体重心移至右腿，屈膝下蹲，左脚稍向前移，脚尖点地，成左虚步；同时身体稍向右转，右手下落经体前向后、向上提抽至肩上耳旁，再随身体左转，由右耳旁斜向前下方插出，掌心向左，指尖斜向下，与此同时，左手向前、向下划弧落于左胯旁，手心向下，指尖向前；眼看前下方（图 3-38）。

（20）闪通臂

上身稍向右转，左脚收回后向前迈出，屈膝弓腿成左弓步；同时右手由体前上提，屈臂上举，停在右额前上方，掌心翻转斜向上，拇指朝下；左手上起经胸前向前推出，高与鼻尖平，手心向前；眼看左手（图 3-39）。

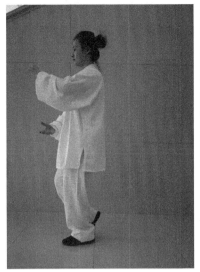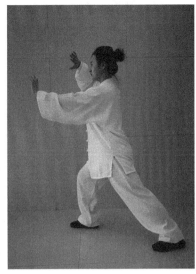

图 3-37　左右穿梭

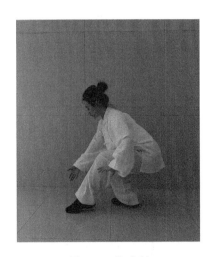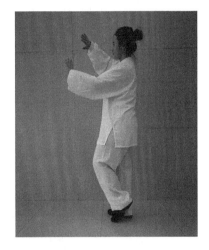

图 3-38　海底针　　　　　　　　　　　　　图 3-39　闪通臂

（21）转身搬拦捶

上身向后坐，身体重心移至右腿上，左脚尖里扣，身体向右后转，然后身体重心再移至左腿上；与此同时，右手随着转体向右、向下（变拳）经腹前划弧至左肋旁，拳心向下；左掌上举于头前，拳心斜向上；眼看前方。

1）向右转身，右拳经胸前向前翻转撇出，拳心向上；左手下落于左胯旁，掌心向下，指尖向前；同时右脚收回后即向前迈出，脚尖外撇；眼看右拳。

2）身体重心移至右腿上，左脚向前迈一步；左手上起经左侧向前上划弧拦出，掌心向前下方；同时右拳向右划弧收到右腰旁，拳心向上；眼看左手。

3）左腿前弓成左弓步，同时右拳向前打出，拳眼向上，高与胸平，左手附于右前臂里侧；眼看右拳（图 3-40）。

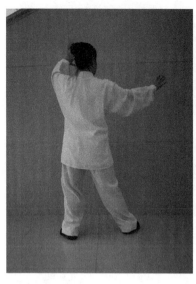
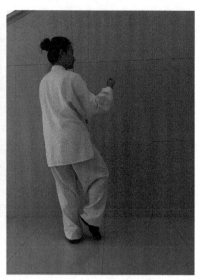

图 3-40　转身搬拦捶

（22）如封似闭

1）左手由右手腕下向前伸出，右拳变掌，两手手心逐渐翻转向上并慢慢分开回收；同时身体向后坐，左脚尖翘起，身体重心移至右腿；眼看前方。

2）两手在胸前翻掌，向下经腹前再向上、向前推出，腕部与肩平，手心向前；同时左腿屈膝前弓成左弓步；眼看前方（图 3-41）。

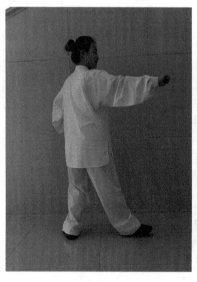
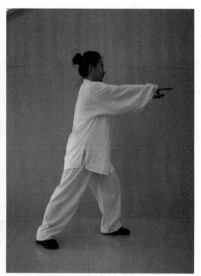

图 3-41　如封似闭

（23）十字手

1）屈右膝后坐，身体重心移向右腿，左脚尖里扣，向右转体；右手随着转体动作向右平摆划弧，与左手成两臂侧平举，掌心向前，肘部微屈；同时右脚尖随着转体稍向外撇，成右侧弓步；眼看右手。

2）重心再慢慢移至左腿，右脚尖里扣，随即向左收回，两脚距离与肩同宽，两腿逐渐蹬直，成开立步；同时两手向下经腹前向上划弧交叉合抱于胸前，两臂撑圆，腕与肩同高，右手在外，成十字手，手心均向后；眼看前方（图3-42）。

（24）收势

两手向外翻掌，手心向下，两臂慢慢下落，停于身体两侧；同时重心移至右腿，收回左腿，还原重心；眼看前方（图3-43）。

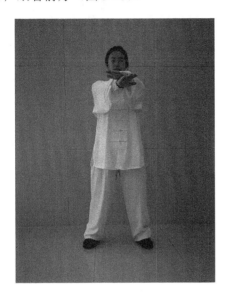 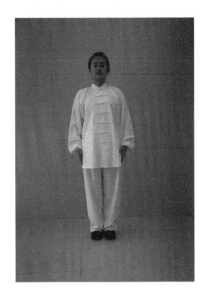

图3-42　十字手　　　　　　　　　　　　图3-43　收势

2. 八段锦

八段锦可行气活血，调节脏腑，易学易练，其通过四肢的协调运动来改善神经系统的功能，对脑卒中患者运动功能的提高有一定促进作用，同时，八段锦可调畅气机，对脑卒中引起的抑郁也有一定改善作用。具体动作如下：

预备势

动作一　两脚并步站立；两臂自然垂于体侧；身体中正，目视前方。

动作二　随着松腰沉胯，身体重心移至右腿；左脚向左侧开步，脚尖朝前，约与肩同宽；目视前方。

动作三　两臂内旋，两掌分别向两侧摆起，约与髋同高，掌心向后；目视前方。

动作四　接前一动作。两腿膝关节稍屈；同时，两臂外旋，向前合抱于腹前呈圆弧形，与脐同高，掌心向内，两掌指间距约10cm；目视前方（图3-44）。

（1）两手托天理三焦

动作一　接预备势。两臂外旋微下落，两掌五指分开在腹前交叉，掌心向上；目视前方。

动作二　上动不停。两腿徐缓挺膝伸直；同时，两掌上托至胸前，随之两臂内旋向上托起，掌心向上；抬头，目视两掌。

动作三　上动不停。两臂继续上托，肘关节伸直；同时，下颌内收，动作略停；目视前方。

动作四　身体重心缓缓下降；两腿膝关节微屈；同时，十指慢慢分开，两臂分别向身体两侧下落，两掌捧于腹前，掌心向上；目视前方。

本式托举、下落为一遍，共做六遍（图 3-45）。

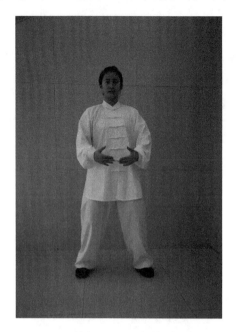 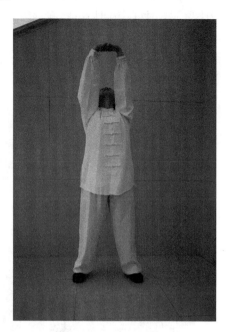

图 3-44　八段锦预备势　　　　　　图 3-45　两手托天理三焦

（2）左右开弓似射雕

动作一　接上式。身体重心右移；左脚向左侧开步站立，两腿膝关节自然伸直；同时，两掌向上交叉于胸前，左掌在外，两掌心向内；目视前方。

动作二　上动不停。两腿徐缓屈膝半蹲成马步；同时，右掌屈指成"爪"，向右拉至肩前；左掌成八字掌，左臂内旋，向左侧推出，与肩同高，坐腕，掌心向左，犹如拉弓射箭之势；动作略停；目视左掌方向。

动作三　身体重心右移；同时，右手五指伸开成掌，向上、向右划弧，与肩同高，指尖朝上，掌心斜向前；左手指伸开成掌，掌心斜向后；目视右掌。

动作四　上动不停。重心继续右移；左脚回收成并步站立；同时，两掌分别由两侧下落，捧于腹前，指尖相对，掌心向上；目视前方。

动作五　身体重心左移；右脚向右侧开步站立，两腿膝关节自然伸直；同时，两掌向上交叉于胸前，右掌在外，两掌心向内；目视前方。

动作六　上动不停。两腿徐缓屈膝半蹲成马步；同时，左掌屈指成"爪"，向左拉至肩前；右掌成八字掌，右臂内旋，向右侧推出，与肩同高，坐腕，掌心向右，犹如拉弓射箭之势；动作略停；目视右掌方向。

动作七　身体重心左移；同时，左手五指伸开成掌，向上、向左划弧，与肩同高，指尖朝上，掌心斜向前；右手指伸开成掌，掌心斜向后；目视左掌。

动作八　上动不停。重心继续左移；右脚回收成并步站立；同时，两掌分别由两侧下落，捧于腹前，指尖相对，掌心向上；目视前方。

本式一左一右为一遍，共做三遍。第三遍最后一动作时，身体重心继续左移；右脚回收成开步站立，与肩同宽，膝关节微屈；同时，两掌分别由两侧下落，捧于腹前，指尖相对，掌心向上；目视前方（图3-46）。

（3）调理脾胃须单举

动作一　接上式。两腿徐缓挺膝伸直；同时，左掌上托，左臂外旋上穿经面前，随之臂内旋上举至头左上方，肘关节微屈，力达掌根，掌心向上，掌指向右；同时，右掌微上托，随之臂内旋下按至右髋旁，肘关节微屈，力达掌根，掌心向下，掌指向前，动作略停；目视前方。

动作二　松腰沉髋，身体重心缓缓下降；两腿膝关节微屈；同时，左臂屈肘外旋，左掌经面前下落于腹前，掌心向上；右臂外旋，右掌向上捧于腹前，两掌指尖相对，相距约10cm，掌心向上；目视前方。

动作三　两腿徐缓挺膝伸直；同时，右掌上托，右臂外旋上穿经面前，随之臂内旋上举至头右上方，肘关节微屈，力达掌根，掌心向上，掌指向左；同时，左掌

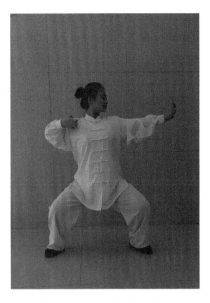

图3-46　左右开弓似射雕

微上托，随之臂内旋下按至左髋旁，肘关节微屈，力达掌根，掌心向下，掌指向前，动作略停；目视前方。

动作四　松腰沉髋，身体重心缓缓下降；两腿膝关节微屈；同时，右臂屈肘外旋，右掌经面前下落于腹前，掌心向上；左臂外旋，左掌向上捧于腹前，两掌指尖相对，相距约10cm，掌心向上；目视前方。

本式一左一右为一遍，共做三遍。第三遍最后一动作时，两腿膝关节微屈；同时，右臂屈肘，右掌下按于右髋旁，掌心向下，掌指向前；目视前方（图3-47）。

（4）五劳七伤往后瞧

动作一　接上式。两腿徐缓挺膝伸直；同时，两臂伸直，掌心向后，指尖向下，目视前方。然后上动不停。两臂充分外旋，掌心向外；头向左后转，动作略停；目视左斜后方。

动作二　松腰沉髋。身体重心缓缓下降；两腿膝关节微屈；同时，两臂内旋按于髋旁，掌心向下，指尖向前；目视前方。

动作三　两腿徐缓挺膝伸直；同时，两臂伸直，掌心向后，指尖向下，目视前方。然后上动不停。两臂充分外旋，掌心向外；头向右后转，动作略停；目视右斜后方。

动作四　松腰沉髋。身体重心缓缓下降；两腿膝关节微屈；同时，两臂内旋按于髋旁，掌心向下，指尖向前；目视前方。

本式一左一右为一遍，共做三遍。第三遍最后一动作时，两腿膝关节微屈；同时，两掌捧于腹前，指尖相对，掌心向上；目视前方（图3-48）。

（5）摇头摆尾去心火

动作一　接上式。身体重心左移；右脚向右开步站立，两腿膝关节自然伸直；同时，两掌上托与胸同高时，两臂内旋，两掌继续上托至头上方，肘关节微屈，掌心向上，指尖相对；目视前方。

动作二　上动不停。两腿徐缓屈膝半蹲成马步；同时，两臂向两侧下落，两掌扶于膝关节

上方，肘关节微屈，小指侧向前；目视前方。

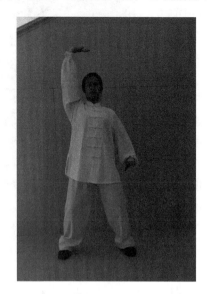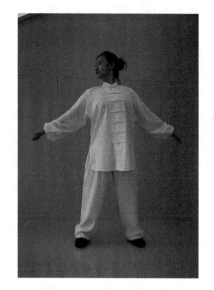

图3-47　调理脾胃须单举　　　　　　　图3-48　五劳七伤往后瞧

动作三　身体重心向上稍升起，而后右移；上身先向右倾，随之俯身；目视右脚。

动作四　上动不停。身体重心向左移；同时，上身由右向前、向左旋转；目视右脚。

动作五　身体重心右移，成马步；同时，头向后摇，上身立起，随之下颏微收；目视前方。

动作六　身体重心向上稍升起，而后左移；上身先向左倾，随之俯身；目视左脚。

动作七　上动不停。身体重心向右移；同时，上身由左向前、向右旋转；目视左脚。

动作八　身体重心左移，成马步；同时，头向后摇，上身立起，随之下颏微收；目视前方。

本式一左一右为一遍，共做三遍。做完三遍后，身体重心左移，右脚回收成开步站立，与肩同宽；同时，两掌向外经两侧上举，掌心相对；目视前方。随后松腰沉髋，身体重心缓缓下降。两腿膝关节微屈；同时屈肘，两掌经面前下按至腹前，掌心向下，指尖相对；目视前方（图3-49）。

（6）两手攀足固肾腰

动作一　接上式。两腿挺膝伸直站立；同时，两掌指尖向前，两臂向前、向上举起，肘关节伸直，掌心向前；目视前方。

动作二　两臂外旋至掌心相对，屈肘，两掌下按于胸前，掌心向下，指尖相对；目视前方。

动作三　上动不停。两臂外旋，两掌心向上，随之两掌掌指顺腋下向后插；目视前方。

动作四　两掌心向内沿脊柱两侧向下摩运至臀部；随之上体前俯，两掌继续沿腿后向下摩运，经脚两侧置于脚面；抬头，动作略停；目视前下方。

本式一上一下为一遍，共做六遍。做完六遍后，上体立起；同时，两臂向前、向上举起，肘关节伸直，掌心向前；目视前方。随后松腰沉髋，身体重心缓缓下降；两腿膝关节微屈；同时，两掌向前下按至腹前，掌心向下，指尖向前；目视前方（图3-50）。

（7）攒拳怒目增气力

接上式。身体重心右移，左脚向左开步；两腿徐缓屈膝半蹲成马步；同时，两掌握固，抱于腰侧，拳眼朝上；目视前方。

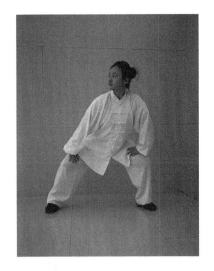

图 3-49　摇头摆尾去心火

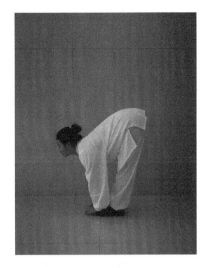

图 3-50　两手攀足固肾腰

动作一　左拳缓慢用力向前冲出，与肩同高，拳眼朝上；瞪目，视左拳冲出方向。

动作二　左臂内旋，左拳变掌，虎口朝下；目视左掌。左臂外旋，肘关节微屈；同时，左掌向左缠绕，变掌心向上后握固；目视左拳。

动作三　屈肘，回收左拳至腰侧，拳眼朝上；目视前方。

动作四　右拳缓慢用力向前冲出，与肩同高，拳眼朝上；瞪目，视右拳冲出方向。

动作五　右臂内旋，右拳变掌，虎口朝下；目视右掌。右臂外旋，肘关节微屈；同时，右掌向右缠绕，变掌心向上后握固；目视右拳。

动作六　屈肘，回收右拳至腰侧，拳眼朝上；目视前方。

本式一左一右为一遍，共做三遍。做完三遍后，身体重心右移，左脚回收成并步站立；同时，两拳变掌，自然垂于体侧；目视前方（图 3-51）。

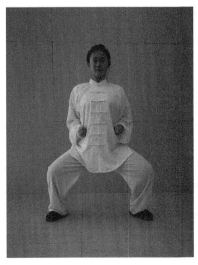 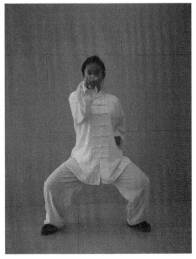

图 3-51　攒拳怒目增气力

（8）背后七颠百病消

动作一：接上式。两脚跟提起；头上顶，动作略停；目视前方。

动作二：两脚跟下落，轻震地面；目视前方。

本式一起一落为一遍，共做七遍（图3-52）。

收势

动作一：接上式。两臂内旋，向两侧摆起，与髋同高，掌心向后；目视前方。

动作二：两臂屈肘，两掌相叠置于丹田处（男性左手在内，女性右手在内）；目视前方。

动作三：两臂自然下落，两掌轻贴于腿外侧；目视前方（图3-53）。

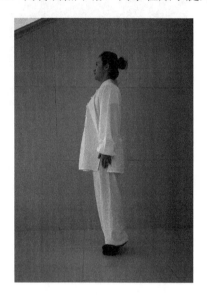 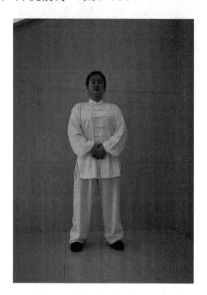

图3-52　背后七颠百病消　　　　　　图3-53　八段锦收势

3. 五禽戏

五禽戏是以模仿虎、鹿、熊、猿、鸟五种动物的动作特征，辅以呼吸吐纳与意念配合的导引功法。通过模仿不同动物神情及动作，达到疏通经络、灵活肢体、促进气血运行的作用，对脑卒中偏瘫患者肢体运动功能、协调性以及心肺功能的改善都具有良好的促进作用。具体动作如下：

（1）虎戏

预备势：脚跟并拢，呈立正姿势，松静站立，两臂自然下垂，两眼平视前方。

左式：①两腿屈膝下蹲，重心移至右腿，左脚虚步，脚掌点地靠于右脚内踝处，同时两手握拳提至腰两侧，拳心向上，眼看左前方。②左脚向左前方斜进一步，右脚随之跟进半步，重心坐于右腿，左脚掌虚步点地，同时两拳沿胸部上抬，拳心向后，抬至口前，两拳相对翻转变掌向前按出，高与胸齐，掌心向前，两掌虎口相对，眼看左手。

右式：①左脚向前迈出半步，右脚随之跟至左脚内踝处，重心坐于左腿，右脚掌虚步点地，两腿屈膝，同时两掌变撤至腰两侧，拳心向上，眼看右前方。②右脚向右前方斜进一步，左脚随之跟进半步，重心坐于左腿，右脚掌虚步点地，同时两拳沿胸部上抬，拳心向后，抬至口前，两拳相对翻转变掌向前按出，与胸同高，掌心向前，两掌虎口相对，眼看右手。

如此反复左右虎扑，次数不限（图3-54）。

（2）鹿戏

预备式：身体自然直立，两臂自然下垂，两眼平视前方。

左式：①右腿屈膝，身体后坐，左腿前伸，左膝微屈，左脚虚踏；左手前伸，左臂微屈，左手掌心向右，右手置于左肘内侧，右手掌心向左。②两臂在身前同时逆时针方向旋转，左手绕环比右手大些，同时要注意腰胯、尾闾部的逆时针方向旋转。久之，过渡到以腰胯、尾闾部的旋转带动两臂的旋转。

右式：①左腿屈膝，身体后坐，右腿前伸，右膝微屈，右脚虚踏；右手前伸，右臂微屈，右手掌心向左，左手置于右肘内侧，左手掌心向右。②两臂在身前同时逆时针方向旋转，右手绕环比左手大些，同时要注意腰胯、尾闾部的逆时针方向旋转。久之，过渡到以腰胯、尾闾部的旋转带动两臂的旋转（图3-55）。

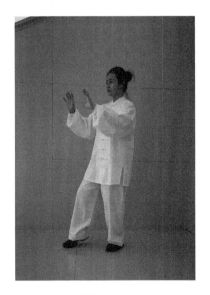 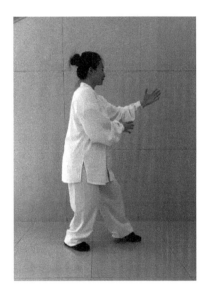

图3-54 虎戏　　　　　　　　图3-55 鹿戏

（3）熊戏

预备势：身体自然站立，两脚平行分开与肩同宽，两臂自然下垂，两眼平视前方，凝神定气。

动作：重心右移，右腿屈膝，左脚收至右脚内侧，左足尖点地，左脚向左前方迈出一步，脚跟先着地，然后重心前移，呈左弓步，左肩向前下方下沉，身体随重心前移由右至左晃动两圈，重心再后移至右腿，收左脚踏实。提右脚，右脚尖点于左脚内侧，右脚向右前方跨一步，接行右势，唯方向相反。一左一右为1次，共做6次。如果场地条件允许，可做行步功法，向前行进练习。在练功中意念自己好比熊在移动，同时配合自然深长的呼吸（图3-56）。

（4）猿戏

预备式：脚跟并拢，呈立正姿势，两臂自然下垂，两眼平视前方。

左式：①两腿屈膝，左脚向前轻灵迈出，同时左手沿胸前至与口相平处向前如取物样探出，将达终点时，手掌撮拢成钩手，手腕自然下垂。②右脚向前轻灵迈出，左脚随至右脚内踝处，脚掌虚步点地，同时右手沿胸前至与口平处时向前如取物样探出，将达终点时，手掌撮拢成钩手，左手同时收至左肋下。③左脚向后退步，右脚随之退至左脚内踝处，脚掌虚步点地，同时左手沿胸前至与口平处向前如取物样探出，最终成为钩手，右手同时收回至右肋下。

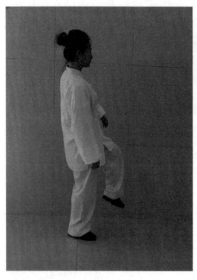
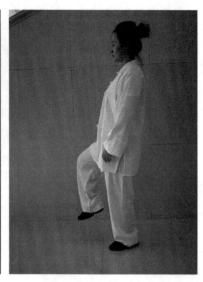

图 3-56　熊戏

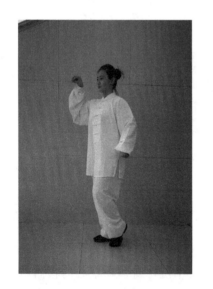

图 3-57　猿戏

右式：①两腿屈膝，右脚向前轻灵迈出，同时右手沿胸前至与口相平处向前如取物样探出，将达终点时，手掌撮拢成钩手，手腕自然下垂。②左脚向前轻灵迈出，右脚随至左脚内踝处，脚掌虚步点地，同时左手沿胸前至与口平处时向前如取物样探出，将达终点时，手掌撮拢成钩手，右手同时收至右肋下。③右脚向后退步，左脚随之退至右脚内踝处，脚掌虚步点地，同时右手沿胸前至与口平处向前如取物样探出，最终成为钩手，左手同时收回至左肋下（图 3-57）。

（5）鸟戏

预备式：两脚平行站立，两臂自然下垂，两眼平视前方。

左式：①左脚向前迈进一步，右脚随之跟进半步，脚尖虚点地，同时两臂慢慢从身前抬起，掌心向上，与肩平时两臂向左右侧方平举，随之深吸气。②右脚前进与左脚相并，两臂自侧方下落，掌心向下，同时下蹲，两臂在膝下相交，掌心向上，随之深呼气。

右式：①右脚向前迈进一步，左脚随之跟进半步，脚尖虚点地，同时两臂慢慢从身前抬起，掌心向上，与肩平时两臂向左右侧方平举，随之深吸气。②左脚前进与右脚相并，两臂自侧方下落，掌心向下，同时下蹲，两臂在膝下相交，掌心向上，随之深呼气（图 3-58）。

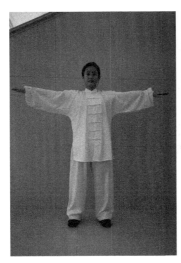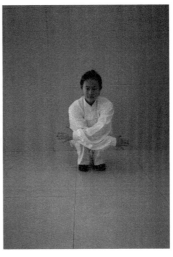

图 3-58　鸟戏

第十节　日常生活活动能力综合训练

一、相关概念

日常生活活动能力（activities of daily living，ADL）在康复医学领域的含义指人们为了维持生存以及适应生存环境而应具备的完成每天必须反复进行的、最基本的、最具有共同性的活动的能力，包括躯体性或基础性 ADL（physical or basic ADL，PADL/BADL）与工具性 ADL（instrumental ADL，IADL）。

（一）躯体性或基础性 ADL

躯体性或基础性 ADL 指个体维持最基本的生存、生活需要所必需的每日反复进行吃饭、修饰、洗漱、洗澡、如厕、穿衣、翻身、起床、转移、行走、使用轮椅、上下楼梯等活动。其主要使用人体较粗大的运动概念，脑卒中偏瘫患者早期应进行基础性 ADL 的评定与治疗。

（二）工具性 ADL

工具性 ADL 指个体维持独立生活所必需的家务劳动、购物、使用电话、服药、理财、使用交通工具、社区内的休闲活动等生活能力。工具性 ADL 的顺利实施需要以基础性 ADL 为前提，其具有一定的社会属性，故脑卒中偏瘫患者在综合康复机构的整体功能达到一定要求后才可进行工具性 ADL 的评定与治疗，并以此功能恢复的程度作为患者社会参与能力的相关指标。

二、ADL 评定

整体日常生活活动能力包含 5 个方面，即运动、自理、交流、家务活动和娱乐活动。其中运动方面的评价包括床上活动、转移、行走、上下楼梯和使用轮椅；自理方面包括吃饭（进食）、更衣、如厕、洗漱、修饰等；交流方面包括打电话，阅读，书写，使用计算机、电视机、收录机，打字，识别环境标识（交通指示牌、卫生间标识、电梯标识等）；家务劳动方面包括准备餐食，清洗、晾晒、熨烫和整理衣物，收拾房间，照顾孩子，安全使用家用器具，如厨具、洗衣机、刀具、剪子、电冰箱、热水瓶、开瓶器，使用扫帚、拖把、吸尘器等清洁家居，使用环境控制器如电源开关、插头、水龙头、门窗开关、钥匙等，上街购物，用钱交易，以及收支预算等；娱乐活动包括棋牌游戏、交谊舞、摄影、旅游、社交活动等。

常规日常生活活动能力评定需要包含收集资料、首次面谈、开始评定、记录与报告 5 个评定顺序。

（一）收集资料

ADL 评定通常是在其他功能评定之后对患者实际生活能力的评定，因此，在评定中首先应进行对之前相关概念情况的资料采集。

1）基本信息：患者的性别、年龄、职业，家庭居住环境，工作、学习和社会环境，患者以往的社会角色，有无其他疾病史及并发症。

2）功能情况：包括患者目前的肌力、平衡功能、关节活动度、步行能力、体能、感觉功能、认知功能情况及是否有痉挛或肌张力低下等，患者发病前的各项功能状况。

3）患者目前的情绪状况、对待病情的态度及患者发病前的性格特征。

4）患者能够使用辅助器具和设备的实际的或潜在的能力等。

（二）首次面谈

与患者进行面谈来确认最初收集到的关于患者的背景资料。为避免患者因语言交流障碍、认知障碍等造成表述内容不准确，交谈过程最好有患者家属参加。通过面谈，可以了解患者文化修为、价值观及康复期望值等。

（三）开始评定、记录与报告

ADL 常用量表进行评定，评定场所应模拟实际生活的场景进行，包括躯体性或基础性 ADL 评定和工具性 ADL 评定。

1. 躯体性或基础性 ADL 评定

用于评定躯体性或基础性 ADL 的量表包括 Barthel 指数、Katz 指数、修订的 Kenny 自理评定等，其中使用最广泛的是 Barthel 指数。

1）Barthel 指数：是目前 ADL 评定中使用最普遍、比较容易掌握且信度及效度较高的评定量表，其不仅可以用来评价治疗前后的功能改善情况，而且可以预测治疗效果、患者住院时间及预后情况。

评定内容：进食、穿衣、修饰、大便控制、小便控制、如厕、转移、步行、上下楼梯、洗澡，共 10 项。根据是否需要帮助及其帮助程度分为 0 分、5 分、10 分、15 分四个等级，总分为 100 分，评分标准见表 3-21。

表 3-21 Barthel 指数评分标准

检查项目	评分	分类
进食	0 分	依赖
	5 分	需部分帮助：指能吃任何正常食物，但在切割、搅拌食物或夹菜、盛饭时需要帮助或较长时间才能完成
	10 分	自理：指能使用任何必要的装置，在适当的时间内独立地完成包括夹菜、盛饭在内的进食过程
穿衣	0 分	依赖
	5 分	需要帮助：指在适当的时间内至少做完一半的工作
	10 分	自理：指在无人指导的情况下能独立穿脱自己各类衣裤，包括穿鞋、系鞋带、系扣、解纽扣、开关拉链、穿脱矫形器和各类护具等
修饰	0 分	依赖或需要帮助
	5 分	自理：在提供器具的情况下，可独立完成洗脸、刷牙、梳头、剃须（如需用电则应会使用插头）
大便控制	0 分	失禁；或无失禁，但有昏迷
	5 分	偶尔失禁（每周≤1 次），或需要在帮助下使用灌肠剂或栓剂，或需器具帮助
	10 分	能控制；如果需要，能使用灌肠剂或栓剂
小便控制	0 分	失禁；或需由他人导尿；或无失禁，但有昏迷
	5 分	偶尔失禁（每 24 小时≤1 次，每周>1 次），或需要器具帮助
	10 分	能控制；如果需要，能使用集尿器或其他用具，并清洗。如无需要，自行导尿，并清洗导尿管，视为能控制
如厕	0 分	依赖
	5 分	需部分帮助：指在穿脱衣裤，使用卫生纸擦净会阴，保持平衡或便后清洁时需要帮助
	10 分	自理：指能独立地进出厕所，使用厕所或便盆，并能穿脱衣裤、使用卫生纸，擦净会阴和冲洗排泄物，或倒掉并清洗便盆
转移	0 分	依赖：不能坐起，需两人以上帮助，或用提升机
	5 分	需大量帮助：能坐，需两个人或一个强壮且动作娴熟的人帮助
	10 分	需小量帮助：为保证安全，需一人搀扶或语言指导、监督
	15 分	自理：指能独立地从床上转移到椅子上并返回。独立地从轮椅到床，再从床回到轮椅，包括从床上坐起，刹住轮椅，抬起脚踏板
步行	0 分	依赖：不能步行
	5 分	需大量帮助：如果不能行走，能使用轮椅行走 45m，并能在各方向移动及能进出厕所
	10 分	需小量帮助：指在 1 人帮助下行走 45m 以上，帮助可以是体力或语言指导、监督。如坐轮椅，必须是无须帮助，能使用轮椅行走 45m 以上，并能拐弯。任何帮助都应由未经特殊训练者提供
	15 分	自理：指能在家中或病房周围水平路上独立行走 45m 以上，可以使用辅助器具，但不包括带轮的助行器
上下楼梯	0 分	依赖：不能上下楼
	5 分	需要帮助：在体力帮助或语言指导、监督下上下楼
	10 分	自理（包括使用辅助器）：指能独立地上下一层楼，可以使用扶手或手杖、腋杖等辅助器具
洗澡	0 分	依赖或需要帮助
	5 分	自理：指无须指导和他人帮助能安全进出浴池，并完成洗澡全过程

评定结果分析：Barthel 指数评定满分为 100 分，表示患者各项基本日常生活活动能力良好，不需依赖他人；得分＞60 分评价为良，表示患者虽有轻度功能障碍，但日常生活基本能够自理；得分 41～60 分表示患者有中度功能障碍，日常生活需要一定帮助；得分 21～40 分表示患者有重度功能障碍，日常生活明显依赖他人；得分＜20 分为完全残疾，表示日常生活完全依赖他人。Barthel 指数＞40 分的患者康复治疗效益最大。若总分达到 100 分，表示患者不需要照顾，日常生活可以自理。但并不意味着患者能独立生活，患者的工具性 ADL 能力可能有欠缺，可能不会理财、购物和使用交通工具。

2）Katz 指数：指出由疾病导致的 ADL 的下降是从复杂能力向简单的能力障碍逐渐进行的，表现为洗澡能力最先出现障碍或丧失，其后能力丧失的顺序依次为穿衣、如厕、转移、大小便控制，最后丧失的是进食能力，而评定的顺序则从难到易开始评定。

评定内容：Katz 指数评定法将 ADL 由难到易分为六项，洗澡、穿衣、上厕所、转移、大小便控制和进食，将功能状况分 A、B、C、D、E、F、G 七个等级，A 级为完全自理，G 级为完全依赖，评分指标见表 3-22。

表 3-22 Katz 指数评分标准

检查项目	内容	标准		
		完全自理	需要帮助	完全依赖
洗澡	包括海绵擦浴、盆浴或淋浴	无须帮助，能自己进出澡盆或浴室洗澡	只需帮助洗身体的一个部位（如背部或腿），或进出澡盆时需要帮助	需要帮助洗身体的一个以上的部位，或不能洗澡
穿衣	从衣柜或抽屉里取出衣服（包括内衣、外套），使用扣件（包括支具）	完全不用帮助，能自己取衣服、穿衣服（包括使用扣件）	除系鞋带需要帮助外，取衣服和穿衣服不需要帮助	取衣服或穿衣服需要帮助，或只能穿部分衣服，或完全不能穿衣
上厕所	进厕所、解大小便、便后自我清洁、整理衣裤	进厕所，解大小便，自我清洁和整理衣裤的所有动作，无须帮助（可以用支持物如拐杖、步行器或轮椅），夜里可以用便盆或便桶，早上倒干净	进厕所，或便后自我清洁，或整理衣裤，或夜里用便盆，或同时需要帮助	不能走进厕所解大小便或不能便后自我清洁，或不能整理衣裤，或夜间用便盆、便桶时需要帮助
转移	上下床和进出轮椅	上下床及进出轮椅无须帮助（可以用支具如拐杖和步行器）	上下床及进出轮椅时需要帮助	不能下床
大小便控制		大小便完全自控	大小便偶有失禁	大小便完全失禁，需要监护，或使用导尿管、灌肠及有规律地使用尿壶或便盆来管理大小便
进食		自我进食，无须帮助	可自我进食，但夹菜、盛饭切肉、给面包涂黄油等准备性活动需要帮助	需帮助进食，部分或完全地依赖鼻饲或静脉输液补充营养

2. 工具性 ADL 评定

工具性 ADL 评定包括功能活动问卷、快速残疾评定量表、Frenchay 活动指数。

1）功能活动问卷（the functional activities questionnaire，FAQ）：是工具性 ADL 的首选评定方法，该问卷的评定项目均为工具性 ADL 的内容，并且具有较高的信度与效度。此问卷是询问患者家属相关情况，内容见表3-23。

表 3-23 功能活动问卷

项目	评分标准			
	0分	1分	2分	3分
	正常或从未做过，但能做	困难，但可单独完成或从未做过	需要帮助	完全依赖他人
1. 每月平衡收支情况				
2. 工作能力				
3. 能否到商店买衣服、杂物和家庭用品				
4. 有无爱好、会不会下棋和打扑克				
5. 会不会做简单的事，如点炉子、泡茶等				
6. 会不会准备饭菜				
7. 能否了解最近发生的事件（时事）				
8. 能否参加讨论和了解电视、书和杂志的内容				
9. 能否记住约会时间、家庭节日和吃药				
10. 能否拜访邻居，自己乘坐公共汽车				

2）快速残疾评定量表（rapid disability rating scale，RDRS）：可用于住院和在社区中生活的老年患者，其信度及效度也较高，仅次于FAQ。

评定内容：包括对日常生活需要帮助的程度、残疾的程度和特殊问题的严重程度三个方面共18小项进行分级评价。

评定标准：18项评定内容中，每项得分最高为3分，最低为0分，总分最高为54分，完全正常为0分，分数越高表示残疾程度越高。评定内容及标准见表3-24。

3）Frenchay活动指数：主要用于社区脑卒中患者的工具性ADL检查。

评定内容：本检查量表进行总体评定。

表 3-24 快速残疾评定量表

内容	评分标准			
	0分	1分	2分	3分
1. 日常生活需要帮助程度				
（1）进食	完全独立	需一点帮助	需较多帮助	喂食或经静脉供给营养
（2）行走（可用拐杖或助行器）	完全独立	需一点帮助	需较多帮助	不能走
（3）活动（外出可用轮椅）	完全独立	需一点帮助	需较多帮助	不能离家外出
（4）洗澡（需要提供用品及监护）	完全独立	需一点帮助	需较多帮助	由别人帮助洗

内容	评分标准			
	0 分	1 分	2 分	3 分
（5）穿着（包括帮助选择衣物）	完全独立	需一点帮助	需较多帮助	由别人帮助穿
（6）如厕（穿脱衣裤、清洁、造瘘管护理）	完全独立	需一点帮助	需较多帮助	只能用便盆，不能护理造瘘管
（7）整洁修饰［剃胡子、梳头、修饰指（趾）甲、刷牙］	完全独立	需一点帮助	需较多帮助	由别人帮助洗梳修饰
（8）适应性项目（钱币或财务管理、使用电话、买报纸、卫生纸和点心）	完全独立	需一点帮助	需较多帮助	自己无法处理
2. 残疾程度				
（1）语言交流（自我表达）	正常	需一点帮助	需较多帮助	不能交流
（2）听力（可用助听器）	正常	需一点帮助	需较多帮助	听力丧失
（3）视力（可戴眼镜）	正常	需一点帮助	需较多帮助	视力丧失
（4）饮食不正常	正常	轻	很重	需要静脉输入营养
（5）大小便失禁	正常	有时有	常常有	无法控制
（6）白天卧床（按医嘱或自行卧床）	没有	有、较短时间（4 小时以内）	较长时间	大部分或全部时间
（7）用药	没用	有时用	每日服药	每日注射或口服
3. 特殊问题严重程度				
（1）精神错乱	没有	轻	重	极重
（2）不合作、对医疗人员持敌对态度	没有	轻	重	极重
（3）抑郁	没有	轻	重	极重

评分标准：每一项分 0～3 分评分标准，每项 0 分表示功能最差，3 分表示功能最好。评定项目及标准见表 3-25。

表 3-25　Frenchay 活动指数

检查项目	内容	评分标准
1. 准备主餐	需要参与组织，准备与烹调主餐的大部分活动，不仅仅是做快餐	近 3 个月来：
2. 洗餐具	必须做全部的工作，或每样都做，如洗、擦和放置，而不是偶尔冲洗一件	0＝从来不 1≤1 次/周 2≤1～2 次/周 3＝几乎每天
3. 洗衣服	组织洗衣服和风干衣服（如洗衣机、用手洗或送洗衣店洗）	近 3 个月来：
4. 轻度家务活	打扫、擦拭或整理小物件	0＝从来不
5. 重度家务活	所有家务活，包括整理床铺、擦地板和收拾炉子、搬椅子等	1＝1～2 次/3 个月内 2＝3～12 次/3 个月内
6. 当地购物	无论购物的多少，应在组织与购买中起实质性的作用，必须到商店去，而不仅仅是推推手推车而已	3＝至少 1 次/周

三、日常生活活动训练

日常生活活动训练包括躯体性或基础性 ADL 训练与工具性 ADL 训练。

（一）躯体性或基础性 ADL 训练

躯体性或基础性 ADL 训练包括翻身坐起、转移、进食、修饰能力、穿着（穿上衣、穿裤子、穿鞋及穿袜子）、洗澡、如厕训练，其中翻身训练为患者正确转移提供前提。

1. 翻身坐起训练

ADL 训练中的翻身坐起训练与脑卒中恢复期翻身、坐起训练相同，见第一节"脑卒中恢复期运动治疗"。

2. 转移训练

（1）被动转移

1）将轮椅或椅子放在床边，治疗师帮助患者坐起后，站在患者对面，用膝盖抵住患者的膝关节，注意控制住患者膝关节，防止倒向外侧。

2）治疗师双手在患者前面从腋窝下部穿入置于患者肩胛骨内缘使患者向前，同时将患者前臂放在自己的肩上。

3）治疗师用上肢托住患者的肩部及上肢，抵住膝关节的同时将患者整体向前移，使患者双脚承重，然后给肩胛骨向患者前方的压力，直至患者的臀部离开床面。

4）患者离开床面后，治疗师扶持住患者将其身体旋转接近坐位，然后将患者放在紧贴轮椅靠背处坐下。

（2）主动转移

1）患者坐起后，将轮椅或座椅放在患者健侧床边，使轮椅与床边成 45°左右的夹角，将手刹刹紧，将脚踏板抬起拉向两侧。

2）让患者健手抓住离床边远侧的轮椅扶手，抓稳后站起，稍离开床面，先以健腿为轴转身坐在轮椅上，然后调整身体坐稳，完成侧面转移。

3）从轮椅转移到床上时将健侧轮椅靠近床边，与床至轮椅转移动作相同。

3. 进食训练

患者进食出现障碍多表现为手不能到达嘴边而致食物不能送入口中；不能拿起并握住餐具（筷子、勺、碗、餐叉等）、食物、水杯等；双手无法同时操作。

（1）功能训练及适应性训练

1）患侧上肢及手感觉刺激、力量训练及降张力训练。

2）辅助患者将肘部置于适合手到达嘴边的高度，方便向口中运送食物。

3）教患者学会用健侧手辅助患侧上肢将食物送入口中。

4）以餐叉或勺子代替筷子。

5）教会患者学会用双手拿杯子。

（2）辅助器具的使用

1）脑卒中患者若握持力量不足可使用手柄部加粗的勺子、餐叉。

2）使用手柄转动式的餐叉、勺子，可代偿屈肘的角度不够，同时也可防止食物滑落。

3）对于不能单手固定餐具的患者使用防滑垫帮助固定。

4）筷子设置成附带弹簧样式，用于脑卒中手指屈肌力量弱的患者。

5）为防止食物被推到盘子外面可设置盘挡。

4. 修饰能力训练

修饰活动包括洗手、洗脸、刷牙、拧毛巾、刮胡子、化妆、梳头和理发、修剪指甲等。出现障碍主要表现为手触不到头面，不能靠近水龙头；不能拿起并握住梳洗用具；双手不能配合进行洗脸、拧毛巾等活动。

（1）功能训练及适应性训练

1）上肢运动功能训练、感觉刺激、手的精细活动训练及手眼协调训练。

2）将前臂置于能够有利于缩短上肢移动的距离的略高平面上。

3）健侧手辅助患侧手做修饰相关活动。

4）用双手握持梳子、牙刷、剃须刀等用具。

5）牙膏、清洁面部及手部用品避免程序过于细致，如使用按压式开关。

（2）辅助器具的使用

1）使用手柄加长、加粗或成角度的牙刷及梳子。

2）剃须刀上设置握持手柄。

3）为方便牙刷及剃须刀固定，可在其下方设置吸盘。

4）使用万能袖带。

5）使用具有固定板的指甲刀。

5. 穿上衣训练

穿上衣障碍主要表现为无法将上肢放进袖口中或放入困难，不能将上衣从背后绕到身体的另一侧或举过头顶；不能穿、脱套头衣服，不能用手将衣服的后背部向下拉；不能系上或解开纽扣，不能开合拉链等。

1）穿脱开襟衣服：穿上衣时，先从患侧穿衣，然后再穿健侧；脱衣服时先将患侧衣服脱一半，然后将健侧全部脱下，最后再脱患侧剩下一半。

2）穿脱套头上衣：穿上衣时，先将衣服背朝上放在大腿上，把患侧手插入衣袖中并伸出袖口，再把健侧手插入衣袖并伸出，用健手将上衣努力向患侧肩上拉，将衣服后身部分收起并抓住，头从领口钻出，整理好衣服；脱上衣时，将衣服后身部分向上拉起，先褪出头部，再褪出双肩和手。

3）提供轻便、宽松的衣服给患者穿。

4）若患者坐位穿衣维持不稳，要予以支撑保护。

5）辅助器具的使用：用魔术贴代替纽扣、拉链等；使用纽扣牵引器。

6. 穿裤子训练

穿裤子障碍主要表现为不能站着提起裤子；不能抓住裤腰；不能系腰带；不能系上或解开

纽扣，不能拉上、解开拉链等。

1）穿裤子：床上穿裤子时，先穿患侧腿，后穿健侧腿，用健侧腿撑起双臀，上提裤子，最后用健手系皮带；椅子上穿裤子时，先穿患侧腿，后穿健侧腿，然后用健手抓住裤腰之后站起，用健侧手上提裤子，最后坐下用健手系皮带。

2）脱裤子：先脱健侧，再脱患侧；患者坐位解开腰带，然后站起时裤子自然落下。

3）选择弹力腰带的裤子。

7. 穿鞋及穿袜子训练

穿鞋及穿袜子障碍主要表现为手不能摸到脚；不能解开及系上鞋带。

1）患者坐位下先穿患侧的袜子，再穿健侧。

2）选择可调节抽拉式的鞋带。

3）使用提鞋器穿鞋。

8. 洗澡训练

洗澡障碍主要表现为不能进入浴盆或淋浴室；手够不到水龙头；不能开关水龙头；手够不到身体的各个部位；不能用肥皂、浴巾、浴花清洁。

（1）功能训练及适应性训练

1）环境改造：将浴室铺上防滑垫，在浴盆旁设置辅助把手。

2）将洗澡毛巾放在座椅背上，让患者坐在椅子上，用后背移动与椅背摩擦进行背部擦洗。

3）使用按压式沐浴露或皂液。

4）把有沐浴液的毛巾放在大腿上，将上肢放在毛巾上擦洗。

（2）辅助器具的使用

1）用长柄浴巾或将毛巾固定于长柄上擦洗。

2）坐在坐便上淋浴。

3）水龙头使用长把开关。

9. 如厕训练

如厕障碍主要表现为不能穿脱裤子；不能坐到坐便器上，不能从坐便器上起身；能使用尿壶或便器；不能拿住和使用卫生纸；手接触不到会阴部；不能自己使用栓剂。

（1）功能训练及适应性训练

1）环境改造：在厕所座便器旁设置扶手。

2）使用助行器进出厕所。

3）将卫生纸缠在患者手上使用。

（2）辅助器具的使用

1）使用带有靠背、扶手、便孔的座椅。

2）使用自动冲洗和烘干的坐便器。

3）夜晚在患者床旁放置便盆。

4）二便失禁患者使用尿垫或纸尿裤。

（二）工具性 ADL 训练

工具性 ADL 训练包括家务活动和社会活动两个方面训练内容。

1. 家务活动

1）先了解患者的家庭人员组成、患者的家庭角色，然后根据患者的家庭环境特征指定训练方案。

2）将患者家庭生活整体结合训练，把洗衣、做饭、购物、清洁卫生、经济管理联系在一起综合进行训练。

3）同患者交谈，共同讨论家务活动中的实施计划、活动安排及应当注意的安全问题。

4）教会患者学会用其他正常的能力代偿有缺陷的功能。

5）指导患者在家务活动中学会正确地分配和保存体力，在劳动、休息、娱乐三者之间学会合理安排时间及顺序。

2. 社会活动

1）同患者讨论和学习新的知识与技能，鼓励其进行专业职业培训。

2）帮助患者积极参与家庭生活，更多体现其作为家庭成员的相宜行为和能力。

3）指导患者充分利用空闲时间来丰富生活。

4）让患者学会与人交流的技巧，鼓励其多与他人交往，接触更多层面的人群。

5）指导患者在社交领域中必不可少的功能活动，如购物、钱币交易、搭乘交通工具、去餐厅就餐、到公共场所参加娱乐活动等。

第十一节　脑卒中康复宣教

一、脑卒中对患者及家庭的影响

由于多种病因及患者的生活习惯导致脑卒中的发生，使患者自身出现多种功能障碍，可引起肢体运动功能下降、感觉异常、言语交流障碍、吞咽障碍、认知功能下降等多种功能性异常，使患者生活无法自理，日常工作不能继续。并且脑卒中导致的相关功能异常持续时间较长，也会引起患者心理上的变化，出现情绪低落、淡漠、抑郁等心理问题。

患者出现脑卒中后不仅给患者家庭形成一定的经济负担，也需要投入相应的人力去照顾，同时由于患者情绪的变化，家庭给予的关注度也相应增高，造成整个家庭生活秩序紊乱，家属也会产生严重的心理负担。因此对于脑卒中等相关疾病不仅需要正确合理的诊治及康复，更要做到良好的预防，避免给患者及家庭造成越来越严重的影响。

二、脑卒中三级预防宣教

我国作为脑卒中较高风险国家，全民都应具备预防脑卒中、高血压及糖尿病的意识，做到早预防、早诊治、早康复。对于脑卒中康复家庭宣教很重要，包括三级预防教育。

（一）脑卒中一级预防教育

脑卒中的一级预防教育主要针对的是有罹患脑卒中的风险但是没有发病并且没有脑卒中病史的人群，此类人群康复预防教育的侧重点是对于相关危险因素的防治。

1. 高血压病的防治

高血压在脑卒中的相关危险因素中所占的比例很大，是脑卒中最主要因素。根据疾病不同，血压控制的水平也不同，一般控制在 140/90mmHg 以下，糖尿病患者需要控制在 130/80mmHg 以下，心血管疾病的患者应将舒张压控制在 85mmHg 以下。患者确诊高血压病注意按时口服药物，按时测量血压，尤其老年人应注重血压不同时间的变化。同时患者要注重情绪调节，可适当进行传统功法运动，如太极拳、八段锦等。

2. 高血糖的防治

糖尿病是脑卒中比较重要的危险因素。对于糖尿病高血糖的预防与治疗应注重生活方式的调节，尤其是饮食的调控。注意控制饮食的总热量，控制蛋白、脂肪、碳水化合物的比例，注意逐步提升运动量，也要注重情绪的调节，形成良好的生活方式。同时注意是否存在糖尿病家族史，并定期检测血糖。患有糖尿病必须注重饮食调控，预防糖尿病则要注意饮食调节。

3. 高脂血症的防治

高脂血症患者易形成动脉斑块等，易导致脑卒中的发生。饮食对于高脂血症有很大影响，因此对于高脂血症的防治同样也要调控饮食。控制饱和脂肪酸、反式脂肪酸的摄入，注重不饱和脂肪酸的摄入。同时注重生活方式调节，合理搭配饮食，并且饮食后注意轻度适当活动。

4. 抑郁症的防治

研究表明，小于 65 岁的人群，抑郁症是脑卒中或短暂脑缺血发作的独立危险因素；小于 60 岁的人群，患脑卒中的危险增加 4 倍。若患者未患抑郁症或存在抑郁倾向，应注重情绪调节，可适当做相关心理疏导，鼓励其参加各种社交活动，增强与人交流的兴趣；已患抑郁症者，定期口服药物，进行心理诊治与心理咨询，同样也可进行传统功法运动，有助于情绪的调节。

（二）脑卒中二级预防教育

脑卒中的二级预防主要是对已经患短暂脑缺血发作及腔隙性脑梗死等脑血管事件的个体发展为脑卒中的预防。

短暂脑缺血发作若未经治疗或治疗无效，有 1/3 概率发展为脑梗死，1/3 继续发作，1/3 自行缓解。在短暂脑缺血发作和腔隙性脑梗死的发作期，应当积极治疗，避免病情进展；在疾病缓解期，要做到积极预防，增强意识，注重生活方式的调节，注重良好生活方式的养成，尽可能消除病因及其危险因素，防止疾病再次发作。

（三）脑卒中三级预防教育

脑卒中三级预防主要是对已经发生脑卒中的患者发生残疾或残障的预防。康复治疗提倡早期介入，患者发病后应及早诊治，病情稳定后尽早进行康复治疗。除被动运动外，患者的治疗配合性及主观的努力程度对康复预后有很重要的影响，应在患者患病初期做好正确的心理疏导，鼓励患者正视自己的疾病，鼓励其积极配合相关治疗。同时家庭的参与程度也是必不可少的重要因素，家属不仅要配合临床及康复医师做好各项治疗后的训练，同时要时刻注意患者的情绪变化，注意对待患者的语言及行为。

脑卒中后若错过治疗时机，康复介入不及时，极易导致残疾或残障的产生，同时也会引起脑卒中的二次发作。因此脑卒中的三级预防在脑卒中高危人群及脑卒中患者中的意义重大，须着重把握，避免情况恶化。

参 考 文 献

陈立典. 2013. 传统康复方法学 [M]. 北京：人民卫生出版社，185-190，197-200，205-215.

陈卓铭. 2018. 语言治疗学 [M]. 北京：人民卫生出版社，94-145，258-280.

郭丽云，降凌燕，赵亚路. 2018. 经颅直流电刺激结合感觉功能训练对脑卒中后感觉障碍的疗效观察 [J]. 中国康复，33（6）：473.

胡军. 2017. 作业治疗学 [M]. 北京：中国中医药出版社：80.

金荣疆. 2020. 物理治疗学 [M]. 北京：中国中医药出版社：2.

李静. 2013. 康复心理学 [M]. 北京：人民卫生出版社：56-57.

李胜利. 2013. 语言治疗学 [M]. 北京：人民卫生出版社，122，132-135.

王诗忠，张泓. 2012. 康复评定学 [M]. 北京：人民卫生出版社，277-288，339-358.

张安仁，冯晓东. 2018. 临床康复学 [M]. 北京：人民卫生出版社，26-40，45.

张泓. 2017. 康复评定学 [M]. 北京：中国中医药出版社，187-200，271-275，277-279，282-297.

章稼，王晓臣. 2014. 运动治疗技术 [M]. 北京：人民卫生出版社：305-408.

（朱路文　赵　惠　陈修芬　张　倩　任　婷　张金朋　刘　凯
陈晓丽　周　媛　李　鑫　王　雪　罗　莎　孙　波）